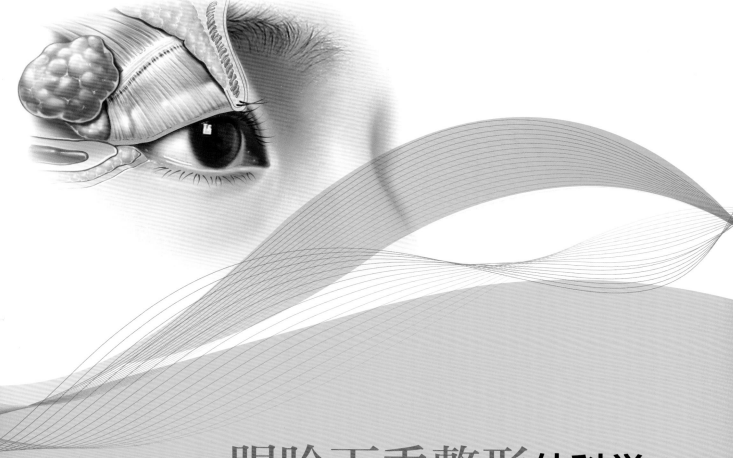

眼睑下垂整形外科学
Blepharoptosis

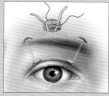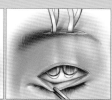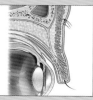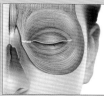

主　编：（韩）李相烈（Sang Yeul Lee）　　　（韩）张在佑（Jae Woo Jang）
　　　　（韩）柳惠麟（Helen Lew）　　　　　（韩）金昌濂（Changyeom Kim）

主　译：王振军　刘志刚

副主译：詹富盛　黄久佐　王　恒

北方联合出版传媒（集团）股份有限公司
辽宁科学技术出版社
沈阳

图书在版编目（CIP）数据

眼睑下垂整形外科学 / （韩）李相烈等主编；王振
军，刘志刚主译. — 沈阳：辽宁科学技术出版社，
2023.8

ISBN 978-7-5591-3034-1

Ⅰ.①眼… Ⅱ.①李… ②王… ③刘… Ⅲ.①睑下垂
—整形外科学 Ⅳ.①R779.6

中国国家版本馆CIP数据核字（2023）第090125号

出版发行：辽宁科学技术出版社
　　　　　（地址：沈阳市和平区十一纬路25号　邮编：110003）
印 刷 者：辽宁新华印务有限公司
经 销 者：各地新华书店
幅面尺寸：210mm×285mm
印　　张：18
插　　页：4
字　　数：350千字
出版时间：2023年8月第1版
印刷时间：2023年8月第1次印刷
责任编辑：凌　敏
封面设计：袁　舒
版式设计：袁　舒
责任校对：黄跃成

书　　号：ISBN 978-7-5591-3034-1
定　　价：270.00元

联系电话：024-23284363
邮购热线：024-23284502
E-mail:lingmin19@163.com
http://www.lnkj.com.cn

眼睑下垂整形外科学
Blepharoptosis

主编名单

李相烈

연세의대 졸업, 의학박사

전) 연세의대 안과학교실 교수

현) 이상열안과 원장

대한성형안과학회 회장, 대한안과학회 이사장 역임

张在佑

연세의대 졸업, 의학박사

전) 아주의대 안과학교실 교수

현) 김안과병원 성형안과센터 전문의

　　김안과병원 부원장

柳惠麟

연세의대 졸업, 의학박사

현) 차의학전문대학원 안과학교실 주임교수

　　분당차병원 안과 과장

金昌濂

연세의대 졸업, 의학박사

전) 연세의대 안과학교실 조교수

현) 김안과병원 성형안과센터 전문의

参编团队

국경훈 아주대학교 안과학교실

김상덕 원광대학교 안과학교실

김성주 김안과병원

김혜영 국민건강보험공단 일산병원

나태윤 가톨릭대학교 안과학교실

백세현 고려대학교 안과학교실

서성욱 경상대학교 안과학교실

손준혁 영남대학교 안과학교실

안 민 전북대학교 안과학교실

안희배 동아대학교 안과학교실

양석우 가톨릭대학교 안과학교실

양재욱 인제대학교 안과학교실

우경인 성균관대학교 안과학교실

윤진숙 연세대학교 안과학교실

이성복 충남대학교 안과학교실

최정범 실로암안과병원

최지윤 조선대학교 이비인후과학교실

최희영 부산대학교 안과학교실

译者名单

主 译: 王振军 刘志刚

副主译: 詹富盛 黄久佐 王 恒

总审校: 李 东

译者名单: (按姓氏拼音排序)

安俊学 北京大学国际医院

陈 猛 四川娇点医学美容医院

冯 勇 北京美吉拉医疗美容医院

何明达 北京美吉拉医疗美容医院

黄久佐 北京协和医院

李 东 北京大学第三医院

刘 柳 Dr.Joseph Niamtu lll Plastic SurgeryClinic, Richmond,Virginia,U.S

刘志刚 大连大学附属中山医院

卢 璐 北京大学国际医院

牛先翠 赣州华美医疗美容门诊部

朴桂花 延吉市延世保健医学美容医院

宋立男 北京美吉拉医疗美容医院

王成源 北京大学国际医院

王鹤霏 北京美吉拉医疗美容医院

王 恒 北京美吉拉医疗美容医院

王香萍 北京美吉拉医疗美容医院

王振军 北京美吉拉医疗美容医院

詹富盛 北京美吉拉医疗美容医院

张 诚 南京睛禧医疗美容门诊部

鸣谢单位: 北京百特美文化发展有限公司

主译简介

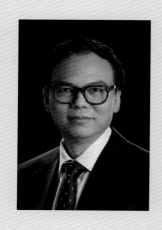

王振军

  环亚整形美容协会副主席，中国整形美容协会精准与数字医学分会第一届眼整形专业委员会副主任委员。曾任职于北京大学国际医院医学美容中心，曾任中国整形美容协会全国眼整形修复暨上睑下垂矫正新技术培训中心主任，原北京睐美安眼整形修复医学研究院院长。

  中国美沃斯医美大会特聘眼整形修复讲师，中国智慧医美大会特聘眼整形修复讲师，台湾眼整形美容重建手术医学会（TSOPRS）特邀讲师，美国OPRS杂志CFS矫正上睑下垂论文特约审稿人，韩国《眼整形艺术》特邀第一编译者。

  2008年率先将CFS矫正上睑下垂技术引进我国，已完成手术近万例，在《中华整形外科》，英国JPRAS等著名整形杂志上发表论文9篇，举办"眼整形修复及CFS矫正上睑下垂技术高级培训班"50期，培训医生超过三千名。临床擅长上睑下垂矫正，重睑修复，内外眼角修复，下眼睑–颧面部综合年轻化。

刘志刚

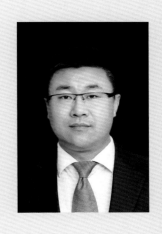

整形外科硕士，副主任医师，中华医学会眼整形学组副组长，大连爱德丽格医疗美容医院院长，大连大学附属中山医院整形外科副教授，中国眼整形联盟（BPG）发起人，中国大众文化学会-眼整形专委会副主委，中整协安全信用认证医生。

曾师从于中国除皱专家王志军教授，和美国达拉斯贝勒医学中心世界复合除皱鼻祖 DR.SAM T.HAMRA 教授。行业内先后推出双眼皮新技术——"刘志刚重睑术"，保护眼周血管网技术，恢复期仅为传统手术的四分之一。推出"刘志刚重睑修复术"，重睑由静至动，可滑动的动态灵动重睑。凭借"重睑术后板结畸形修复术"斩获中国第一届眼整形手术技术擂台大赛金刀奖。以"重睑整形新趋势——从静态到动态"荣获"2021年度整形美容科技十大进展"。

掌握国际先进眼整形理念，曾应邀前往美国、韩国、台湾等地为当地整形医生授课。独立开展整形外科手术一万多例，临床经验丰富。曾在《中国美容整形外科杂志》、《中国美容医学》等期刊上发表文献20余篇，在ASJ等杂志上发表英文文章四篇。参编《眼整形修复及手术操作》、《现代韩国乳房整形术》、《美容外科麻醉学》、《面颈部整形美容结构解剖学教程》四本著作。

副主译简介

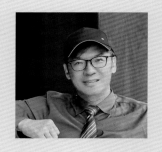

詹富盛

台湾阳明医学院医学系学士，台湾形体美容整合医学会创会理事长，台湾美容医学会第九届理事，韩国美容外科学院培训认证医师。

拥有21年医美执业资历，擅长微整形注射美容，各类美容手术，特别专长颧弓内深层线雕提拉术，不伤睑板全层缝式埋线双眼皮，面颈肩背局麻吸脂精雕术。

2018台北TAAPS国际线雕提拉研讨会议讲师，2017台北TAAPS巨量体雕手术演示讲师，2016韩国美容内外科医学会（首尔）抽脂体雕讲师，2016大阪亚太眼整形医学会讲师，2016日本美容外科医学会抽脂体雕讲师，2016大连医科大學学亚洲眼整形高峰会讲师，2015 UCLA眼整形示范教学讲师，2014澳洲颜面整形医学会讲师。

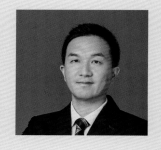

黄久佐

医学博士，副主任医师，北京协和医院整形美容外科主任助理，中华医学会整形外科分会眼部美容学组副组长。

2001年就读于清华大学医学预科，2009年毕业于北京协和医学院八年制临床医学专业，获医学博士学位。曾赴美国哈佛大学医学院附属麻省总医院及布莱根妇女医院学习。近三年在眼整形方面发表SCI论文9篇。

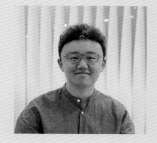

王 恒

主治医师，中国大众文化学会眼部美学组副秘书长，中国整形美容协会精准与数字医学分会 常务委员，IAPA环亚整形美容协会 执行委员，上海国际整形美容外科会议 特邀讲师，北京大学国际医院眼整形论坛 特邀讲师，JPRAS整形杂志论文发表者，韩国《眼整形艺术》中文版主译，国内、外核心期刊发表眼部整形及修复论文7篇。擅长重睑成形及修复，内、外眼角修复，上睑下垂矫正，眼周年轻化。

现代医学其他领域都在飞速发展，而在上睑下垂的治疗上，大多数医生还在依赖很久以前发表的文章和手术者的个人经验来进行。因为东西方人在眼睑结构和功能上存在诸多不同，照搬西方医学来处理我国（韩国）的上睑下垂患者，带来了很多不足之处。

产生上睑下垂的原因有很多，上睑下垂的症状多种多样，相应的治疗方法也多种多样；因此，系统地掌握这些知识，寻求最合适的治疗方法，并不是那么容易的事情。

很多上睑下垂手术是在全身麻醉下进行的，故此手术后的治疗结果很难预测。为了克服这些不足，我们做了很多努力；但是，不得不承认，我们所有人还是感到了局限性。

为了完成这本关于上睑下垂的书，我们查找、整理了很多参考文献，再加入国内顶尖眼科专家的经验，竭力将其打造成为一本关于上睑下垂的实用图书。

值得一提的是，希望通过我们的努力，能够帮助大家了解我国上睑下垂患者的特点，能够帮助大家在多种治疗方法中选择最合适的治疗或手术方法，能够帮助大家提高术后效果的预测力，让我们共同为提高患者和医疗团队的满意度做出贡献。

另外，为了预防一些难以避免的并发症，进行适当治疗，我们也整理了相关知识和经验。

李相烈

目录

目录

目录

眼睑结构

Clinical anatomy of eyelid

CONTENTS

与任何需要手术治疗的疾病一样，我们必须先了解眼睑的解剖结构。对于诊断及治疗上睑下垂，需要了解的不只是眼睑的结构，也要对周边的眉毛、额部的结构一清二楚。因此，本章介绍了韩国人的眼睑、眉毛及额部结构的特征。

韩国人眼睑的特征

睑裂

睁开眼睑时，上睑边缘与下睑边缘之间的裂隙称为睑裂。上睑缘位于角膜上缘下约2mm，下睑缘位于角膜下缘。在外侧，睑裂上、下眼皮形成锐角，与眼球紧密贴合。在内侧，睑裂呈略圆状，与眼球之间有泪阜及半月皱襞。

韩国成年人的平均睑裂高度为8 ~ 8.5mm，相对小于西方人的9 ~ 10mm。上、下睑缘分别形成上凸曲线和下凹曲线，上睑曲线的最高点位于瞳孔中心附近，下睑曲线的最低点位于瞳孔中心外侧。

韩国人睑裂宽度为26 ~ 28mm，较西方人的28 ~ 30mm略窄，外眼角比内眼角高约2mm，因此看起来眼尾往上翘（图1-1）。

重睑

重睑（俗称双眼皮）由上睑提肌腱膜的一部分纤维向前延伸止于眼睑皮肤下而形成。另外有理论认为，重睑是由睑板前的纤维性隔膜紧贴于皮肤而形成的。大部分西方人均有重睑，在韩国成年人中，22% ~ 29%的男性及54% ~ 66%的女性有重睑，但一般为较低的重睑或褶痕不明显，常被误认为没有重睑。实际上，每10个韩国人里有明显重睑的男性只有1人，女性只有3人左右。韩国人的重睑皱襞高度平均为闭眼时6mm左右、睁眼时2mm左右（图1-2 ~ 图1-4）。

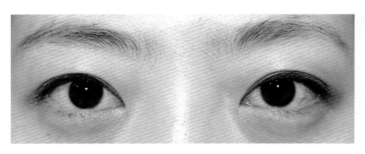

图1-1 韩国人外眼角位置比内眼角略高

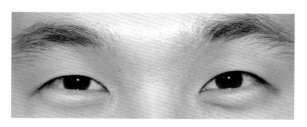

图1-2　没有重睑的眼形

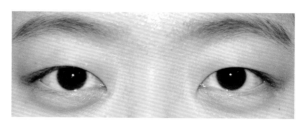

图1-3　重睑低，呈内双重睑的眼形

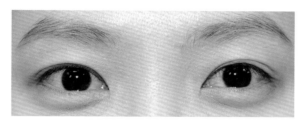

图1-4　有明显重睑的眼形

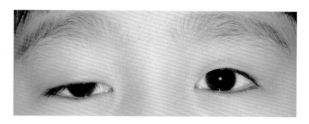

图1-5　上睑下垂患者没有重睑的眼形

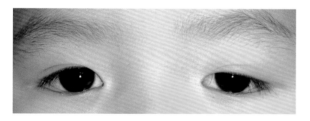

图1-6　上睑下垂患者有不明显重睑的眼形

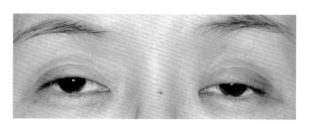

图1-7　上睑提肌退化且重睑变大的眼形

　　上睑提肌是重睑形成的重要因素。因此，上睑提肌功能不足经常造成患者上睑下垂、没有重睑，或者重睑不明显。上睑提肌退化的患者因上睑提肌腱膜的附着处变得松弛甚至脱离，导致重睑高度变高（图1-5～图1-7）。检查儿童的上睑提肌功能时若不易检测，观其有重睑但是不明显，也可推测其有一定上睑提肌功能。换言之，上睑提肌功能不易评估时，有无重睑可以间接帮助判断上睑提肌的状况，同时有助于确定手术方式及时机。

　　韩国人没有重睑或重睑比较低的解剖学原因（图1-8）如下。

・眶隔的附着处低于上睑提肌附着处。

・腱膜前脂肪团往前凸且下垂堆积。

・皮下脂肪、眼轮匝肌下脂肪、睑板前脂肪以及腱膜前脂肪较多，因此阻碍了上睑提肌腱膜附着于皮肤。

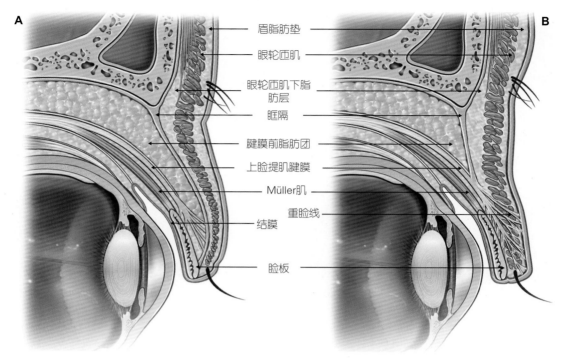

图中标注（从上到下）：
眉脂肪垫
眼轮匝肌
眼轮匝肌下脂肪层
眶隔
腱膜前脂肪团
上睑提肌腱膜
Müller肌
重睑线
结膜
睑板

图1-8 韩国人（A）、西方人（B）的眼睑结构差异
韩国人的腱膜前脂肪团与皮肤附着。

眉毛

眉毛可以体现脸形、表现表情及表达情绪。一般人的眉形为弯曲形，内侧比外侧低一些。男性因眉骨比较厚且眉毛部位的皮下组织发达，较女性更加突出且偏直线形。女性的眉形较细且呈曲线形，最高点在角膜外侧缘上方（图1-9、图1-10）。

随着年龄的增长，眉毛的外侧相对下垂较多，因眉部的下垂，眼睑皮肤也会跟着下垂，看起来好像是眼睑皮肤下垂的问题，此时需要进行鉴别诊断（图1-11）。对上睑下垂患者进行手术前必须确定是否有眉部下垂，若有，需同时矫正。

眉毛和眼睑边缘距离为20mm左右，有些上睑下垂的患者为了睁大眼睛会利用额肌抬眉毛，导致眉毛与上睑缘之间距离变长（图1-12）。

内眦赘皮

有报道指出，50%～80%的韩国人有内眦赘皮。约70%的人因为内眦赘皮的存在而看不到泪阜。Duke-Elder将内眦赘皮分为四大类：睑板型内眦赘皮，睑型内眦赘皮，倒向型内眦赘皮（图1-13～图1-15），眉弓型内眦赘皮。韩国人中睑板型内眦赘皮最多见，睑型内眦赘皮次之。偶尔也能看到倒向型内眦赘皮，几乎看不到眉弓型内眦赘皮。但是，很多时候，很难对内眦赘皮进行

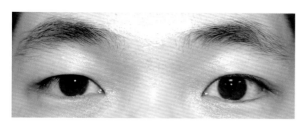

图1-9 男性的眉形

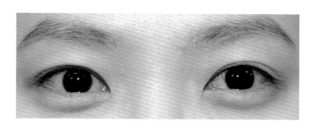

图1-10 女性的眉形

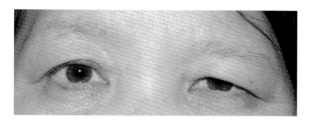

图1-11 因左眼眉毛下垂，看起来像上睑下垂

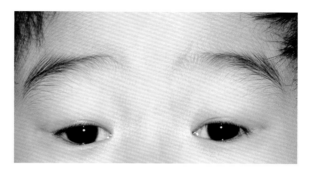

图1-12 因上睑下垂，患者代偿性使用额肌，导致眉毛往上提

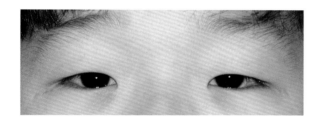

图1-13 睑板型内眦赘皮

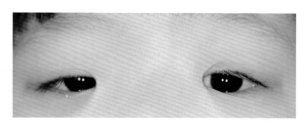

图1-14 睑型内眦赘皮

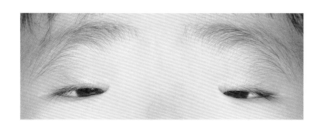

图1-15 倒向型内眦赘皮

准确的分类，且分类对手术治疗帮助不大，临床上很难找到其意义。更重要的是，要考虑内眦赘皮与上睑下垂或先天性睑裂狭小综合征是否有临床伴随，或决定手术时是否要同时进行内眦韧带折叠术。

·睑板型内眦赘皮：起自上睑板前，融合至内眦区域的皱襞。

·睑型内眦赘皮：起自上睑，跨过内眦延伸至下睑的皱襞。

·倒向型内眦赘皮：起自下睑，向上延伸至内眦区域的皱襞。

·眉弓型内眦赘皮：起自眉弓下，延伸至内眦区域的皱襞。

手术解剖学

眼睑不仅可以借助眨眼运动抵御外部强光和伤害来保护眼睛，也可分泌组成泪液的黏液、水分、脂质，帮助维持眼睛的功能。

皮肤

上睑皮肤是人体皮肤厚度最薄处之一。上睑内侧皮肤比外侧薄，所以更容易发生水肿。离眼睑越远皮肤越厚，与上方的眉毛、下方的脸颊即颧骨区的皮肤可以区分开。尤其是眉毛区的皮肤含有丰富的皮下脂肪且外侧有泪腺，看起来比较厚，容易与薄的上睑皮肤区分开。随着年龄增长眉毛区皮下脂肪会下垂，所以进行上睑下垂矫正或眼睑整形术时，要注意不要过度切除眼睑皮肤，使得外侧厚实的皮肤更下垂，进而导致缝合后显得鼓鼓的，或瘢痕变得更明显，影响美观。

从显微镜下观察，可发现眼睑皮肤由角质化鳞状上皮细胞组成，几乎没有乳突真皮层、网状真皮层，也没有多少结缔组织，只有丰富的弹性组织。真皮内几乎没有皮下脂肪层，特别是眼睑皮肤中，睑板附近的眼睑皮肤与皮下组织结合不牢固，因此，随着年龄的增长，皮肤会松弛。这些是导致眼睑皮肤松弛的原因。

眼轮匝肌

眼轮匝肌是位于眼睑浅层的肌肉，经眶缘，与面部肌肉的额肌、颞肌以及脸颊的肌肉相连。眼轮匝肌受面神经支配，通过有意识或无意识地闭眼，起到保护眼球的作用。眼轮匝肌的外围肌肉纤维稀疏松散地相互连接，但越往内围越紧密。

眼轮匝肌根据位置分为眶部眼轮匝肌和睑部眼轮匝肌，睑部眼轮匝肌可再分为眶隔前眼轮匝肌和睑板前眼轮匝肌（图1-16、图1-17）。用力闭眼时，眼轮匝肌会收缩，同时会把眉毛往下拉。眶隔前眼轮匝肌和睑板前眼轮匝肌不仅具有有意识下眨眼，还具有无意识下眨眼的作用，而眶隔前眼轮匝肌还具有排泪的泪液泵功能。睑板前眼轮匝肌主司无意识的眨眼运动。

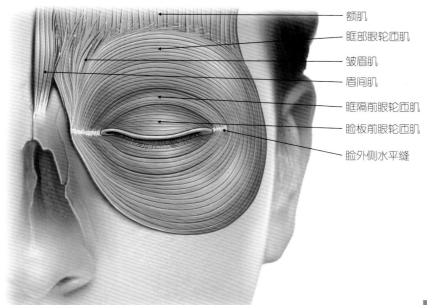

额肌

眶部眼轮匝肌

皱眉肌

眉间肌

眶隔前眼轮匝肌

睑板前眼轮匝肌

睑外侧水平缝

图1-16　眼周肌肉的分布

图1-17　眼轮匝肌

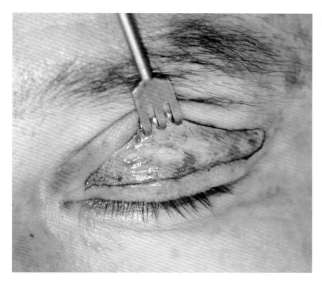

眶部眼轮匝肌

　　眶部眼轮匝肌以椭圆形包裹在眼眶边缘周围。在眉部与额肌、皱眉肌、降眉肌相邻，在外侧覆盖颞肌的前部，下侧向面颊延伸，覆盖提上唇肌的起始端。

　　从眶上切迹经过眶下孔，附着在内侧眼眶边缘、上颌骨的额突及额骨等。从内侧骨为附着点开始的眶部眼轮匝肌的肌肉纤维，朝上以马蹄形状包裹着眼眶边缘，并回旋附着在内眦韧带下方的眼眶边缘。此时，外侧与睑板前眼轮匝肌及眶隔前眼轮匝肌附着在外眦韧带不同，没有附着点，形成连续的椭圆形盘状。

眶隔前眼轮匝肌

眶隔前眼轮匝肌位于眶隔前方，与眶隔以纤维脂肪层相隔。此纤维脂肪层又称为眼轮匝肌下筋膜，与眉区的脂肪垫连接。

在内侧，眶隔前眼轮匝肌的浅头附着于内眦韧带，深头往后附着于泪后嵴和包绕泪囊的泪囊筋膜。眶隔前眼轮匝肌的深层分支对泪阜起重要作用，又称Jones肌。

在外侧，上、下眼睑两边的眶隔前眼轮匝肌肌纤维会合在一起，呈水平线后附着在颧骨上，此水平方向的线称为睑外侧水平缝。

睑板前眼轮匝肌紧密附着于睑板上，不易分离，而眶部眼轮匝肌及眶隔前眼轮匝肌与下方组织的附着较为松散。因此，罹患退行性眼睑内翻的患者用力挤眼时，有肌肉往睑板前眼轮匝肌上方移动的现象。

睑板前眼轮匝肌

分布于睑板前的睑板前眼轮匝肌在内侧分为浅层和深层，并环绕着泪小管。相对较粗大的浅层分支，与眶部眼轮匝肌和眶隔前眼轮匝肌一起附着于内眦韧带。与附着于泪筋膜的眶隔前眼轮匝肌不同，睑板前眼轮匝肌的深层分支经过泪囊，附着于泪后嵴，包绕泪囊。综上所述，眶隔前眼轮匝肌和睑板前眼轮匝肌共同参与泪液排出。

睑板前眼轮匝肌的深层分支又称为Horner肌，经过泪后嵴，附着于泪筛缝，使眼睑紧贴在眼球上，因此此部位受损会导致内侧眼睑内翻。

上、下睑板前眼轮匝肌在外侧形成外眦韧带，附着在眼眶最外侧往内2~3mm的眶外侧结节上。比起内眦韧带，外眦韧带的结构较不明显。Riolan肌为在眼睑边缘纤维较少的睑板前眼轮匝肌，参与形成灰线。

眦韧带

眦韧带（腱）将眼轮匝肌附着在眼眶的内侧及外侧。在内侧，上、下眼轮匝肌合为内眦韧带（图1-18），附着于上颌骨的额突。在皮肤表面可扪及内眦韧带，可分为较为明显且宽的前支及分布在泪囊后方的后支。前支比较厚，位于泪腺窝前面，长度10~11mm，宽度2~4mm，厚度4~5mm。后支附着于泪后嵴及泪筋膜。泪小管经过内眦韧带正下方，所以内眦韧带损伤时易损伤泪小管。此外，内眦韧带有上支持分支，从内眦韧带的前面往上延伸，连接附着于额骨的筋膜群。内眦韧带的上支持分支对内眼角结构的支持及稳定起着重要作用。

外眦韧带由睑板前眼轮匝肌及眶隔前眼轮匝肌的分支构成，附着于眶外侧结节。不同于内眦韧带，外眦韧带没有明显的结构。睑板被外直肌的节制韧带及内眦韧带的腱膜-韧带复合体固定于

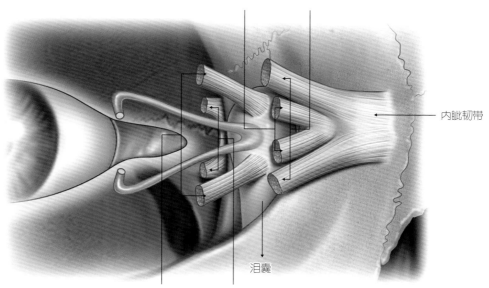

睑板前眼轮匝肌
的浅头　　　　　眶隔前眼轮匝肌的浅头

内眦韧带

眶隔前眼轮匝肌的深头　睑板前眼轮匝肌的深头

泪囊

图1-18　内眦韧带的结构

眼眶，眼球外转运动时外眦会被拉到外侧。外眦韧带和眶隔之间的空间称为Eisler袋，里面存有小脂肪团。

眶隔

　　眶隔为眼眶及眼睑之间的边界，由多层纤维组织组成，在临床上能预防眶隔前炎症和出血波及眼眶内。

　　眶隔的解剖起点是眶缘的骨膜与帽状腱膜后层合成的弓状缘，向下延伸，附着于上睑提肌腱膜（图1-19～图1-22）。

　　据研究报告，西方人上睑提肌腱膜的附着处为离睑板上缘3～4mm处；韩国人的，则在睑板上缘下方。因此，韩国人眶隔与上睑提肌之间的眶脂肪可以分布到更低位，阻碍上睑提肌腱膜附着于皮下组织，使重睑变得不明显，并且使得东亚人的眼睑形态呈肥厚型。

　　上睑提肌腱膜眶隔在内侧经过Horner肌，附着于泪后嵴、泪前嵴，在外侧附着于外眦韧带和眶外侧结节。通过眶隔的结构有泪囊、眶上、滑车上及滑车下神经及血管等。

　　眶隔越往眶缘越厚，越往眼睑边缘越薄，上外侧最厚。此外，年纪越大，眶隔越薄，尤其是内侧最薄，以致内侧眶脂肪突出，上睑内侧看起来较凸（图1-23）。

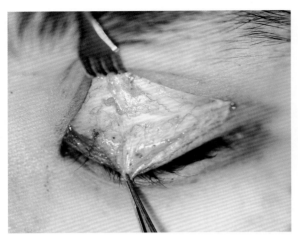

图1-19 去除眼轮匝肌后，未打开眶隔的状态

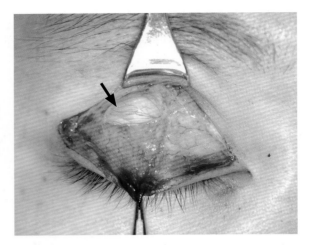

图1-20 打开一部分眶隔（箭头），露出脂肪

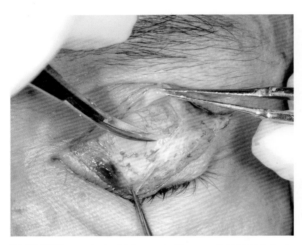

图1-21 用组织剪打开眶隔，下方可看到亮白色的上睑提肌腱膜

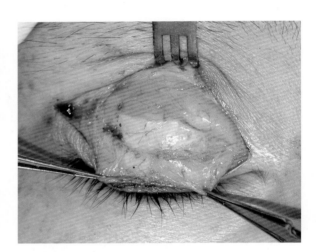

图1-22 眶隔全部打开的状态

近期有报道指出，眶隔分为前眶隔和后眶隔，并把上睑提肌分为前层和后层。前眶隔向后转，与上睑提肌后层融合在一起后下降到睑板，称为联合筋膜。后眶隔裹住眶脂肪，再往上，与前层上睑提肌连接。与西方人相比，东方人的重睑较不明显，且眼睑较厚，与先前的报道不同，东方人与西方人一样，上睑提肌附着处高于睑板上缘，但脂肪比较多，眶隔往下垂，导致眼睑臃肿不易形成重睑。此外，东方人睑板高度比西方人低，眶脂肪会更下垂，这也是上睑下垂的原因之一。

眶脂肪在眼眶肌肉圆锥外，前面的眶脂肪在眶隔和上睑提肌腱膜之间，眼睑内有中央脂肪与内侧脂肪，泪腺位于此结构的外侧。中央脂肪又称为腱膜前脂肪团，含有丰富的类胡萝卜素，颜

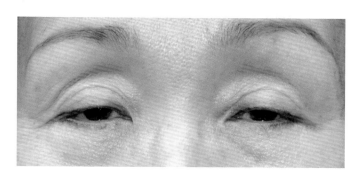

图1-23 眶隔的内侧最薄，若眶脂肪突出，上睑内侧看起来比较凸（左眼）

色偏黄，内侧脂肪比中央脂肪硬且稍泛白色，所以较易分辨（图1-24）。内侧脂肪离睑内侧动脉近，所以切除时必须注意出血和止血，离上方的滑车也很近，所以要注意保护上斜肌。上睑外侧没有脂肪块但有泪腺，泪腺比脂肪多了圆滚滚的小叶且颜色偏灰色，因此容易区别。韩国人除了这些眶脂肪之外，还有眶隔前脂肪和睑板前脂肪，这些也是不易形成重睑的原因。

上睑提肌

上睑提肌是受动眼神经支配的横纹肌，具有使眼睑往上提的功能，起点为总腱环正上方的蝶骨小翼。上睑提肌自起点开始与上直肌平行向前，于距眶底端约36mm处经过节制韧带（Whitnall韧带）向下转折。在Whitnall韧带下5～7mm处，上睑提肌转变为纤维组织，形成薄且宽的腱膜，向睑板前延伸（图1-25）。

上睑提肌的腱膜团为横向纤维组织带，Whitnall韧带呈白色，它在外侧经过泪腺后附着在眼眶外壁的额骨上，位于距离上睑缘上方14～20mm处。评估上睑下垂时，可以当作解剖学标志。

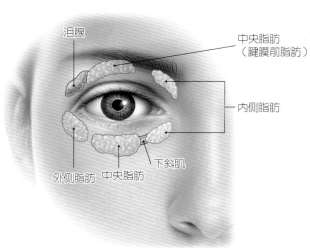

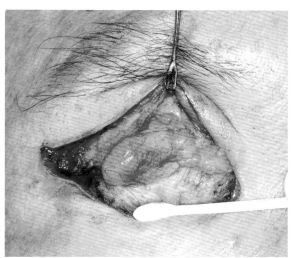

图1-24 眶脂肪（内侧脂肪比中央脂肪厚实、泛白，易区分）

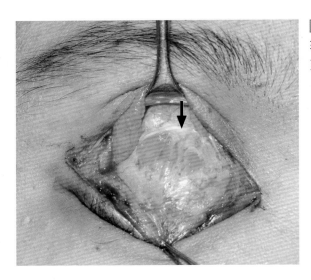

图1-25 在Whitnall韧带下5～7mm处，上睑提肌转变为纤维组织，形成又薄又宽的腱膜，向下延伸到睑板

Whitnall韧带扮演滑车（pulley）的角色，上睑提肌收缩时，以Whitnall韧带为基准，将韧带后侧的前后运动方向转变为韧带下方的上下运动方向。

　　上睑提肌腱膜紧贴在睑板前下方1/3处，上睑提肌腱膜有向前的小分支，通过眼轮匝肌附着在皮下组织上，形成重睑。上睑提肌腱膜在内、外侧延伸的部位分别形成内角和外角。上睑提肌腱膜内侧经过上斜肌肌腱处，变得越来越薄后形成内角，与内眦韧带的后支附着在泪后嵴上。外角经过泪腺的眶叶和睑叶之间，附着在眶外侧结节及外眦韧带上（图1-26）。一般来说，上睑提肌腱膜的厚度越往内侧越薄，与睑板的连接也越薄。此外，内角比外角弱，运动范围较小，上睑

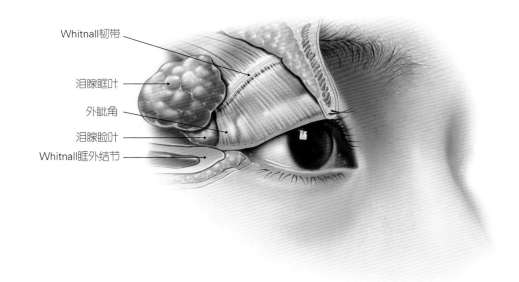

Whitnall韧带
泪腺眶叶
外眦角
泪腺睑叶
Whitnall眶外结节

图1-26 外侧上睑提肌腱膜形成外角，经过泪腺的眶叶及睑叶之间，附着在眶外侧结节及外眦韧带处

下垂矫正手术时内侧容易矫正不足。上睑提肌会随着年龄的增长出现脂肪浸润、上睑提肌腱膜变薄、与睑板分离，导致老年性上睑下垂。

有研究表明，上睑提肌腱膜分为两层：前层的平滑肌较少但较厚，从睑板上方连接到眶隔；后层的平滑肌较多但较薄，连接到睑板下1/3处及皮下组织，参与重睑的形成。

有报道指出，在眶隔和上睑提肌腱膜附着处的附近，有上睑提肌腱膜增厚形成的下横韧带。此韧带的弹性比Whitnall韧带差，从滑车开始往外侧、下方走行。在外侧，眶隔和上睑提肌腱膜的附着处连接在外侧眶外缘骨膜上。这一点也被认为是导致东方人眼睛较小的原因。因此在上睑下垂矫正手术或重睑手术时去除下横韧带（图1-27）可以让睑裂变大。

Müller肌

Müller肌是位于上睑提肌及结膜之间的平滑肌，起自距睑板约15mm处的上睑提肌后方，向下附着于上睑板上缘（图1-28）。

Müller肌与上睑提肌的连接比较松散，所以比较好剥离，但与结膜连接得较紧密，所以不易剥离。上睑提肌及Müller肌之间的空间内有腱膜后脂肪和周围动脉弓（图1-29）。Müller肌受交感神经支配，可将上睑提高约2mm。临床表现出Müller肌肌力低下的Horner综合征，会伴随轻微的上睑下垂。

睑板

睑板由较强韧的纤维组织及弹性组织构成，支撑着眼睑。其内侧及外侧由纤维结缔组织连接于内、外眦韧带，紧密贴合在眶缘，维持眼睑形状。上睑板的下缘呈直线，上缘呈微凸的曲线

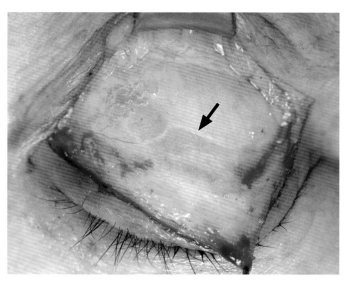

图1-27 下横韧带（箭头）

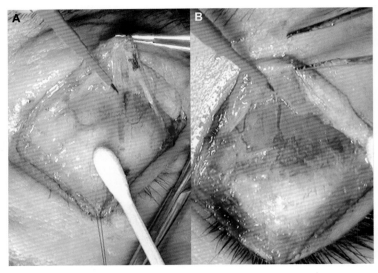

图1-28 A. 将上睑提肌腱膜与Müller肌剥离。B.将结膜和Müller肌剥离

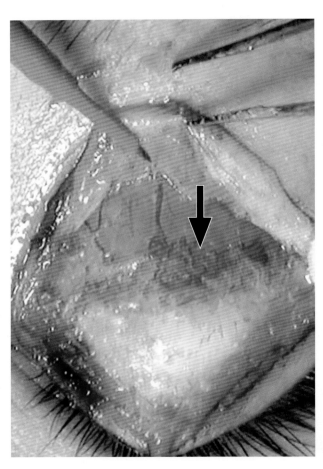

图1-29 周围动脉弓

状。睑板的中间部位为最高处，越往内、外侧越低。上睑板水平长度约25mm，厚度约1mm。睑板的前侧与睑板前眼轮匝肌连接，后侧与结膜紧密结合，在不损伤结膜的状态下不易剥离。上睑板有30~40个睑板腺，下睑板有20~30个睑板腺。

眼睑的血管结构

动脉

眼睑由颈内动脉和颈外动脉供血（图1-30）。

颈外动脉

分布在眼睑的颈外动脉分支有面动脉、颞浅动脉、眶下动脉等。

面动脉会经过咬肌正下方的下颌骨，沿着鼻唇沟往上延伸到内眦部位转变为内眦动脉，位于内眦韧带内侧6～8mm、泪囊前侧5mm的眼轮匝肌下。内眦动脉在内眦韧带附近通过眶隔，与在眶上内侧的眼动脉分支形成吻合。

颞浅动脉为外眦动脉的最后分支，再分成额动脉、颧面动脉，以及连接到下眼睑面动脉的面横动脉等。颞浅动脉位于比颞肌更表浅的皮下组织下，因此容易进行组织学检查，若术中看到颞肌，则表示层次太深了。

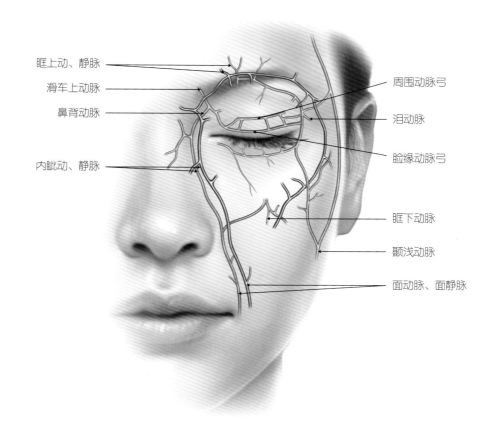

眶上动、静脉
滑车上动脉
鼻背动脉
内眦动、静脉

周围动脉弓
泪动脉
睑缘动脉弓
眶下动脉
颞浅动脉
面动脉、面静脉

图1-30 为眼睑供应血液的动脉

额动脉往上、内侧行进，分布在额肌和眼轮匝肌上，为了提供额部血液供应，与眼动脉的眶上分支、泪腺分支吻合。颧面动脉经过颧骨上缘，分布在眼睑外侧。面横动脉经过颧骨前面，吻合于下眼睑外侧的眶下动脉和泪腺动脉。

眶下动脉是上颌动脉的分支，经过眶下沟及眶下孔，为下眼睑供应血液，与鼻背动脉吻合。

颈内动脉

颈内动脉通过眼动脉的分支鼻背动脉、滑车上动脉、眶上动脉、泪腺动脉为眼睑供应血液。眼动脉的最后一个分支是鼻背动脉，通过眶隔之前分出内眦动脉，此分支再分为两个分支，经过内眦韧带的上、下侧，分布在上、下眼睑处。

睑内侧动脉由睑缘动脉弓和周围动脉弓与眼睑外侧的泪腺动脉最后分支睑外侧动脉形成吻合。睑缘动脉弓位于睑板前方，距睑缘2~3mm；周围动脉弓位于睑板上方的上睑提肌腱膜和Müller肌之间，血液供应至上睑结膜。进行上睑下垂矫正手术中将上睑提肌从睑板上分离时，可以看到周围动脉弓，切断上睑提肌腱膜或剥离Müller肌时，容易损伤周围动脉弓，造成出血。从周围动脉弓分出结膜后动脉供应血液至穹隆结膜，与睫状前动脉吻合。

在下睑，依靠鼻背动脉、泪腺动脉、睑内侧动脉、颧面动脉分支的血流，形成睑缘动脉弓和周围动脉弓，但血液供应没有上睑的血液供应发达。

静脉

眼睑的静脉结构由回流至颈静脉的颜面部表浅静脉和回流至海绵窦的眶深层静脉两者相吻合形成。

额静脉和眶上静脉在眉毛内侧合成内眦静脉，位于内眦动脉内侧。内眦静脉的表层静脉为面静脉，经过面动脉外侧，回流到颈静脉。内眦静脉与眼上静脉会合，通过眶深层到海绵窦。

眼上静脉在上斜肌肌腱附近，接收内眦静脉、眶上静脉及滑车上静脉的血流。此静脉走行于上直肌内侧，进入肌圆锥后，与睫状静脉及上涡静脉会合。再从上直肌下往外侧走行，经过眶上裂到达海绵窦。

眼下静脉由眼眶下的静脉丛形成，接收下直肌、下斜肌、下涡静脉及下睑结膜的血流。此静脉沿着下直肌往后走行，大分支通过眼上静脉进入海绵窦，一部分血流则直接流到海绵窦。小分支通过眶下裂，连到翼丛。翼丛与海绵窦可直接连接，也可通过眶下裂与眼下静脉分出的分支间接连接。

若面部表层发生感染，有可能通过面静脉和海绵窦之间丰富的吻合，扩散到海绵窦及硬脑膜窦，因此要特别注意。尤其，这些静脉缺乏瓣膜结构，面部表面感染容易由眶上静脉、内眦静脉及眼上静脉扩散至海绵窦。

淋巴结

眼睑的淋巴系统分为深、浅两部。浅部负责皮肤及眼轮匝肌的淋巴液引流,深部沿着睑板边缘形成淋巴丛,负责睑板及结膜部位的淋巴液引流。

眼睑的淋巴液由耳前的腮腺淋巴结、耳前淋巴结及颌下淋巴结排出。上睑大部分、下眼睑及结膜外半侧由耳下淋巴结排出。上睑内侧、下眼睑及结膜内半侧由内眦动脉与伴随面动脉的淋巴管,通过颌下淋巴结排出(图1-31)。

眼球及眼眶没有淋巴管或淋巴结,因此在眼内出现淋巴组织,应视为异常。

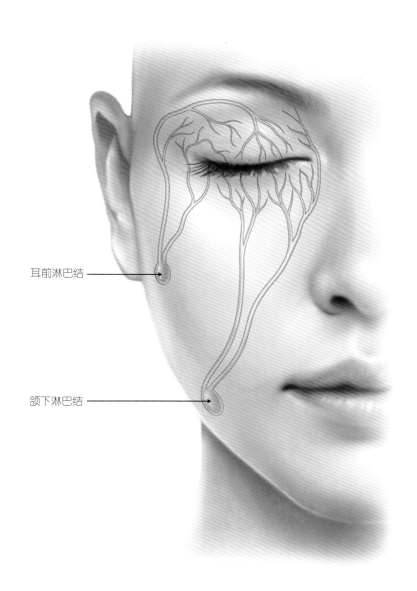

耳前淋巴结

颌下淋巴结

图1-31 眼睑的淋巴结

眼睑的神经分布

运动神经

负责睁眼的上睑提肌和Müller肌受动眼神经和交感神经的支配，负责闭眼的眼轮匝肌受面神经的支配。

动眼神经

动眼神经在总腱环正后方的海绵窦内，分成上分支及下分支，这两个分支再从总腱环里的眶上裂进入眼眶。

上分支从肌圆锥里向前走行，至距眶顶端15mm处（眶后1/3处）向上直肌下方走行后，分支末端到达上睑提肌。此时有可能直接穿过上直肌或通过上直肌的内、外侧缘到达上睑提肌。

下分支从海绵窦进入眼眶时，与负责瞳孔反射的副交感神经纤维合并，在肌圆锥内往视神经下方走行并分出3个分支。第一个分支分布在眶后1/3的内直肌；第二个分支分布在下直肌；第三个分支沿着下直肌外侧边缘向前，分布在与下直肌交叉的下斜肌，进入睫状神经节（图1-32），此分支包括负责瞳孔反射的副交感神经纤维。

眼眶的交感神经除了支配眼睑平滑肌收缩引起睁眼外，还有瞳孔放大、血管收缩、出汗等功能。

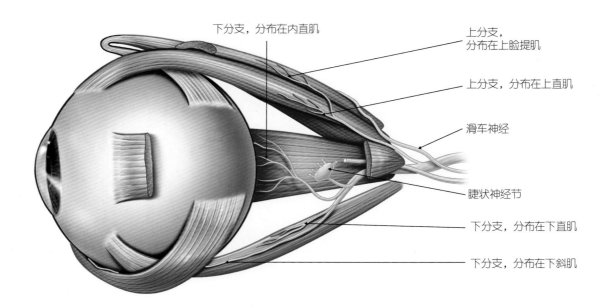

下分支，分布在内直肌

上分支，分布在上睑提肌

上分支，分布在上直肌

滑车神经

睫状神经节

下分支，分布在下直肌

下分支，分布在下斜肌

图1-32 动眼神经的走行

眼睑的交感神经从下视丘连接到眼眶。第一级神经元始于下视丘，到达C8T1的睫状脊椎中枢。第二级神经元离开脊椎，经过肺尖联合到颈上神经节。从此神经节分出第三级神经元神经节后交感神经纤维，围住内眦动脉进入海绵窦。在海绵窦里，与其他神经结合在一起，经过视神经管、眶上裂、眶下裂进入眼眶，但确切的走行尚未明确。虽然分布在上、下睑板肌的交感神经走行尚未明确，但有报道称，其与分布在眼外肌的运动神经并行（图1-33）。

面神经

面神经主要负责面部肌肉运动，同时面部肌肉也受其他神经支配。

· 面部肌肉运动功能。

· 副交感神经的中间神经分布在下颌下腺、舌下腺及泪腺处，分泌唾液及泪液。

· 舌前2/3处味觉的感觉功能。

· 耳朵附近的感觉功能。

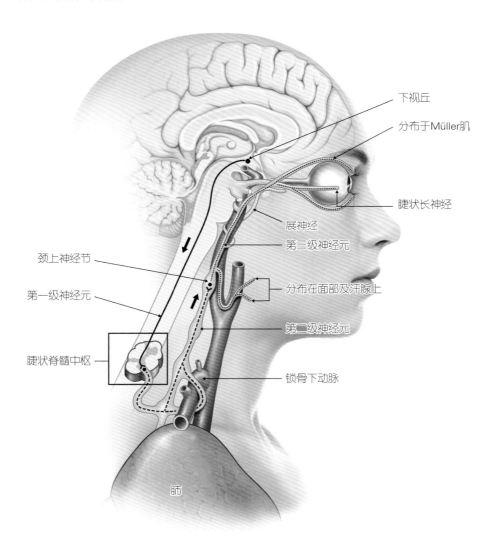

图1-33 交感神经的走行

运动神经从位于脑桥网状结构的运动核开始，经内耳道、面神经管经由茎乳突孔离开颞骨，之后进入耳下腺实质，再分成上侧的颞面支及下侧的颈面支。颞面支再分成颞支、颧支及颊支，颈面支分为下颌支及颈支。但是面神经的分支及吻合可能有许多变异。从颞支出来的额支分布在额肌上，在眼轮匝肌处有颞支、颧支及颊支交叉分布。由于额支在颞顶筋膜内，当进行冠状切口提眉术时，剥离层次要在筋膜下方（图1-34）。

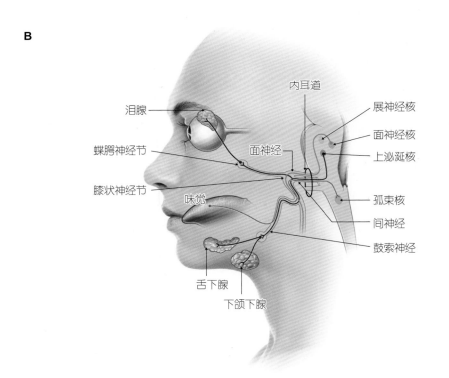

图1-34 面神经。A. 运动神经纤维。B. 副交感神经纤维

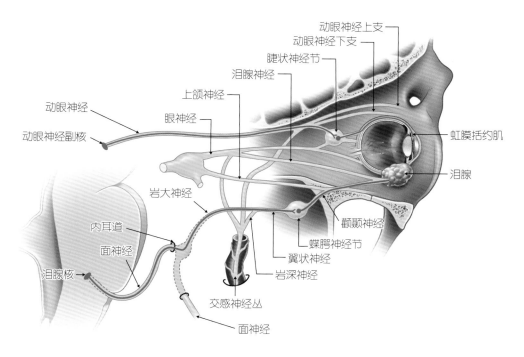

動眼神经上支
動眼神经下支
睫状神经节
泪腺神经
上颌神经
眼神经
动眼神经
动眼神经副核
虹膜括约肌
泪腺
岩大神经
内耳道
面神经
颧颞神经
蝶腭神经节
翼状神经
岩深神经
泪腺核
交感神经丛
面神经

图1-35 副交感神经通路

　　副交感神经纤维从脑桥内面神经降支旁的上泌涎核开始，走行至中间神经与运动根处时离开脑干。副交感神经纤维在颞骨岩部走行至膝状神经节后变成岩大神经，与运动神经分离。此神经进入翼管时，跟包含颈动脉丛交感神经的岩深神经合并，变成翼状神经，向蝶腭神经节方向走行。副交感神经纤维连接到此神经节，再分出上颌神经到泪腺、下颌下腺、舌下腺的促进分泌纤维，颧颞神经分布在泪腺上（图1-35）。

感觉神经

三叉神经

　　三叉神经具有感觉和运动两种功能，大部分负责面部和颅内的感觉，少部分负责咀嚼运动。三叉神经分为眼神经、上颌神经以及下颌神经，在三叉神经节相交。眼神经及上颌神经负责眼眶及上面部2/3部位的感觉（图1-36），下颌神经负责面颊下侧的感觉和咀嚼，分布在颞肌、咬肌以及内、外翼肌处。

眼神经

　　眼神经一共有3个分支——泪腺神经、额神经及鼻睫状神经。3条神经均由眶上裂进入眼眶（图1-37A）。

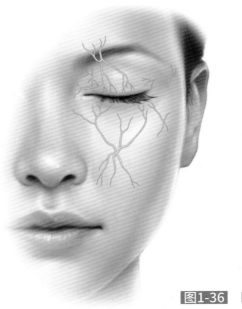

图1-36　眼睑的感觉神经

A

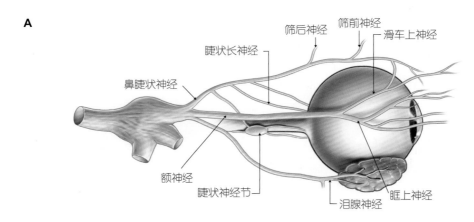

筛后神经　筛前神经　滑车上神经

睫状长神经

鼻睫状神经

额神经

睫状神经节

泪腺神经　眶上神经

B

与泪神经吻合

颧颞神经

额神经

上颌神经 V₂

圆孔

蝶腭神经

齿槽神经

眶下神经

前上齿槽神经

颧面神经

图1-37　三叉神经的眼神经及上颌神经

泪腺神经

泪腺神经分支为眼神经的最小分支，跟泪腺动脉一起沿着外直肌上缘到达泪腺，到达泪腺之前分出一个分支且与颧颞神经形成吻合。泪腺神经分布在泪腺、结膜及眼睑外侧上。

额神经

额神经为眼神经的最大分支，走行在眶骨膜及上睑提肌之间，到眶中间分成眶上神经及滑车上神经。眶上神经由眶上孔离开眼眶，向额部的方向走行，负责额部大部分的感觉。滑车上神经往内侧的滑车附近走行，负责上睑内侧及额部的感觉。

鼻睫状神经

鼻睫状神经经过总腱环内进入眼眶，在内侧与视神经交叉，沿着内直肌的上缘往前走行。首先分出往睫状神经节走行的感觉根、2～3个的睫状长神经及分布于筛窦和鼻黏膜的筛前、筛后神经，接着变成滑车下神经。滑车下神经通过眶隔后分布于眼睑内侧皮肤、鼻子附近、结膜内侧、泪囊及泪阜。

大部分的眼睑、泪管手术及眼眶手术时的神经阻滞麻醉，常针对此神经。到睫状神经节的感觉神经支，没有接合，直接通过睫状神经节，变成睫状短神经，在视神经附近直接通过巩膜进入眼球内。睫状长神经与视神经交叉，通过视神经外侧的睫状神经节，与睫状短神经一起向前走行，通过巩膜，分布在虹膜、睫状肌肉及角膜上。此神经不但包含感觉神经，也包含经颈上神经节到虹膜的瞳孔开大肌的交感神经。

上颌神经（图1-37B）

上颌神经由圆孔离开颅腔，进入翼腭窝。在此分出颧神经、蝶腭神经及后齿槽神经。蝶腭神经连接到蝶腭神经节，从此神经节促进副交感神经纤维连接到上颌神经上，此副交感神经由颧颞神经连接到泪腺神经，分布于泪腺。

上颌神经的主要分支由眶下裂进入眼眶，变成眶下神经经过眶下沟出眶。眶下神经分布在下眼睑皮肤及结膜、鼻子皮肤、鼻中隔及上唇皮肤及黏膜上。

颧神经是纯感觉神经，分为颧面神经及颧颞神经，前者沿着眶下外侧走行，经颧面孔分布在面颊皮肤上。后者通过眶小缝隙穿出颞窝，分布在额部外侧。

下颌神经

下颌神经具有负责运动及感觉的脑神经，经由卵圆孔离开颅腔。感觉纤维负责面颊下侧部位，运动纤维分布于颞肌、咬肌及翼肌。

上睑下垂手术时的麻醉

局部浸润麻醉法

眼睑上小病灶的切除、眼整形术、上睑下垂矫正术等大部分的眼睑手术，皆可在局部皮下注射麻醉剂的情况下进行。局部注射麻醉时最主要的关注点是患者的疼痛。对局部注射麻醉引起的疼痛，最有效的方法是尽可能缓慢地注射麻醉剂。尽可能用细的注射针头，26号针头还不够细，建议用30号针头。在麻醉剂中加入碳酸氢钠，降低酸碱度，也可减轻疼痛。肾上腺素在注射后10min才能产生血管收缩作用，因此局部注射麻醉后10min开始手术，可以减少出血量。

在皮肤上标记切开线后，可以在切开线附近进针，或需要剥离更深层的组织时，可以进针至眼轮匝肌下，再缓慢地注射麻醉剂（图1-38）。眼睑手术时尽量用最少量的麻醉剂，避免因注射液引起的组织变化。

神经阻滞麻醉

眼睑手术大部分都可以在局部麻醉下进行，在已给予充分的局部麻醉但仍感觉到疼痛、不希望注射的麻醉剂引起手术部位变形、对眼睑及周围组织等大范围进行手术等情况下，可因不易充分注射局部麻醉剂而进行神经阻滞麻醉。

神经阻滞麻醉有额神经阻滞麻醉、眶上神经阻滞麻醉、滑车上神经阻滞麻醉、滑车下神经阻滞麻醉、泪腺神经阻滞麻醉、眶下神经阻滞麻醉及颧面神经阻滞麻醉等。

额神经阻滞麻醉

额神经为三叉神经眼神经的中心分支。此神经分为眶上神经及滑车上神经，支配中央部及内侧的上睑，因此阻断额神经可以麻醉眉毛内侧3/4。

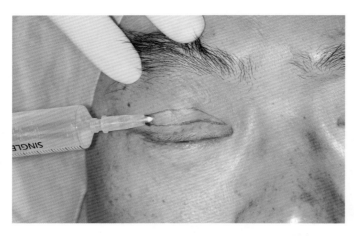

图1-38 将麻醉剂局部注射至皮下

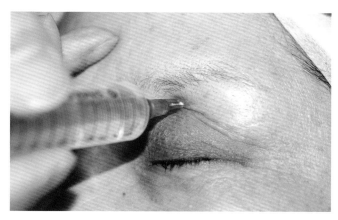

图1-39 额神经阻滞麻醉

于上眶缘中央部正下方，贴着眼眶上壁，进针20～30mm后注入局部麻醉剂1～2mL（图1-39）。眼睑手术非常适用此麻醉方法，但因为也会同时麻痹上睑提肌，进行上睑下垂矫正术时不适合用额神经阻滞麻醉。

眶上神经阻滞麻醉

眶上神经通过位于眶上缘中内1/3处的眶上孔，分布在上睑中央部、眉毛、额部及头皮部上。因此，阻滞眶上神经可以麻醉相应部位，如上睑中央部、眉毛及额部。麻醉方式为触摸到眶上切迹处，在此处外侧，眶缘下向眼眶上壁入针5～10mm，注入麻醉剂0.5mL（图1-40）。

滑车上神经阻滞麻醉

滑车上神经从眼眶内侧的滑车上侧出来，分布在上睑及眉毛内侧。麻醉方式为在眼眶上壁与内壁交接处的眼眶边缘正下方入针5～10mm，注入1mL的麻醉剂（图1-41）。

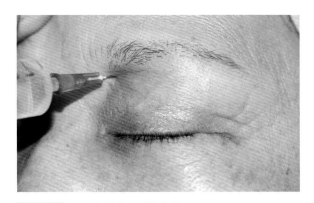

图1-40 眶上神经阻滞麻醉

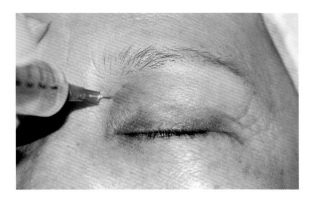

图1-41 滑车上神经阻滞麻醉

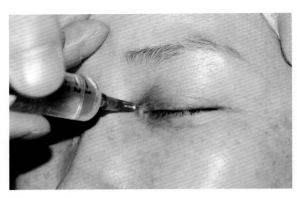 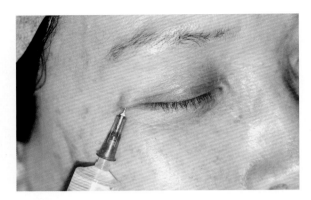

图1-42 滑车下神经阻滞麻醉　　　　图1-43 泪腺神经阻滞麻醉

滑车下神经阻滞麻醉

三叉神经眼支出来的鼻睫状神经节，分成筛前、筛后神经及滑车下神经，分布于鼻黏膜、泪囊、内眦。滑车下神经阻滞麻醉不仅麻醉滑车下神经，也会麻醉筛神经支配的鼻黏膜、泪囊及内眦，因此很适合用于泪囊鼻腔吻合术。在内眦韧带正上方，沿着眼眶内壁进针10～20mm后注射1mL的麻醉剂（图1-42）。

此部位有筛前动脉或鼻额动脉，进针时可能会对血管造成损伤，进而导致眼眶大量出血，因此要特别注意。

泪腺神经阻滞麻醉

泪腺神经为三叉神经眼支的外侧分支，在外眦韧带垂直上方走行，负责上睑外侧、外眦上方的感觉。麻醉时，请患者闭眼后，在外眦韧带正上方进针，往上沿着外侧眶进针，在泪腺前方附近注入1mL的麻醉剂（图1-43）。采用此方式，要注意针头不要进入眶外缘内侧的地方，否则会伤及泪腺动脉，导致眼眶出血。

眶下神经阻滞麻醉

眶下神经是三叉神经的上颌支，由连接外眦与鼻翼的线上中间或内1/3处眶下孔出来，支配下眼睑全部、脸颊、鼻子外侧部位的感觉。注射时，触摸到眶下孔后在附近注入1mL的麻醉剂（图1-44）。

颧面神经阻滞麻醉

颧面神经从三叉神经上颌支发出来，从外眦下10mm处的颧面孔穿出，分布在外眦附近以及下眼睑外侧。通常颧面孔不易触摸出来，可在外眦下10mm的颧骨前方注入1mL的麻醉剂（图1-45）。

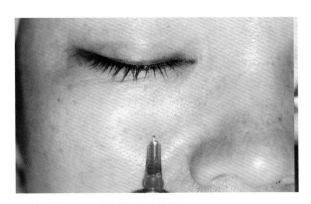

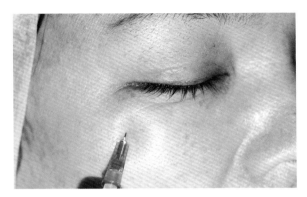

图1-44 眶下神经阻滞麻醉　　　　　　　　　图1-45 颧面神经阻滞麻醉

眉毛

　　眉由于额肌的作用可以提上睑，当患者有上睑下垂时有可能代偿性地提高眉毛，此状况是上睑下垂的诊断依据之一，但同时也需注意，有可能把眉毛下垂误认为上睑下垂。眉毛内侧末端比眶上缘稍往下一点儿，越往外侧越往上，到了眉毛外侧末段比上眼眶高一点儿。眉毛的生长方向是向着眉毛长轴中心线，垂直方向切开皮肤，会伤到眉毛根部，因此以远离眉毛方向且斜向切开比较适合。

　　眉毛由皮肤、肌肉、脂肪、帽状腱膜等4层结构构成，眉毛的皮肤比较厚，与头皮皮肤较相似，帽状腱膜与下方骨膜形成松散的连接，协助眉毛的活动。

眉毛的肌肉层

　　眉毛的肌肉层由眼轮匝肌、皱眉肌、降眉间肌及额肌组成，而这些肌肉互相形成联合，与皮肤连接，所以会与皮肤一起运动（图1-46）。

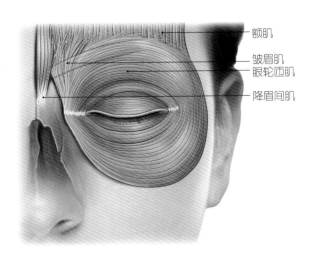

额肌
皱眉肌
眼轮匝肌
降眉间肌

图1-46 眉毛的肌肉

眼轮匝肌

眉毛区的眼轮匝肌位于额肌前方，附着于眉毛皮肤，具有下拉眉毛的作用。与额肌相同，受面神经的颞支支配。

额肌

额肌是头皮帽状腱膜的一部分，从后枕部开始的纤维性腱膜，在额部变成额肌，虽没有附着在骨头上，但附着于眉毛皮肤上，具有提高眉毛的功能。此肌肉由面神经颞支支配。

皱眉肌、降眉间肌

皱眉肌从额骨的鼻突开始，在额肌和眼轮匝肌下方往外侧，稍往上的方向走行，附着在眉毛皮肤上，收缩时将眉毛往下方内侧下降，使眉间形成垂直皱纹。降眉间肌从额骨中央下方开始，往上走行，连接到额肌，收缩时将眉毛往下降，在眉间形成水平皱纹。

眉部脂肪

在眼轮匝肌、额肌及帽状腱膜之间有眉脂肪垫，延续到眼睑的眼轮匝肌和眶隔之间的空间（图1-47）。矫正眉下垂时，此处成为理想的手术空间，可以剥离眉脂肪垫的一侧，把眉毛固定在骨膜上。但是剥离此部位时需要注意眶上神经及上眶血管，这些神经和血管皆位于眉脂肪垫层，在眶上孔上2～3cm处穿过额肌出来。

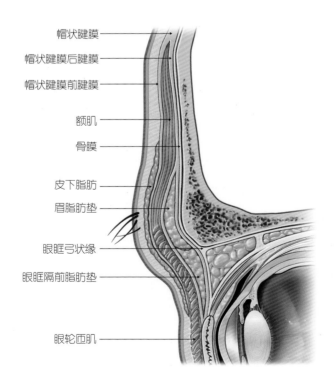

帽状腱膜

帽状腱膜后腱膜

帽状腱膜前腱膜

额肌

骨膜

皮下脂肪

眉脂肪垫

眼眶弓状缘

眼眶隔前脂肪垫

眼轮匝肌

图1-47 眉毛周围的结构

参考文献

[1] 김재호, 신환호, 권일택. 안검하수증 수술을 위한 상안검의 형태학적 특징. 대한안과학회지 1993;34:599-605.

[2] 대한성형안과학회. 성형안과학. 도서출판 내외학술, 2015.

[3] 서흥웅, 안희배. 한국인의 연령에 따른 눈꺼풀의 형태학적 변화. 대한안과학회지 2009;50:1461-1467.

[4] 이상열, 김윤덕, 곽상인, 김성주. 눈꺼풀성형술. 도서출판 내외학술, 2009.

[5] 조영진, 김영석, 정화선. 안검하수 환자의 Whitnall 인대의 구조 및 임상적 의의. 대한안과학회지 1996;37:427-433.

[6] Chen WP. Oculoplastic surgery: the essentials. New York: Thieme, 2001.

[7] Collin JR, Beard C, Wood I. Experimental and clinical data on the insertion of the levator palpebrae superioris muscle. Am J Ophthalmol 1978;85:792-801.

[8] Dortzbach RK. Ophthalmic plastic surgery: prevention and management of complications. New York: Raven Press, 1994.

[9] Doxanas MT, Anderson RL. Clinical orbital anatomy. Baltimore: Williams & Wilkins, 1984.

[10] Doxanas MT, Anderson RL. Oriental eyelids. An anatomic study. Arch Ophthalmol 1984;102:1232-1235.

[11] Jeong S, Lemke BN, Dortzbach RK, Park YG, Kang HK. The Asian upper eyelid: an anatomical study with comparison to the Caucasian eyelid. Arch Ophthalmol 1999;117:907-912.

[12] Kakizaki H, Zako M, Nakano T, Asamoto K, Miyaishi O, Iwaki M. The levator aponeurosis consists of two layers that include smooth muscle. Ophthal Plast Reconstr Surg 2005;21:379-382.

[13] Nerad JA. Oculoplastic surgery: The requisites in ophthalmology. St. Louis: Mosby, 2001.

[14] Sclafani AP, Jung M. Desired position, shape, and dynamic range of the normal adult eyebrow. Arch Facial Plast Surg 2010;12:123-127.

[15] Takahashi Y. Kakizaki H, Kinoshita S, Iwaki M. Histological analysis of the lower-positioned transverse ligament. Open Ophthalmol J 2007;1:17-19.

第二章

上睑下垂的分类

Classification of blepharoptosis

CONTENTS

先天性上睑下垂
后天性上睑下垂

为了达到更好的治疗效果，有必要将上睑下垂进行分类，并按照分类确定治疗方案。但是上睑下垂的定义、程度、适应证及手术方式受到社会上对美的定义、社会环境、人种差异、经济环境及医疗保险制度等各种因素的影响。20世纪50年代后，大部分国家受到西方文化的影响，东方人也广泛接受西方人的审美标准。纯粹用西方人观点制定出的标准来判断东方人的上睑下垂，可能会造成各种误差。随着居住在美国等西方国家的东方人越来越多，这些国家的眼整形外科医师也需要对东方人眼睑的定义和美的标准有更准确的理解。

每一位研究者对上睑下垂的分类方式都不同。1972年，Fox根据上睑下垂发病时期将其分为先天性上睑下垂和后天性上睑下垂，此外还包括常染色体显性遗传的家族遗传性上睑下垂。1981年，Beard将上睑下垂分为先天性上睑下垂、后天性上睑下垂和假性上睑下垂等3类。假性上睑下垂通常因无眼球、眼睑松弛、下斜视等引起。之前Fox把后天性上睑下垂分为老年性上睑下垂、外伤性上睑下垂、神经性上睑下垂及肌性上睑下垂。Beard把老年性上睑下垂归为肌性上睑下垂，但另外加上机械性分类，把后天性上睑下垂分为神经性上睑下垂、肌性上睑下垂、外伤性上睑下垂及机械性上睑下垂。

1980年，Frueh认为以发病时期分为先天性上睑下垂、后天性上睑下垂的方式很复杂，应根据病因将上睑下垂分成腱膜性上睑下垂、肌性上睑下垂、神经性上睑下垂及机械性上睑下垂。之后，Frueh再细分出上睑提肌发育不良导致的肌异常性上睑下垂，及出生后上睑提肌异常导致的肌性上睑下垂。

目前的上睑下垂分类是混合使用Beard、Fox、Frueh等的分类法，本章参考这些分类法将重新进行分类说明，使上睑下垂更容易理解，对选择手术方式有所帮助。

按照上睑下垂的发病时期分为出生时就有的先天性上睑下垂以及出生后出现的后天性上睑下垂，有时不足以判断形成下垂的确切原因。但由于大部分的先天性上睑下垂为单纯性肌性上睑下垂，而大部分的后天性上睑下垂为退化性上睑下垂，可见此分类法对判断部分疾病的病因有帮助。此外，进行上睑提肌缩短术时，同样的缩短长度，对后天性上睑下垂矫正后的效果比先天性上睑下垂矫正后的效果好，故此分类法对手术计划的制订也有帮助。

对先天性上睑下垂而言，因上睑提肌异常造成的单纯性上睑下垂最为常见。另外，还有上直肌乏力、睑裂狭小等，可能伴随其他先天性异常。有时像下颌瞬目综合征（Marcus-Gunn综合征）、动眼神经异常再生性上睑下垂等，也会伴随连带运动的复杂性上睑下垂出现。

后天性上睑下垂可分为腱膜性上睑下垂、肌性上睑下垂、神经性上睑下垂、机械性上睑下垂及假性上睑下垂。有时还会把外伤性上睑下垂归为另一种类别，但是因为外伤性上睑下垂可同时表现为肌性、神经性、机械性等情况，故在此分类项目中没有列出（表2-1）。

表2-1 上睑下垂的分类

先天性上睑下垂	后天性上睑下垂
单纯性（simple）上睑下垂 复杂性（unusual or complicated）上睑下垂 　上直肌无力（superior rectus muscle weakness） 　睑裂狭小（blepharophimosis） 　下颌瞬目综合征（Marcus Gunn jaw winking） 　动眼神经异常再生性上睑下垂（misdirected third nerveptosis） 　先天性眼外肌纤维化（congenital fibrosis of theexraocular muscles） 　先天性动眼神经麻痹（congenital third nerve palsy） 　先天性Horner综合征（congenital Horner's syndrome）	腱膜性（aponeurotic）上睑下垂 　老年性（senile） 　长期佩戴隐形眼镜（chronic contact wear） 　外伤（trauma） 　内眼手术（intraocular surgery） 　类固醇引发（steroid induced） 　甲状腺疾病（thyroid disease） 　妊娠（pregnancy） 　眼睑松弛（blepharochalasis） 肌性（myogenic）上睑下垂 　重症肌无力（myasthenia gravis） 　慢性进行性眼外肌麻痹（chronic progressive extemal ophthalmoplegia） 　强直性肌营养不良（myotonic dystropby） 　长期使用类固醇（steroid induced） 　甲状腺功能亢进（Grave病） 　外伤 神经性（neurogenic）上睑下垂 　Horner综合征 　动眼神经麻痹（third nerve palsy） 　多发性硬化症（multiple sclerosis） 　外伤性眼外肌麻痹（traumatic ophthalmoplegia） 　眼肌麻痹性偏头痛（ophthalmoplegic migrane） 机械性（mechanical）上睑下垂 　眼睑肿瘤（lid tumor） 　眶肿瘤（orbital tumor） 　瘢痕性疾病（cicatrical disease） 　外伤 假性（pseudoptosis）上睑下垂 　眼球内陷（enophthalmos） 　下斜视（hypotropia） 　对侧眼睑退缩（contralateral lid retraction）

先天性上睑下垂

上睑下垂患者中先天性上睑下垂所占的比例，会受到社会环境、经济程度、医疗保险制度及文化程度等的影响。例如，在1949年Berke报道为88%，在1966年Fox报道为90%，同样在1966年Beard报道为62%，在1969年，Smith报道为67%。到了1983年，根据Rathbun报道，接受上睑下垂矫正手术的患者中，只有20%为先天性上睑下垂，69%为腱膜性上睑下垂。此现象可视为，除了老年人口增加并积极纠正老年性变化的社会认知变化之外，也存在报道者的差异性。

韩国先天性上睑下垂所占的比例分别为94%（1979年）、91%（1985年）、92%（1995年），显示占比较高。2005年报道显示，先天性的比例降低至76%，后天性的增加为24%。从此变化可得知，在韩国国内对于手术矫正的社会认知发生了变化，也可以解读为经济增长可以改变对于手术的美学或功能性的基准。因此，相对于先天性上睑下垂，出现在老年人中的退行性上睑下垂矫正手术比重将持续上升。

单纯性先天性上睑下垂

大部分儿童的上睑下垂属于此类型，属于上睑提肌自身异常，没有神经支配异常（图2-1）。有报道指出，用光学显微镜检查上睑下垂患者的上睑提肌，发现上睑下垂的程度与肌肉纤维消失呈正比（图2-2）。一般没有遗传性，属于散发性，偶尔也有家族史。

因上睑提肌的纤维化，睁眼时不仅无法收缩肌肉，往下看时也无法充分舒展，导致上睑迟滞。因上睑提肌发育障碍程度不同，上睑下垂的程度也不同，上睑下垂的程度即使长大后也不会有较大的变化。

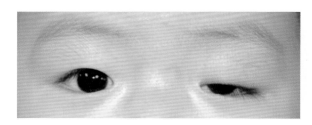

图2-1 单纯性先天性上睑下垂

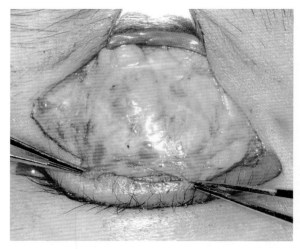

图2-2 先天性上睑下垂患者的脂肪浸润到上睑提肌

大部分的单纯性上睑下垂者的眼外肌功能正常，有时会伴上直肌功能不全，则此类型不在单纯性上睑下垂范畴。

复杂性先天性上睑下垂

伴随上直肌无力

和上睑下垂一起出现的上直肌无力，通常不是神经系统异常，而是肌肉发育异常。在胚胎学上，上直肌及上睑提肌源自同样的胚胎芽。因此，上睑下垂和上直肌弱化会同时出现，但其他眼部肌肉却没有出现异常。临床上，相比上直肌功能正常的上睑下垂，伴随上直肌弱化时则需要切除更多的上睑提肌。此外，Bell现象也会变得较少，因此要更加注重术后保护，预防眼睛的功能变弱（图2-3）。

睑裂狭小

睑裂狭小的特征为：上睑提肌功能低下的上睑下垂、内眦间距过宽及逆向内眦赘皮睑裂狭小综合征（图2-4）占先天性上睑下垂的2%~3%。一开始为基因突变，后以常染色体显性遗传为主。有时会伴发瘢痕性的下睑内翻、泪点外方偏移、较低的眉间和鼻梁等。偶有发育障碍，但没有智能低下。

下颌瞬目综合征（Marcus-Gunn综合征）

张口时随着下颌运动，上眼睑跟着上提的连带运动称为下颌瞬目综合征，2%~3%的先天性

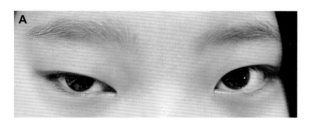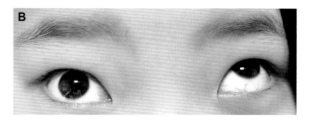

图2-3 右眼伴随上直肌弱化的上睑下垂患者。A.直视前方时。B. 直视上方时

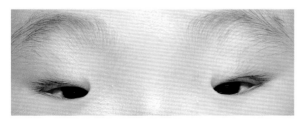

图2-4 睑裂狭小综合征

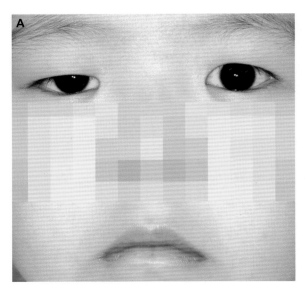
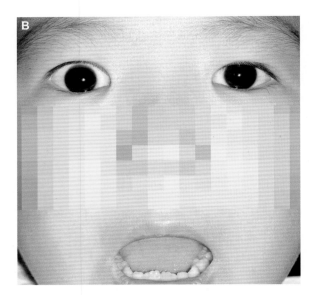

图2-5　下颌瞬目综合征。A. 直视前方时。B. 张口直视前方时

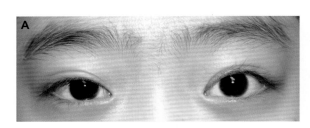
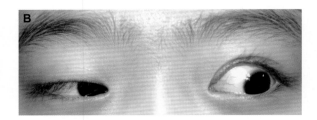

图2-6　往侧边看时出现的连带运动。A.直视前方时。B. 直视左侧时

上睑下垂患者有此现象（图2-5）。连带运动是神经分布异常，是一个运动进行时另一个运动同时出现的现象。原因是三叉神经支配的翼状肌（pterygoid muscle）与分布于上睑提肌的动眼神经有异常联系。

伴随上睑下垂偶发性另一种形态的连带运动异常是动眼神经异常再生综合征，当上直肌、内直肌与下直肌收缩时，下垂的眼睑会往上提（图2-6）。此现象多为先天性，有时也出现在后天性动眼神经麻痹后的恢复过程中。

先天性眼外肌纤维化

当先天性眼外肌纤维化伴随上睑下垂时，侵犯到上睑提肌，会出现上睑下垂和抬下巴的动作。所有眼外肌都有可能被侵犯，但下直肌最常受到侵犯，导致视线固定向下的下斜视最为常见。向上方注视时会出现辐辏运动，进行牵拉试验时，向上牵拉时抵抗力大，便可知下斜肌已纤维化（图2-7）。

眼球的水平运动也受限，外斜视的比例较内斜视高。双眼视觉功能受损，因眼外肌的纤维化

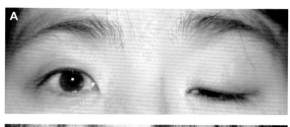
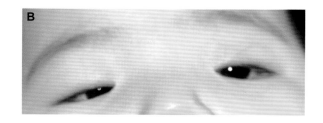
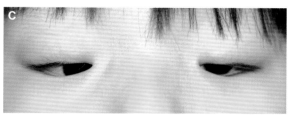

图2-7 母亲（A）及其两个儿子（B、C）的先天性外眼肌纤维化

造成的散光会导致弱视。

治疗要通过下直肌后转徙和额肌悬吊矫正上睑下垂。Bell现象不明显，为了避免暴露引起的角膜损伤，以低矫为宜。

先天性动眼神经麻痹

确切的原因尚未明确，可能出生前就发病，也有可能是分娩时的损伤所致。上睑下垂常伴随外斜视及下斜视，通常以单眼居多。

手术治疗时需先手术矫正斜视位置后，再进行上睑下垂手术。没有先矫正严重的外斜视，就先进行上睑下垂手术时，易致术后外观不美，因此是否先进行上睑下垂手术，需慎重考虑。

先天性Horner综合征

Horner综合征是交感神经障碍，典型症状为上睑下垂、瞳孔缩小、同侧面部无汗等。先天性Horner综合征的病因中，造成臂丛神经损伤的分娩损伤最为常见，此外还有肿瘤及颈动脉异常等。造成后天性Horner综合征的原因，以头颈部或胸腔部手术时，眼交感神经走行受损最为常见，另外还有肿瘤或感染性疾病等原因。

造成Horner综合征的肿瘤，最常见的是神经母细胞瘤。有研究表明，约2%的神经母细胞瘤以Horner综合征为初期临床表现。此外还有脊髓肿瘤、胚胎癌、横纹肌肉瘤，或颈内动脉血栓、脑干血管畸形等原因。

Horner综合征的主要特征为上睑下垂、下眼睑上移、瞳孔缩小、患侧面部无汗及虹膜色素缺失等。上睑下垂的原因为受交感神经支配的Müller肌变弱，造成1~2mm的轻微下垂，同理下眼睑也会上移。出现患侧瞳孔比健侧瞳孔小的现象，这是因交感神经麻痹导致瞳孔括约肌不收缩而引起的现象，此现象在暗处更明显。瞳孔在暗处约需15s才缓慢扩张，此现象为扩张滞后，可用于鉴别生理性瞳孔不等大。

偶尔有患者哭泣时健侧面色潮红，患侧面部因为血管不扩张而较苍白。眼科诊疗中使用阿托品散瞳时，患侧不出现阿托品潮红。虹膜色素缺失是因为黑色素细胞数量少，或细胞内黑色素小体大小减小和数量减少，造成虹膜基质色素较少。此现象在神经节病变前、神经节病变后皆可出现。

Horner综合征的诊断需进行瞳孔检查。传统的方法为使用可卡因滴眼液后，若瞳孔没有扩张便可确诊。但是可卡因被全身吸收后会造成血压升高、脉搏增快，使用时需注意。近期对Horner综合征的诊断，阿普可乐定的应用备受瞩目。0.5%的阿普可乐定为治疗青光眼的眼药水，内含可抑制房水生成的 α−2，同时具有微弱的 α−1作用。失神经超敏反应状态的Horner综合征的瞳孔括约肌受到药物作用，若看到瞳孔放大且瞳孔大小不等的现象，即可确诊。阿普可乐定试验的缺点为，交感神经受损后3天内去神经后过度敏感尚未恢复，此时检查结果会产生假阳性。另外，药物通过血脑屏障，易对新生儿造成严重的中枢神经抑制等副作用，所以新生儿禁用。

一旦确诊为Horner综合征，就要找出其病因。详细地询问病史非常重要，要确认有没有产钳分娩等造成的产伤、头颈部或胸腔部手术史等，小儿Horner综合征的患者中约50%有相应病史。也需要触诊检查颈部、腋下、腹部等，确诊是否有肿块。

初期诊断时若没有找到原因，需进一步鉴别是否有像神经母细胞瘤等肿瘤。

90%~95%的神经母细胞瘤，可以通过检查尿液排出儿茶酚胺的代谢物高香草酸（HVA）或香草基扁桃酸（VMA）的量做出诊断。

这些代谢物与肿瘤大小呈正比增长，实际上大部分患者尿液内代谢物数值的增加是因为肿块引起的其他症状所致。反之，导致Horner综合征的神经母细胞瘤相对较小时，尿检通常正常。因此，影像学检查比尿检更准确，为确诊肿瘤需要做头颈部和胸腔部磁共振成像。

后天性上睑下垂

腱膜性上睑下垂

上睑提肌腱膜与睑板的附着变松或腱膜本身变薄，导致上睑提肌的力量传导变弱，是后天性上睑下垂最常见的原因（图2-8）。因为老年患者居多，故又称为退行性上睑下垂或老年性上睑下垂。也有人认为，退行性上睑下垂的原因不仅是腱膜与睑板附着异常，也可能是上睑提肌本身的异常，这种主张也有一定道理（图2-9）。

腱膜性上睑下垂的原因有年龄增长、眼部手术、长期佩戴隐形眼镜、外伤、特发性眼睑水肿、妊娠、伴随上睑下垂的Grave病以及家族史等，大多不易与肌性上睑下垂进行区分。

在临床上，上睑下垂的程度从轻度到重度不等，大部分上睑提肌功能良好，重睑线可向上移动。眼睑变薄有可能透见虹膜的颜色，但是东方人中几乎没有透见虹膜的情况，原因是东方人眼睑较厚或肌肉本身变化导致上睑下垂，而不是腱膜变薄或附着处变弱所致。

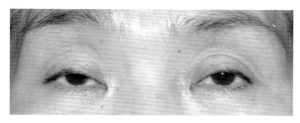

图2-8 腱膜性上睑下垂

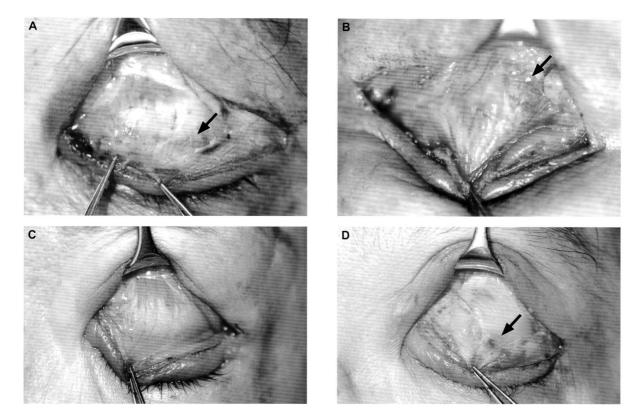

图2-9 上睑提肌及腱膜的变化。A. 上睑提肌在睑板上上睑提肌附着异常（箭头）。B. 内侧上睑提肌缺损（箭头）。C. 上睑提肌及腱膜被脂肪浸润。D. 上睑提肌变薄，透见角膜透出来

肌性上睑下垂

与后天性肌性上睑下垂有关的因素如下:

· 慢性进行性眼外肌麻痹。

· 重症肌无力。

· 眼咽肌营养不良。

· 强直性肌营养不良。

· 外伤。

· 甲状腺功能亢进(Grave病)。

· 长期使用类固醇。

· 妊娠。

慢性进行性眼外肌麻痹

慢性进行性眼外肌麻痹是主要侵犯上睑提肌和眼外肌的进行性肌肉异常症,是纯肌性疾病还是神经相关疾病,目前对此尚有争议(图2-10)。本病首先是上睑提肌和眼外肌受到侵犯并逐渐严重,其他脏器也会出现异常。

重症肌无力

重症肌无力是一种肌病,根本问题是神经肌肉接头的乙酰胆碱不足,可造成神经刺激传导异常而产生上睑下垂,所以此种上睑下垂也被归类为神经性上睑下垂(图2-11)。大部分患者的首次发病症状为单侧或不对称的上睑下垂或复视,而且越疲倦症状越明显。

眼咽肌营养不良

此疾病为慢性进行性眼外肌麻痹,双眼上睑下垂进行性出现,同时伴有面部肌肉弱化、吞咽困难等,多为30~40岁发病。常染色体显性遗传,法裔加拿大人居多。上睑提肌功能比慢性眼外肌麻痹良好,眼外肌和Bell现象的损伤也不严重。

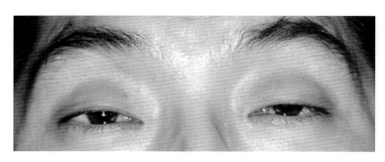

图2-10 慢性进行性外眼肌麻痹症

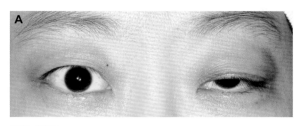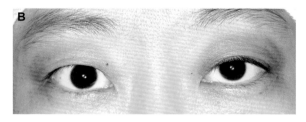

图2-11 此重症肌无力患者的左眼上睑下垂变化很明显

强直性肌营养不良

此疾病的特征是肌肉收缩后不能舒张。用力闭眼后再睁眼时，眼球位置偏上，持续维持Bell现象，也是肌强直的一个现象。上睑下垂的程度不一，可有面部肌肉或眼轮匝肌萎缩、白内障或视网膜色素变性等眼球内其他异常。

外伤

上睑提肌的任何外伤都可以弱化肌力，导致上睑下垂。外伤后水肿引起的上睑提肌松弛或眼睑形成瘢痕均可造成上睑下垂。

甲状腺功能亢进（Grave病）

Grave病患者出现上睑下垂的情况不多见，但有可能因眼睑持续水肿使腱膜附着处松脱引起上睑下垂。约5%的肌无力患者伴有甲状腺功能亢进，对于有上睑下垂的甲状腺疾病患者需检查是否同时患有肌无力。

长期使用类固醇

长期使用类固醇滴眼液者有可能出现上睑下垂，具体原因尚未明确。有些报道提出是肌病引起的肌性上睑下垂，另有主张认为继发于葡萄膜炎或慢性结膜炎等疾病，也有人认为是点滴眼液过程中眼睑长期用力所致。

妊娠

曾有报道提出产妇分娩后出现上睑下垂，但原因不明。此类型可归为肌性上睑下垂，有可能是由于眼睑水肿、黄体酮升高、分娩中紧张导致的腱膜脱落等原因所致。

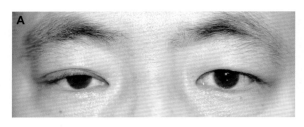 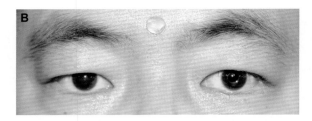

图2-12 A. Horner综合征中，可以观察到右眼的上睑下垂及缩瞳。B. 右眼点去氧肾上腺素滴眼液后上睑下垂改善的状况

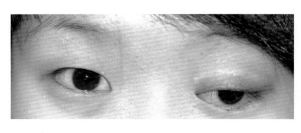

图2-13 左眼动眼神经麻痹，可见左眼上睑下垂、外斜视及下斜视

神经性上睑下垂

Horner综合征

Horner综合征是因Müller肌麻痹造成的上睑下垂。除了上睑下垂之外，可能会出现的症状包括下眼睑上移、缩瞳、同侧面颈部无汗症及同侧虹膜色素脱落（图2-12）。

动眼神经麻痹

动眼神经麻痹是指动眼神经从大脑神经核到上睑提肌的神经通路发生异常，会导致上睑下垂（图2-13）。

外伤性眼外肌麻痹

外伤性眼外肌麻痹是指因外伤引起的动眼神经麻痹，会导致上睑下垂，上睑提肌或腱膜受损也有可能引起上睑下垂。

眼肌麻痹性偏头痛

眼肌麻痹性偏头痛为伴随眼球运动障碍及视野变化的偏头痛，患者偶尔会同时出现上睑下垂。研究者认为是扩张的血管压迫到动眼神经而引起的，大部分的患者在上睑下垂发生前已有偏头痛病史。

机械性上睑下垂

当上睑重量增加或上睑瘢痕化造成上睑提肌运动受限时出现机械性上睑下垂（图2-14）。上睑重量增加的原因有眼睑、眶、结膜等处的肿瘤，浸润性疾病、发炎性疾病等。长期佩戴隐形眼镜的人，可能因为上睑受到物理性力量的刺激造成腱膜性上睑下垂，也可能因隐形眼镜往上偏移、巨大乳突状结膜炎等导致上睑下垂。最常见的眼睑肿瘤为神经纤维瘤、淋巴瘤、血管瘤等。若眼睑外侧的下垂较为明显，则要怀疑是泪腺肿瘤。

因瘢痕性变化造成的上睑下垂的原因有沙眼、眼类天疱疮等疾病和外伤或手术。外伤本身就能造成腱膜性上睑下垂，也有可能是上睑提肌的粘连或瘢痕导致的机械性上睑下垂。

外伤造成的上睑下垂也可能是暂时性的，如果没有开放性撕裂伤，可以先观察约6个月后再进行手术较为适当。

假性上睑下垂

上睑提肌的功能正常，实际上也没有上睑下垂，但看起来有上睑下垂的状况，称为假性上睑下垂。原因有对侧的眼睑退缩、对侧下斜视、同侧眼球内陷、对侧眼球凸出、同侧眼球后退综合征等（图2-15）。

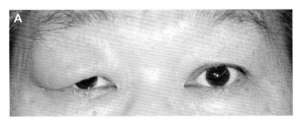 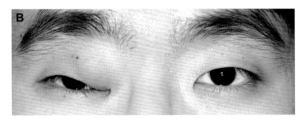

图2-14　A.眼睑松弛导致的机械性上睑下垂。B.眼窝血管瘤导致的机械性上睑下垂

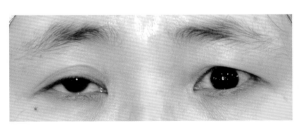

图2-15　左眼眼睑退缩造成右眼的假性上睑下垂

参考文献

[1] 김인식, 최정범, 라상훈, 이상열. 한국인에서안검하수의원인별분류. 대한안과학회지 2005;46:1262-1269.

[2] 이태수, 최경석, 김용섭. 안검하수수술 456 예에대한임상적연구. 대한안과학회지 1995;36:1093-1104.

[3] 정화선, 김성열. 안검하수의원인분석. 대한안과학회지1995;36:1649-1654.

[4] 정화선, 안태광. 선천성및후천성안검하수증에서상안검거근의조직학적소견. 대한안과학회지 1991;32:1031-1040.

[5] Beard C. Ptosis. St. Louis: Mosby, 1981.

[6] Fox SA. Surgery of ptosis. Baltimore: Williams & Wilkins, 1986.

[7] Freuh BR. The mechanistic classification of ptosis. Ophthal- mology 1980;87:1019-1021.

[8] Nerad JA. Oculoplastic surgery: The requisites in ophthalmol- ogy. St. Louis: Mosby, 2001.

[9] Rathbun E. Eyelid surgery. Boston: Little Brown and Com- pany, 1983.

[10] Sakol PJ, Mannor G, Massaro BM. Congenital and acquired blepharoptosis. Curr Opin Ophthalmol 1999;10:335-339.

第三章

上睑下垂术前检查

Preoperative evaluation of blepharoptosis

CONTENTS

上睑下垂是眼整形领域中最常见的疾病之一。大部分都需要手术治疗，但术后又不易预测，是一种不易矫正的疾病。第一步是术前检查，通过术前检查，找出导致上睑下垂的原因，选择最适合的手术方案；通过术前检查，正确了解上睑下垂的程度和形态，进一步决定手术方式。

换言之，通过正确的术前检查选择最适合的手术方式，术后才能获得功能和美观两方面的最佳结果，并尽可能降低并发症的发生率。此外，术前应提供充分的资料，让患者及家属了解手术过程、术后可能发生的并发症及做好术后对眼部的管理。

本章主要记述上睑下垂患者治疗过程中，为了获得更满意的治疗结果，需做好的术前病史询问及理学检查。

病史

在治疗上睑下垂时，为了获得更满意的效果，第一步要详细进行病史询问及理学检查。通过这一系列过程，掌握导致上睑下垂的原因，制订最理想的治疗计划，确认是否有影响眼睛保护机制的因素，确认后反馈到手术计划中，进而减少术后可能出现的问题。

儿科患者大部分为先天性上睑下垂，成人患者则要考虑为退行性上睑下垂，首先要判断诊断是否正确，如果是其他原因或伴随其他疾病，则需重新制订治疗计划。

儿童上睑下垂患者的病史询问

大部分的儿童上睑下垂为先天性的，要询问是否出生时就有上睑下垂；如果不是，则要继续寻找原因。居家时婴幼儿上睑下垂程度每天都会有少许变化，这些都要通过询问家人了解。

特别要注意的是，一侧眼睑的上睑下垂持续遮挡瞳孔，有可能造成弱视。上睑下垂的程度是否始终不变，吸奶、咀嚼食物时是否出现下颌瞬目现象、动眼神经麻痹时是否伴随着眼睑的运动改变上睑下垂程度的连带运动，以上均需确定后，反馈在治疗计划中。

先天性上睑下垂并没有明确的遗传形式，有时会有其家族中其他人也有先天性上睑下垂的情况。睑裂狭小综合征大部分为常染色体显性遗传（图3-1）。

成人上睑下垂患者的病史询问

成人出现上睑下垂，首先要确定原因。大部分是中年以后随着年龄的增长出现退行性上睑下垂，但也要考虑有可能是先天性上睑下垂，在幼时未接受手术，或者先天性上睑下垂随着年龄增长而病情加重的状况。

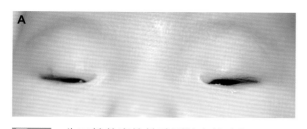
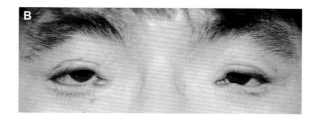

图3-1 先天性的家族性睑裂狭小综合征

主要症状

要了解患者的主要症状及需求。很多患者抱怨上睑下垂造成视野障碍，但大部分的患者不仅要求矫正视野障碍，也希望在美容方面获得改善，包括双眼皮外观。

如果患者抱怨眼睛充血或有刺激的症状，则要考虑干眼症的可能性，需要进行泪液分泌试验并反馈在手术计划中。为了睁眼，过度使用额肌时，会造成头痛且下午会加重。头后仰，则会导致颈部疼痛。

上睑下垂的发生及进程

退化性上睑下垂是随着年龄的增长逐渐加重的，所以大部分情况是患者并不确定上睑下垂是何时开始出现的。突然出现的上睑下垂，与退行性相比，其他疾病引起的可能性比较大，所以要了解疾病进展的速度和程度。如果不确定是何时发生的，可以与以前的照片进行比较。

急性的上睑下垂，大部分为神经性的，此外有可能是由于眼睛或眼睑的感染、过敏、血管神经性血肿等。

昼夜变化

如果上睑下垂在下午变得更严重，要考虑与全身性疾病相关。一般退行性上睑下垂在疲惫时会有加重的倾向，但是在日常生活中下午变得较严重，午睡后改善或伴随复视，则重症肌无力的可能性较高。此外，与复视相关的疾病有慢性进行性眼外肌麻痹和动眼神经麻痹等。

随着口部运动，眼睑跟着运动的下颌瞬目综合征（Marcus-Gunn综合征）、面神经麻痹后随面部肌肉运动眼睑变化、动眼神经麻痹后异常再生导致的眼球运动影响上睑下垂程度变化的连带运动。

既往病史

要了解出生时是否有眼部或其他周边外伤，或者过去是否接受过眼睛或眼睑手术。若接受过手术，则代表已经切除了一定量的上睑提肌或施行了额肌悬吊术，要提前说明术后"兔眼"会加重。要确定近期是否接受过白内障等眼科手术、是否长期佩戴隐形眼镜，还要留意葡萄膜炎、慢性结膜炎、近视矫正手术后长期滴肾上腺皮质激素类眼药水，这些都会导致上睑下垂。最近有报道指出，治疗高脂血症的3-hydroxy-3-methylglutaryl-CoAreductase抑制剂与上睑下垂有关。

家族史

一般退行性上睑下垂没有遗传倾向，如果家族中有多位上睑下垂患者，应考虑是否有其他造成上睑下垂的原因。例如，以常染色体显性遗传、咽喉及面部肌肉受到影响、面部表情异常和吞咽困难的眼咽型肌营养不良，属于慢性进行性眼外肌麻痹类疾病，常见于移民至加拿大的法国人中。

查体

进行上睑下垂手术前，需注意几项会影响术后结果的重要事项：

· 第一，后天性上睑下垂比先天性上睑下垂的上睑提肌功能好，对上睑提肌手术反应较明显，要做好两种上睑下垂的鉴别。

· 第二，如果是后天性上睑下垂，要查明与其他眼科或全身性疾病的关联性，提前掌握会影响治疗方案及预后的因素。

· 第三，上睑提肌的功能对手术方式及术后结果影响最大，此部分建议术者亲自检查。

· 第四，上睑下垂手术后必然会出现"兔眼"，进而引发角膜损伤，术前需要检查有没有诱导此状况的因素，在上睑下垂矫正手术时需注意。

眼球检查

视力

上睑下垂患者伴弱视的比例为14%～27%，大部分原因为双眼视力不等的弱视。有报道指出因上睑下垂直接导致弱视比例为9.6%，但单纯性上睑下垂诱发弱视的观点尚存有较多争议。

关于上睑下垂手术时机也有较多争论，有人为了预防弱视建议早期进行手术，有些人则认为上睑下垂直接导致弱视的概率极低，所以要延后手术，这两种观点有分歧。

很难给年纪较小的患者测出正确的视力，可观察患者持续注视某物时的状况代为评价。双眼均因上睑下垂遮挡视野，可利用额肌抬高眉毛或下巴往上仰的动作进行代偿，但只有一侧的上睑下垂遮住瞳孔，且没有代偿性下巴往上仰，有可能会变成弱视，因此可以早期进行手术（图3-2）。

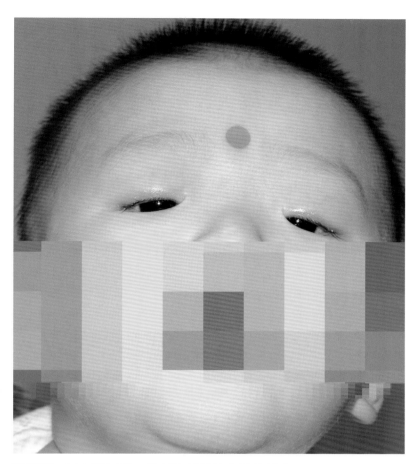

图3-2　因上睑下垂，患者头部维持上仰的状态

斜视检查

　　一般人群斜视的发生率为1%～5%，上睑下垂患者伴斜视的发生率较高，先天性上睑下垂伴斜视患者的发生率，其他国家报道为6%～32%，韩国报道为6%～15%，相对较低。

　　上直肌与上睑提肌具有相似的筋膜，所以先天性上睑下垂患者的上直肌与其他眼外肌相比特别容易伴随运动障碍。

　　同时出现的斜视会诱发弱视，因而可诊断出正确的眼球运动和斜视。必要时，上睑下垂及水平斜视可以同时矫正。对于垂直斜视，斜视手术本身可以改变眼睑位置，因此先处理垂直斜视再矫正上睑下垂比较适当。

裂隙灯检查及眼底检查

　　上睑提肌功能较好的成人上睑下垂，常被诊断为退行性上睑下垂，但巨乳头性结膜炎、炎症或结膜肿瘤引起的疾病也会发生与退行性上睑下垂相似的症状，所以还需进行裂隙灯检查，将眼睑翻出检查上睑及结膜。

在Horner综合征患者中可以看到瞳孔缩小，在动眼神经麻痹患者中则可以看到瞳孔散大。Kearns-Sayre综合征患者除了出现慢性进行性眼肌麻痹之外，还可发生视网膜色素变性、心脏传导阻滞。眼底检查可帮助诊断。

屈光检查

上睑下垂患者出现弱视的主要原因为视力不一，尤其是散光。先天性上睑下垂患者中12% ~ 30%有视力不一，37% ~ 58%有散光，比一般人多。在国外1.0度以上定义为视力不一时，发生率为14.6%，在韩国近视或远视2.0度、散光1.5度以上定义为视力不一时，报道的发生率约为29.5%。散光情况下，大部分为规则散光，弱视患者中2.5度以上的散光占大多数比例，这是因为散光是导致上睑下垂患者弱视的主要原因。

此外，也有报道指出术后出现散光，尤其是未满6岁的儿童术后需定期检查视力，通过检查测定屈折力变化，留意散光造成的弱视。

眼睛保护机制

上睑下垂手术后不可避免的并发症之一为"兔眼"，为了防止术后可能出现的干眼症及角膜损伤，应检查眼睛保护机制。术前需要进行的检查项目包括：泪液分泌检查、有无正常Bell现象、有无面神经麻痹或兔眼、检查角膜地形图、有无动眼神经麻痹或双上转肌麻痹等眼球运动障碍（图3-3，表3-1）。

使得眼睛保护机制低下的疾病有神经麻痹性角膜炎、动眼神经麻痹、重症肌无力、眼外肌纤维化综合征、面神经麻痹、干性角膜结膜炎、双上转肌麻痹、慢性进行性眼外肌麻痹等。

有上述的眼睛保护机制异常，不代表不能进行手术，但应对患者及家属充分解释术后状况。制订手术计划时，考虑采用减少角膜受损的手术方式或考虑轻微矫正不足。此外，术后也要接受保护角膜的治疗及详细观察角膜损伤与否。

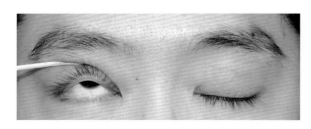

图3-3 闭眼时眼球往上转的Bell现象

表3-1　眼睛保护机制异常
眼泪分泌减少
伴随角膜炎
Bell现象不足
眼球运动障碍
下眼睑退缩

上睑下垂检查

上睑提肌肌力

上睑提肌的肌力是指从下往上看时眼睑移动的距离，是上睑下垂分度、选择手术方式的重要指标。4岁以上的儿童比较容易测量，4岁以下的婴幼儿较难准确测量。

测量上睑提肌肌力的方法

可以配合的患者

上睑提肌肌力测量对可以配合检查的儿童或成人相对较简单。首先将患者眼位高度调整成与检查者相等，请患者将头部往后靠并固定不动，再嘱患者向下看。检查者将拇指水平放在患者的眉部，检查者的另外一只手持尺，将尺子基准点定在患者的上睑缘。在眉毛上的拇指用力按压限制患者使用额肌抬高眼睑，此时请患者最大限度往上看，再以毫米为单位测量上睑移动的距离（图3-4）。

压眉检查时，患者不得上翘下巴，检查者要向正后方按住眉毛。如果把眉部往下压，患者睁眼动作会受限，如果把眉部往上压，患者下看的动作会受限，进而导致检查结果不准确。也不能压太大力让患者感到疼痛。建议由手术者本人进行此项检查，并建议进行多次测量，以便获得更准确的结果。

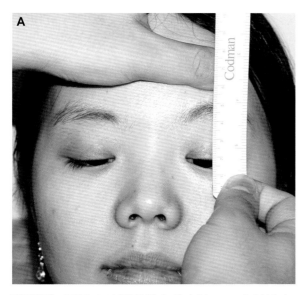 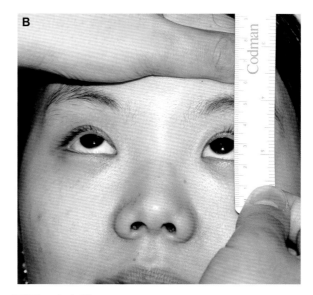

图3-4 测量上睑提肌肌力的方法。A. 定基准点。B. 压眉，向上看

不能配合的患者

一般来说，4岁以上儿童的上睑提肌肌力相对容易检查，如果儿童不能配合，不要强行进行测量，建议先营造出较熟悉的氛围，反复检查更有效。如果儿童不配合，需要仔细观察儿童的眼睛，预测上睑提肌的肌力。

如果发现儿童下巴上翘、头后仰或抬高眉毛，则表示上睑提肌的肌力不佳。如果双眼均有上睑下垂，下垂程度较少的一侧代表上睑提肌肌力比另一侧好。如果有双眼皮，就算轻微不明显，也可推测上睑提肌具有一定的肌力。

一般韩国人的上睑提肌肌力，在8岁时约为11mm，10岁时12～13mm，20岁时为13～14mm，达到最高值，随着年龄增长距离逐渐缩短。至于西方成人，Peyman等报道为15～18mm，Fox报道为13～16mm，Stallard报道为14～15mm，因报道者不同都有少许差异，但报道的一般比东方人稍高一些。

对于在成年以后出现的上睑下垂，如果上睑提肌肌力良好就是腱膜性上睑下垂的可能性较高，这时若双眼皮线高且透过眼睑可以看到比较暗的虹膜颜色的话，可以确诊为腱膜性上睑下垂。但是在韩国，就算是腱膜性上睑下垂，也几乎没有透过眼睑看到虹膜的情况。此外，在轻微的先天性上睑下垂、巨乳头性结膜炎、炎症性疾病、Horner综合征、重症肌无力早期、慢性进行性眼外肌麻痹或强直性肌管养不良等患者中，上睑提肌功能是良好的。在像重症肌无力的肌肉疾病或伴随神经性疾病的患者中，上睑下垂的程度与全身性疾病的程度有关。重度先天性上睑下垂或动眼神经麻痹患者的上睑提肌肌力会明显减退。

Iliff征

Iliff征是在儿童不能配合检查时，帮助预测上睑提肌功能的检查。将眼睑翻开时请患者注视上方，正常人的眼睑会翻回来，上睑没有翻回来则是Iliff征阳性，表示上睑提肌功能较弱。

重睑高度（MCD）

重睑高度指睑缘到重睑线的距离，是指嘱患者往下看之后，检查者将患者上睑稍往上提的状态下，从上睑边缘中央到重睑线的垂直距离（图3-5）。

西方人的重睑高度正常值，女性为8～10mm，男性为6～8mm，东方人男女无论有无双眼皮，普遍都比西方人小。对于上睑下垂的患者，有无重睑可以帮助区别上睑下垂的类型、推测上睑提肌的功能，而且可以作为手术时确定切开眼睑高度的参考。单纯性先天性上睑下垂患者的上睑提肌功能较弱，大部分没有重睑，偶尔会观察到不明显的线，则表示上睑提肌具有一定功能。在上睑提肌功能良好的腱膜性上睑下垂患者中，可以看到的高度变高。

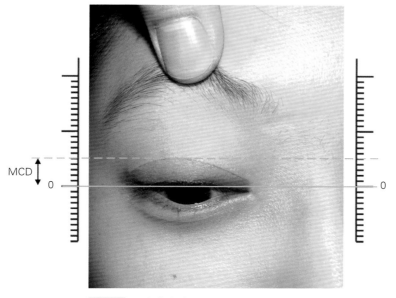

图3-5 重睑高度

上睑下垂的程度（表3-2）

睑裂垂直高度

　　睑裂垂直高度是指上、下睑缘之间最宽部分的距离。嘱患者自然睁开眼睛直视正前方，测量其睑裂的垂直高度。

　　正常韩国人的睑裂垂直高度在20～30岁时为8～8.5mm，但年纪越大越窄，到了70岁时为7～7.5mm。西方人的睑裂垂直高度为8～10mm。但是要注意测量睑裂垂直高度时，下眼睑应在正常的位置。韩国人的正常角膜垂直径约为10.5mm，上睑覆盖角膜上缘2～2.5mm，因此上睑遮住角膜的高度减2～2.5mm，就是上睑下垂的程度。

　　测量上睑下垂患者睑裂垂直高度是为了判断双侧眼裂对称与否、记录视野障碍程度及制订手术计划。虽然检测上睑提肌功能对选择手术方式更有价值，但对于决定上睑下垂的手术量而言，上睑下垂程度是重要指标。

　　若有凸眼或近视，睑裂垂直高度会变高；若眼球内陷或远视，则会变低。若出现下睑外翻或下睑退缩等下睑位置异常，则不能获得正确的检查结果。用去氧肾上腺素检查时也会出现下眼睑退缩，此时测出的睑裂垂直高度值会有误差。

睑缘映光距离（MRD）

　　MRD可用于评估上睑下垂的程度。保持患者与检查者的眼睛在同一高度，嘱患者直视正前方，检查灯照射患者的眼睛，测量从角膜映光点到上睑缘中央的距离。介绍MRD之前，通过测量睑裂垂直高度来判断上睑下垂的程度，会因为下眼睑缘位置异常，造成误差，所以常结合使用MPD测量。若患者有垂直斜视，MRD测量结果会与上睑下垂的实际程度不同，要引起注意。

测量MRD时要注意嘱患者放松且不能用额肌帮助睁眼睛。患者紧张不安时，眼睛会睁得更大，所以要在患者心情放松、姿势舒适的情况下，并且在患者多次闭眼、睁眼后再测量。

MRD可细分为MRD_1及MRD_2。MRD_1为角膜映光点到上睑缘的距离，MRD_2为角膜映光点到下睑缘的距离（图3-6）。MRD通常是指MRD_1。

正常韩国人的MRD_1在20～30岁约为3mm，40岁以后越来越小，到70岁时约为2mm。下睑缘位于角膜最下缘附近，正常MRD_2为5.0～5.5mm。MRD_1和MRD_2相加等于睑裂垂直高度。西方人的MRD_1正常值为4～5mm，高于韩国人。因此要注意MRD会随着人种、个体或年龄不同而不同。

如果已累积一定的检查经验，MRD的测量相对简单。如果上睑缘经过角膜映光的瞳孔中央时，MRD_1为0mm。正常人上睑缘位于角膜上缘和瞳孔上缘之间的中间部位，假设角膜垂直径为10mm，则其MRD_1为2.5mm。

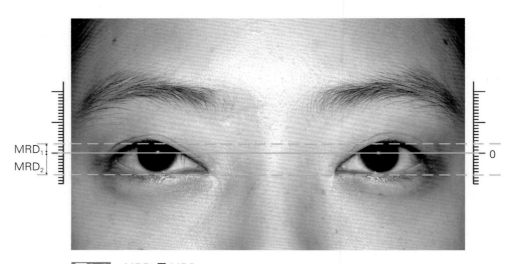

图3-6 MRD_1及MRD_2

表3-2 上睑下垂的程度

	下垂程度	上睑边缘的位置
轻度	2mm	瞳孔上缘到角膜上边缘中间之间
中度	3mm	瞳孔上缘到瞳孔中央之间
重度	4mm以上	遮住瞳孔一半以上

$$上睑下垂程度=正常MRD_1-患者MRD_1$$

按照上述公式，此患者上睑下垂程度=2.5mm–0mm=2.5mm。这个值也是决定手术量的重要指标。

如果患者有垂直斜视，MRD的测量值可能不准确，此时嘱患者最大限度向上注视，测量角膜映光点到上睑缘的距离，此值为MRD_3。

其他眼睑检查

去甲肾上腺素检查

上睑提肌的功能良好且上睑下垂的程度轻微的话，可以滴2.5%或10%的去甲肾上腺素，然后观察上睑下垂的变化。Horner综合征或腱膜性上睑下垂患者，在滴用去甲肾上腺素后会出现上睑下垂好转的阳性反应，这是因为去甲肾上腺素会刺激交感神经支配的Müller肌，使眼睑上提。这项检查有助于鉴别结膜Müller肌切除术的适应证。如果没有去甲肾上腺素，也可以用α受体激动剂阿普可乐定（iopidine®）滴眼液。

重症肌无力检查

上睑提肌疲劳测试

检查时嘱患者别眨眼，持续直视上方，观察其上睑缘是否下移，可以帮助诊断肌肉疲劳导致的肌肉无力。

冰袋测试

让患者在眼睑上冰敷2min后，观察其上睑下垂是否有改善。重症肌无力症者，在低温环境下乙酰胆碱酯酶的功能被抑制，神经传导功能增强进而改善上睑下垂症状。

对侧假性上睑退缩现象

双眼上睑提肌受Hering定律的共轭肌支配，上睑下垂侧上睑受到过度刺激时会同样刺激对侧眼睑，对侧上睑即使有轻微的上睑下垂，也会看起来位置正常，其实是一种假性上睑退缩。此时，若只矫正比较严重的那一侧，术前看起来正常的另一只眼会在术后出现明显的上睑下垂症状（图3-7）。因此需要进行以下检查，鉴别有无假性眼睑退缩现象。

lift检查（提睑检查)

检查者用手将下垂侧上睑缘提至角膜上缘，嘱患者直视正前方30s以上，观察其对侧眼睛是出现上睑下垂（图3-8）。

closure检查（闭睑检查）

检查者用手指将患者下垂侧眼睛闭合30s，观察其对侧眼睛是否出现上睑下垂。

lift and release、closure and release检查（上提-放松检查、闭合-放松检查）

若lift检查或closure检查还不足以判断假性上睑退缩，可以进行上提–放松、闭合–放松检查。

将下垂眼睑上提后立即松手释放，对侧上睑提升、睑裂增大，为提起释放检查阳性。

将下垂眼睑闭合后立即松手释放，对侧上睑提升、睑裂增大，为闭睑释放检查阳性。

抬眉现象

如果提眉现象不仅出现在有严重上睑下垂的那一侧，被视为正常的对侧眼也有抬眉，则可怀疑正常侧眼有假性上睑退缩。

实验室数据和影像学检查

对于大部分单纯上睑下垂患者，一般的眼科检查就足够了。若有以下情况，则需增加其他的诊断检查与影像学检查。

动眼神经麻痹

第三对脑神经自中脑（动眼神经核和动眼神经副核）至上睑的神经通路中，任何部位受到影响都会导致上睑下垂。影响因素包括血管性、肿瘤、神经毒性，还有白喉、脑膜炎、流感、麻疹等。此时需要进行详细的神经学检查、血糖测量，也可通过MRI或CT等发现肿块、多发性硬化症等。为了排除血管炎、感染，进行红细胞沉降率（ESR）、血浆梅毒检查，还可以测lyme titer、抗

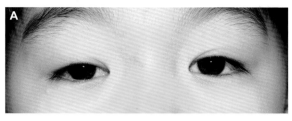
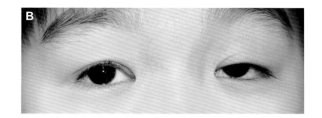
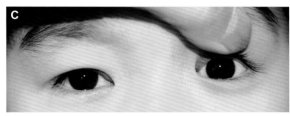

图3-7 A. 右眼上睑下垂术前的状况。B. 右眼轻微的过度矫正及左眼上睑下垂。C. 提左眼上睑后右眼的眼裂变小，右眼轻微的过度矫正消失

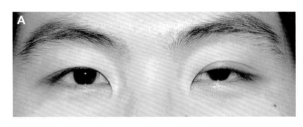
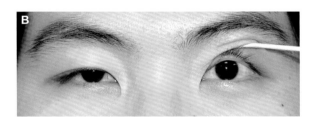

图3-8 lift检查。A. 患者左眼上睑下垂的病患。B. 检查者将患者左侧上睑上提，左眼的眼睑往上提，对侧眼患者右眼出现上睑下垂的状况

核抗体检查等。为了排除脑部感染性、传染性疾病、有关脑膜的疾病，也可以考虑进行脑脊髓液检查。

机械性上睑下垂

包括皮样瘤或血肿等与眼眶肿块性病变相关的上睑下垂，可通过CT或MRI检查找原因。

Horner综合征

表现为患侧上睑下垂、下睑提高、瞳孔缩小、同侧面部无汗症，原因为交感神经障碍。胸腔、甲状腺或颈部手术后也会出现，肾上腺素检查结果呈阳性。

重症肌无力

依酚氯铵试验及新斯的明试验

这两项检查不是上睑下垂患者的常规检查，在问诊中有重症肌无力的发现时才使用。依酚氯铵（tensilon®）为静脉注射，新斯的明为肌肉注射，给药之后测量上睑下垂改善的程度，用以诊断重症肌无力。这两项检查对重症肌无力患者的诊断敏感度达86%～96%。

乙酰胆碱受体抗体检测

可以代替Tensilon® test的检查项目，用于检测破坏肌肉的运动终板受体的自体免疫抗体。全身性重症肌无力患者中约有90%可以检测到此抗体，眼部重症肌无力患者中约70%有此抗体。可根据抗体数值的高低鉴别全身性重症肌无力和眼部重症肌无力。

单纤维肌电图

为敏感度最高的检查，全身性重症肌无力则86%～99%、眼部重症肌无力则60%～97%呈阳性反应。

心脏检查

有先天性上睑下垂的儿童，结构性心脏疾病的发生率比正常的儿童高，因此术前检查时要注意上睑下垂儿童患者同时患有心脏疾病的可能性。Kearns-Sayre综合征患者除了慢性进行性眼外肌麻痹之外，还有视网膜色素病变及心脏传导阻滞，因此，心脏检查也对疾病诊断有帮助。

组织学检查

淀粉样变性等浸润性疾病，如眼外肌炎，会侵犯眼外肌及上睑提肌，诱发肌性上睑下垂。经congo red染色组织学检查，若观察到双折射便可以诊断为淀粉样变性。龙胆紫或硫黄素T染色也可以帮助诊断。

术前咨询

考虑到患者的满意度和术后有可能出现的诸多问题，敬请在术前预留充裕的时间与患者及家属讨论。了解患者及家属对手术的预期，解释手术可以矫正的范围，并对无法用手术矫正的部分进行充分说明，以免期望值过高。虽然并发症并不常见，但还是需要提醒有术后不对称的可能性、"兔眼"引起的角膜损伤以及出血的可能性。虽然出血导致的视力损伤或不可预期的事故导致死亡的发生率极低，但是此部分还需谨慎说明。

要让先天性上睑下垂儿童患者的家属了解，因为手术的结果很难准确预测，出现的结果不一定与预期一样，甚至需要进行修复手术。也要提醒术后有可能无法完全闭眼，下看时上眼睑不能随眼球一起垂落，会露出上方巩膜。

大部分成人患者希望矫正上睑下垂以及与皮肤松弛有关的视野障碍，实际上更重视美容上的改善。因此，也需要讨论要不要做双眼皮、双眼皮的大小等美容上的改善程度。也需要解释随着年龄的增长，"兔眼"造成的干眼症症状会越来越严重。

lift检查呈阳性者，可同时进行双眼矫正，若只矫正明显下垂侧，术后对侧眼会出现上睑下垂，这一点需要向患者及家属解释（请参考后文的"上睑下垂手术同意书"模板）。

手术前禁止服用的药物

术前咨询时必须了解患者的既往疾病史、用药情况，尤其是抗凝血剂，必要时请内科医师会诊并停用一段时间。近来，有不少年长者因心脏或脑血管疾病服用药物，预防性服用抗凝血剂的情况越来越多，所以一定要知晓患者用药情况。

记录及照相

由于不少上睑下垂的术后结果与患者期望之间会有落差，必须在术前向患者及家属充分说明可能预期到的问题，并且记录下与患者咨询及说明的内容。说明必须包含手术的局限性，尤其是修复手术，重点交代术后不对称、睡眠时无法完全闭眼的现象、往下看时巩膜外会露出来等无法避免的并发症。术前在手术同意书上签名时，患者和说明的医师必须一同签名，术后出现纠纷时会有一定帮助。

术前拍相，除了留下患者的术前纪录，也可当作术前、术后的比较，有纠纷出现时也可作为佐证。患者全身麻醉后，仰卧姿势时双眼皮的形状或脂肪层等眼睛的外观会发生改变，术前拍照可帮助制订手术计划。

新型的数码相机除了便利性，拍照品质也有很大的进步，所以就算没有专业知识也可以获得很好的照片。60mm微距镜头为佳。采用自然光线和或闪光灯补光皆可获得不错的效果。在合理的价格范围内有许多理想的照相产品可选。

术后注意事项

术后虽然不会出现剧烈的疼痛，但前2～3天仍有不舒服的感觉。切口处会有微量的出血，要让患者及家属知道轻微按压出血部位即可止血。为了降低出血或水肿，术后前1～2天冰敷患处，之后可以热敷。

要提醒患者，若轻微按压出血部位，仍有出血不止、剧痛、水肿或视力下降等症状，则必须立刻复诊。

抗凝血药物及停药时间见表3-3。

表3-3 抗凝血药物及停药时间

阿司匹林	7～10天
非类固醇抗炎药	2～3天
华法林	5天

上睑下垂手术同意书

手术名称：**上睑提肌缩短术**　　　　　　　　　　□ 左眼　　□ 右眼　　□ 双眼

追加手术：　　　　　　　　　　　　　　　　　　　□ 左眼　　□ 右眼　　□ 双眼

登记号码：　　　　　姓名：　　　　出生：　年　月　日　　　性别：男，女

诊断：　　　　　　　　　　　　　　　　　　　　　□ 左眼　　□ 右眼　　□ 双眼

预计手术日期：　　年　月　日　　　　　　麻醉方式：全身，局部

关于病患的身体状况，若有相关的事项请注明：

既往病史　　□ 无　　□ 有（疾病名称：　　　　　　　　　　　）

□ 高血压　　□ 糖尿病　　□ 心脏疾病　　□ 呼吸道疾病　　□ 肾脏疾病

出血倾向药物、注射的副作用

手术史　　　　□ 无　　□ 有（手术名称：　　　　　　　　）

服用的药物　　□ 无　　□ 有（药物：　　　　　　　　　）

晃动的牙齿　　□ 无　　□ 有乳牙恒齿

其他无有（内容：　　　　　　　　　　　　　　）

什么是上睑提肌缩短术？

若负责睁眼的肌肉尚有一定的力量，便可进行此项上睑下垂手术。入路同一般重睑手术，为了增强上睑提肌肌力，切开后找出上睑提肌，截断一部分的上睑提肌。此时，可以考虑同时进行重睑或开眼角手术，可预防眼睑内翻，美容上也可达到提升的效果。

可能会发生的并发症

出血、水肿及发炎

如果术后患部突然出现肿胀、出血，虽然发生率极低，但有可能因出血而导致视力问题，所以必须立即复诊。

双侧不对称

进行上睑下垂手术时，会尽力让双眼对称，因为每个人的眼睛条件不同，恢复的情况也不同，仍然会有不对称发生。这一点必须在术前让患者了解。

偶尔需要再次进行手术

手术后上睑下垂的状况会改善许多，但上睑下垂手术并不是能让眼睛变得完全正常的完美手术。因为难以预测术后结果，也有可能发生没预测到的并发症，所以在教科书上又把上睑矫正术称为"不完全的手术"。术后发生矫正不足、过度矫正或眼形异常、双眼不对称等情况时，通常不可避免需要再次手术。再次手术，患者需要支付再次手术的相关费用。

睡眠时眼睛无法完全闭合

上睑下垂手术是一种将上眼睑上提的手术，术后睡眠时眼睛无法完全闭合，会略微张开。因此，为了预防角膜损伤，建议睡眠前使用眼药水或眼药膏。大部分的患者都有此现象，建议定期复诊，追踪角膜是否出现受损的状况。

下看露白

上睑下垂手术是一种将上眼睑上提的手术，下看时，上眼睑不会一起下移，术侧眼睛会露出部分上方眼白。这是大部分患者难以避免的现象。

儿童随着成长，会发现往下看时眼形不自然，并逐渐习惯、学会避免露出眼白的方式。

眼睑内翻

严重上睑下垂矫正术后，偶尔会出现眼睑内翻的情况，虽然很少见，但若出现，需要进行手术矫正。

可能会有瘢痕

瘢痕的形成通常与患者的个人体质有关。手术时应尽可能精细、紧密地缝合，降低瘢痕形成的可能性。瘢痕有时无法避免，但会随着时间越来越淡。

术前注意事项

· 儿童患者会采用全身麻醉，注意术前不要感冒，如果手术当天出现发热、咳嗽、呼吸不畅等症状，建议手术改期。

· 若有既往病史或正在服用药物，敬请告知医师。

· 若正在服用抗凝血剂〔可迈丁（Coumadin）〕或抗血小板剂（阿司匹林、保栓通、敌血栓、普达锭等）或消炎药，应分别在术前3～14天停药，并与医师咨询具体停药细节。

· 高血压药物请服用到手术当天，至于糖尿病患者的用药，若是全身麻醉，手术当天请勿服用，但在术前仍需向医师咨询。

· 若进行全身麻醉，术前须禁食。儿童的禁食时间与成人不同，相关细节请咨询医护人员。

年龄	儿童术前的禁食时间	
	食物（粥、饭、面包、副食品、牛奶、水果、饼干等）	流食（如开水等清流食）
6个月以下	4h	2h
6～36个月	6h	3h
36个月以上	8h	3h

成人在手术前应禁食至少8h

在手术过程中，按照患者的情况可能会出现难以预测、不可避免的并发症，有可能不得已更改手术方式或增加手术范围。有任何需要向患者或代理人追加解释的内容，执行前一定要说明并征得同意。

负责医师 _____

护 理 师 _____

本人（代理人）对于手术目的、手术方法、可能会发生的术后问题，已接受充分的说明并已知晓。

年　　月　　日

患者_____（签名）

家属_____（签名）　　　　（关系:　　　　　）

上睑下垂手术同意书

手术名称：**硅胶带额肌悬吊术**　　　　　　　　　□ 左眼　　□ 右眼　　□ 双眼

追加手术：　　　　　　　　　　　　　　　　　　□ 左眼　　□ 右眼　　□ 双眼

登记号码：　　　　姓名：　　　　出生：　年　月　日　　　性别：男，女

诊断：　　　　　　　　　　　　　　　　　　　　□ 左眼　　□ 右眼　　□ 双眼

预计手术日期：　年　月　日　　　　　麻醉方式：全身，局部

关于病患的身体状况，若有相关的事项请注明：

既往病史　　□ 无　　□ 有（疾病名称：　　　　　　　　　　）

□ 高血压　　□ 糖尿病　　□ 心脏疾病　　□ 呼吸道疾病　　□ 肾脏疾病

出血倾向药物、注射的副作用

手术史　　　　□ 无　　□ 有（手术名称：　　　　　　　　）

服用的药物　　□ 无　　□ 有（药物：　　　　　　　　　　）

晃动的牙齿　　□ 无　　□ 有乳牙恒齿

其他无有（内容：　　　　　　　　　　　　）

什么是硅胶带额肌悬吊术？

这是一种利用硅胶带将眼睑组织拉向额部，让下垂的眼睑往上抬的手术方法。如果负责睁开眼睛的提肌非常弱，可以施行此手术。硅胶带已商品化，容易购得，尤其对不易获得自体筋膜的儿童来说，硅胶带是个良好的选择。儿童患者利用硅胶带早期进行手术，可以及早改善眼形、帮助视力发展，在心理方面也有帮助。如果成人有眼球运动障碍或眼睛保护功能不佳，也可以接受此手术。因硅胶带具有弹性，闭眼不全的程度相对轻微。

3年内的复发率约为20%，而且随着时间推移，复发状况会越来越多。

可能会发生的并发症

出血、水肿及发炎

如果术后患部突然出现肿胀、出血，虽然发生率极低，但有可能因出血而导致视力问题，所以必须立即复诊。

双侧不对称

进行上睑下垂手术时，会尽力让双眼对称，因为每个人的眼睛条件不同，恢复的情况也不同，仍然会有不对称发生。这一点必须在术前让患者了解。

偶尔需要再次进行手术

手术后上睑下垂的状况会改善许多，但上睑下垂手术并不是能让眼睛变得完全正常的完美手术。

因为难以预测术后结果，也有可能发生没预测到的并发症，所以在教科书上又把上睑矫正术称为"不完全的手术"。术后发生矫正不足、过度矫正或眼形异常、双眼不对称等情况时，通常不可避免需要再次手术。再次手术时，患者需要支付再次手术的相关费用。

睡眠时眼睛无法完全闭合

上睑下垂手术是一种将上眼睑上提的手术，术后睡眠时眼睛无法完全闭合，会略微张开。为了预防角膜损伤，建议睡眠前使用眼药水或眼药膏。大部分患者都有此现象，建议定期复诊，追踪角膜是否出现受损。

下看露白

因上睑下垂手术是一种将上眼睑上提的手术，下看时，上眼睑不会一起下移，术侧眼睛会露出部分上方眼白。这是大部分患者难以避免的现象。

儿童随着成长，会发现下看时眼形不自然，并逐渐习惯、学会避免露出眼白的方式。

眼睑内翻

严重上睑下垂矫正术后，偶尔会出现眼睑内翻的情况，需进行手术矫正。

可能会有瘢痕

瘢痕的形成通常与患者的个人体质有关。手术时应尽可能精细、紧密地缝合，降低瘢痕形成的可能性。虽然个体之间存在差异性，瘢痕有时候无法避免，但会随着时间越来越淡。

术前注意事项

· 儿童患者会采用全身麻醉，注意术前不要感冒，如果手术当天出现发热、咳嗽、呼吸不畅等症状，
  建议手术改期。

· 若有既往病史或正在服用药物，敬请告知医师。

· 若正在服用抗凝血剂［可迈丁（Coumadin）］或抗血小板剂（阿司匹林、保栓通、敌血栓、普达
  锭等）或消炎药，应分别在术前3～14天停药，并与医师咨询具体停药细节。

· 高血压药物请服用到手术当天，至于糖尿病患者的用药，若是全身麻醉，手术当天请勿服用，但在
  术前仍需向医师咨询。

· 若进行全身麻醉，术前须禁食。儿童的禁食时间与成人不同，相关细节请咨询医护人员。

年龄	儿童术前的禁食时间	
	食物（粥、饭、面包、副食品、牛奶、水果、饼干等）	流食（如开水等清流食）
6个月以下	4h	2h
6～36个月	6h	3h
36个月以上	8h	3h

成人在手术后当天前应禁食至少8h

在手术过程中，按照患者的情况可能会出现难以预测、不可避免的并发症，有可能不得已更改手术方式或增加手术范围。有任何需要向患者或代理人追加解释的内容，执行前一定要说明并征得同意。

负责医师＿＿＿＿＿＿＿＿＿＿

护 理 师＿＿＿＿＿＿＿＿＿＿

本人（代理人）对于手术目的、手术方法、可能会发生的术后问题，已接受充分的说明并已知晓。

年　　　月　　　日

患者＿＿＿＿＿＿＿＿＿＿（签名）

家属＿＿＿＿＿＿＿＿＿＿（签名）　　　（关系：　　　　）

上睑下垂手术同意书

手术名称：**自体筋膜额肌悬吊术**　　　　　　　　□ 左眼　　□ 右眼　　□ 双眼

追加手术：　　　　　　　　　　　　　　　　　　□ 左眼　　□ 右眼　　□ 双眼

登记号码：　　　　姓名：　　　　出生：　　年　　月　　日　　　性别：男，女

诊断：　　　　　　　　　　　　　　　　　　　□ 左眼　　□ 右眼　　□ 双眼

预计手术日期：　　年　　月　　日　　　　麻醉方式：　全身、局部

关于病患的身体状况，若有相关的事项请注明：

既往病史　　□ 无　　□ 有（疾病名称：　　　　　　　　　　）

□ 高血压　　□ 糖尿病　　□ 心脏疾病　　□ 呼吸道疾病　　□ 肾脏疾病

出血倾向药物、注射的副作用

手术史　　　□ 无　　□ 有（手术名称：　　　　　　　）

服用的药物　□ 无　　□ 有（药物：　　　　　　　　）

晃动的牙齿　□ 无　　□ 有乳牙恒齿

其他无有（内容：　　　　　　　　　　　）

什么是自体筋膜额肌悬吊术？

这是一种利用自体筋膜将上眼睑的组织拉往额部，让下垂的眼睑往上抬的手术方法。当负责睁开眼睛的提肌力量很弱时，便可以执行此项上睑下垂矫正手术。自体筋膜取自大腿阔筋膜，手术后扮演连接眼睑及额部肌肉的角色。因为在下肢也要切开约3cm的伤口，故必须满3周岁后才可以接受此项手术。手术过程相对复杂且耗费时间较长，这为此术式的缺点。但其复发率极低，可同时进行重睑术，因此具有美容方面的优势。

因为同时进行重睑手术，手术时间较久，手术也较复杂，所以费用较高。

可能会发生的并发症

出血、水肿及发炎

如果术后患部突然出现肿胀、出血，虽然发生率极低，但有可能因出血而导致视力问题，所以必须立即复诊。

双侧不对称

进行上睑下垂手术时，会尽力让双眼对称，因为每个人的眼睛条件不同，恢复的情况也不同，仍然会有不对称发生。这一点必须在术前让患者了解。

偶尔需要再次进行手术

手术后上睑下垂的状况会改善许多，但上睑下垂手术并不是能让眼睛变得完全正常的完美手术。

因为难以预测术后结果，也有可能发生没预测到的并发症，所以在教科书上又把上睑矫正术称为"不完全的手术"。术后发生矫正不足、过度矫正或眼形异常、双眼不对称等情况时，通常不可避免需要再次手术。再次手术时，患者需要支付再次手术的相关费用。

睡眠时眼睛无法完全闭合

上睑下垂手术是一种将上眼睑上提的手术，术后睡眠时眼睛无法完全闭合，会略微张开。为了预防角膜损伤，建议睡眠前使用眼药水或眼药膏。大部分患者都有此现象，建议定期复诊，追踪角膜是否出现受损的状况。

下看露白

因上睑下垂手术是一种将上眼睑上提的手术，往下看的时候，上眼睑不会一起往下移，接受手术的那侧眼睛会露出部分上方眼白。这也是大部分患者难以避免的现象。

儿童随着成长，会发现往下看时眼形不自然，并逐渐习惯、学会避免露出眼白的方式。

眼睑内翻

进行严重上睑下垂矫正术后，偶尔会出现眼睑内翻的情况，虽然很少见，但若出现，需要进行手术矫正。

可能会有瘢痕

瘢痕的形成通常与患者的个人体质有关。手术时应尽可能精细、紧密地缝合，降低瘢痕形成的可能性。虽然个体之间存在差异性，瘢痕有时候无法避免，但会随着时间越来越淡。

术前注意事项

· 儿童患者会采用全身麻醉，注意术前不要感冒，如果手术当天出现发热、咳嗽、呼吸不畅等症状，建议手术改期。

· 若有既往病史或正在服用药物，敬请告知医师。

· 若正在服用抗凝血剂［可迈丁（Coumadin）］或抗血小板剂（阿司匹林、保栓通、敌血栓、普达锭等）或消炎药，应分别在术前3～14天停药，并与医师咨询具体停药细节。

· 高血压药物请服用到手术当天，至于糖尿病患者的用药，若是全身麻醉，手术当天请勿服用，但在术前仍需向医师咨询。

· 若进行全身麻醉，术前须禁食。儿童的禁食时间与成人不同，相关细节请咨询医护人员。

年龄	儿童术前的禁食时间	
	食物（粥、饭、面包、副食品、牛奶、水果、饼干等）	流食（如开水等清流食）
6个月以下	4h	2h
6～36个月	6h	3h
36个月以上	8h	3h

成人在手术后当天前应禁食至少8h

在手术过程中，按照患者的情况可能会出现难以预测、不可避免的并发症，有可能不得已更改手术方式或增加手术范围。有任何需要向患者或代理人追加解释的内容，执行前一定要说明并征得同意。

负责医师 ＿＿＿＿＿＿＿＿＿＿

护 理 师 ＿＿＿＿＿＿＿＿＿＿

本人（代理人）对于手术目的、手术方法、可能会发生的术后问题，已接受充分的说明并已知晓。

年　　月　　日

患者＿＿＿＿＿＿＿＿＿＿（签名）

家属＿＿＿＿＿＿＿＿＿＿（签名）　　　（关系：　　　　）

[1] 대한성형안과학회. 성형안과학. 도서출판내외학술, 2015.

[2] 이상열, 김윤덕, 곽상인, 김성주. 눈꺼풀성형술. 도서출판내외학술, 2009.

[3] 이상열, 김태형, 장재우, 유혜린. 안검하수환자에서비디오카메라를이용한상안검운동의속도측정. 대한안과학회지 1999;40:1451-1458.

[4] Chen WP. Oculoplastic surgery: the essentials. New York: Thieme, 2001.

[5] Dortzbach RK. Ophthalmic plastic surgery: prevention and management of complications. New York: Raven Press, 1994.

[6] Lyon DB, Gonnering RS, Dortzbach RK, Lemke BN. Unilateral ptosis and eye dominance. OphthalPlastReconstr Surg 1993;9:237-240.

[7] Meyer DR, Wobig JL. Detection of contralateral eyelid retraction associated with blepharoptosis. Ophthalmology 1992;99:366-375.

[8] Nerad JA. Oculoplastic surgery: The requisites in ophthalmology. St. Louis: Mosby, 2001.

眼睑下垂整形外科学

第四章

上睑下垂手术时机与手术方式的选择

When to do, What to do?

CONTENTS

手术时机的选择

在选择何时进行上睑下垂手术时，需要考虑很多因素。因为成人和儿童的手术目的有所不同，故这些因素也有差异。儿童，除了外观上的问题之外，因视觉功能发育异常导致弱视、散光、斜视或头位异常等，也会对情绪发展造成不良影响。由于视觉功能检查难以诊断弱视、斜视，而且测量上睑下垂功能时患者的配合度不佳，因此很难确定手术的时机。此外，需要在全麻下进行手术也对确定手术时机有影响。反观成年人，视觉机能发育早已完成，可以在患者要求的时机进行手术。但上睑下垂严重到出现视野障碍时，最好不要延迟手术时机。

影响儿童手术时机的因素

上睑下垂的程度

决定儿童上睑下垂手术时机的最重要因素是上睑下垂的程度。严重的上睑下垂会遮盖瞳孔导致弱视，应考虑尽早手术。若看东西时头位异常，如出现仰头或抬眉等代偿性动作，被遮住的视野较少，造成弱视的可能性会降低。

在文献中已有多种关于上睑下垂程度和弱视之间关联性的研究报告，虽然还存在争议，但不能排除上睑下垂越严重，越容易发生弱视的可能性。

为了减少弱视的发生，对于严重的上睑下垂，早期手术是最好的治疗方案。在许多报道中显示，上睑下垂矫正后弱视比术前好转，术后由于散光的变化可能相比术前会增加屈光参差，没有因手术出现弱视的情况，但还是建议严重上睑下垂的儿童要尽早手术。然而另有一些报道提出，先天性上睑下垂患者在术后散光度数增加因而发生弱视，建议手术时机延后至4～5岁。

弱视

先天性上睑下垂伴弱视导致的视力低下，是决定手术时机最重要的因素之一。实际上，很多家长最担心的是因上睑下垂导致弱视。一般人群弱视的发生率为2%～5%，先天性上睑下垂患者的弱视发生率为14%～27%。此外，上睑下垂患者斜视发生率为6%～32%，高于一般正常人的1%～5%，屈光参差的发生率为12%～30%，也比正常人的7%～10%高。

对于上睑下垂患者的弱视，是由先天性上睑下垂本身引起的还是伴随的斜视及屈光参差所致，还存在很多争议。根据一些文献显示，1.6%～1.7%的弱视被认为是没有伴随斜视或屈光参差而是上睑下垂本身影响视力发育导致的弱视。但也有报道认为，因为存在仰头或抬眉等代偿机制，所以上睑下垂本身几乎不会导致弱视，大部分病例为伴随的斜视和屈光参差而导致的弱视。然而，单眼先天性上睑下垂就算有代偿机制，也不能排除弱视的可能性。

在先天性上睑下垂患者中，1.0度以上的散光比例高达43%～50%，尤其是2.5度以上的散光被认为与弱视有关。单眼上睑下垂患者中，患侧发生散光的比例较高。散光发生的原因目前尚未明确。有报道指出，上睑下垂患者的上睑与角膜成180°，比正常人眼睑与角膜的接触面大，在角膜中心及周边持续加压，进而影响角膜曲率半径导致散光，而且有较多的垂直散光轴。在上睑出现的大睑板腺囊肿或血管瘤，使眼睑受到压力也会导致散光。尽管上睑提肌缩短术或额肌悬吊术等手术方式会导致眼睑压力差，散光度数却在手术前、后并无变化。因此，有人认为，上睑下垂患者发生散光的原因不仅是眼睑的压力或位置有异，还有更多复杂的因素掺杂其中。

关于上睑下垂术后的散光度数变化，有很多不同的报道。一般手术后统计学上认为没有显著的散光变化。但是也有报道称，由于手术后散光的增加发生新的屈光参差，手术前没有弱视的患者在手术后出现了弱视。如同先天性上睑下垂患者出现弱视原因的争议一样，上睑下垂术后出现的散光对弱视的影响也是有争议的。

上睑下垂手术后第6周约有86%的患者散光度增加，但12个月后散光度减少至与术前相似。但是，先天性上睑下垂手术后，很多情况下都会出现散光的变化，屈光度和双眼视觉变化可能会影响视力的发展，因此手术后也需要对屈光度和视力变化进行仔细的观察。

先天性上睑下垂的屈光参差发生率为12%～30%。但是每一个报道对屈光参差的定义不同，因此很难知道确切的比例。在其他国家，双眼屈光度数差异在以近视或远视1.0度及散光1.0度以上定义时屈光参差有14.6%；在韩国，以近视或远视2.0度及散光1.5度以上定义时，屈光参差有29.5%，比其他国家多。

结论是，在上睑下垂的患者中，造成弱视的原因被认为主要是伴随的斜视或屈光参差，但在没有斜视或屈光参差的情况下也可能出现弱视，双眼上睑下垂本身也能成为弱视的原因。故所有先天性上睑下垂的患者都要进行术前检查，不仅查眼睑下垂程度及上睑提肌肌力，还要进行睫状肌麻痹后验光、斜视检查、眼底检查等，检查所有可能会造成弱视的危险因素。术后也要定期检查以预防弱视的发生，早期发现，早期治疗。

单眼或双眼上睑下垂

单眼上睑下垂被认为比双眼上睑下垂更容易产生弱视。有报道指出，先天性上睑下垂患者中，86%～90%的弱视发生于单眼上睑下垂。若是双眼上睑下垂者，为了视野更好会仰头；但若是单眼上睑下垂者，主要使用的是正常眼睛，故患侧发生弱视的概率更高。单眼上睑下垂时弱视会出现在患侧，双眼上睑下垂的弱视会出现在比较严重的那一侧。

心理障碍

现代的父母非常注重子女的教育，儿童满3周岁前后就开始被送往培训机构，进行美术、音乐、运动等方面的培训。换句话说，与过去不同，现代的儿童在非常小的时候就要从这些活动中与他人形成人际关系，如果有上睑下垂，在与小朋友的相处中，会因外观因素容易被排挤、嘲笑，进而可能对心理发展产生不良影响。此外，父母也会因孩子的上睑下垂感受到许多心理压力。因此，相对于过去认为小学入学前是最佳手术时期，现在在诸多因素的考量下，如果上睑下垂严重，可以考虑提早手术。

在严重上睑下垂的儿童中，早期进行矫正手术，常可在随访的过程中得到儿童变得开朗、活泼的结果反馈。也有文献报道，以1岁前后接受上睑下垂手术的儿童为研究对象，调查手术前及术后1个月的性格变化，结果发现上睑下垂手术对儿童能产生正面影响。笔者在此研究中也发现儿童的积极变化，可以帮助他们成长为更开朗、更积极的孩子。

头位异常造成的颈部肌肉疲劳

如果先天性上睑下垂太严重，导致看东西时仰头，长期维持此姿势，颈部肌肉的不正常收缩会造成严重的疲劳感。对儿童而言，常常无法正确表达自己的感受，所以要想到他们的疲劳感可能比实际来得更强烈（表4-1）。

表4-1 先天性上睑下垂患者弱视及手术的时机

· 在先天性上睑下垂患者中，伴随的斜视或屈光参差是造成弱视的主要原因

· 单眼上睑下垂比双眼上睑下垂更容易引发弱视

· 先天性上睑下垂患者的一般手术时机，可以测量上睑下垂程度及上睑提肌肌力的为3～5岁

· 若单眼上睑下垂严重到遮住瞳孔，为了降低弱视的发生率，应尽早进行手术

· 上睑下垂矫正手术后会有屈光异常的变化，因此需要定期追踪屈光检查、斜视检查等，管理视力

成人的手术时机

相对于儿童的先天性上睑下垂，成人上睑下垂的手术时机没有太多需要考虑的事项，大部分以美容为目的，因此若没有其他伴随的疾病，手术时机不是很大的问题。但是需要详细询问病史，鉴别是否为单纯性上睑下垂，或是否伴随其他疾病。

若怀疑伴随其他疾病，最好推迟手术时机，直到完全确认该疾病为止。

外伤性上睑下垂，建议等待1年以上，或损伤复原后等待至少6个月再进行改善手术。如果是机械性上睑下垂，原则上先处理导致下垂的原因，如眼睑或眼眶病变，再等待一段时间后矫正另一侧的上睑下垂，根据情况也可同时进行双眼上睑下垂矫正手术。

手术方式的选择

充分询问病史和物理检查以正确分类上睑下垂，可以帮助患者选择最适合的治疗方法。影响手术方式选择的最重要因素为上睑提肌肌力，另外还要考虑上睑下垂的程度及眼睛保护机制等。

虽然上睑下垂程度与上睑提肌的肌力有密切的相关性，可以单纯根据上睑下垂的肌力选择手术方法，但还是建议综合考量以上因素再决定手术方法。

由上睑提肌肌力决定手术方法

虽然上睑提肌肌力分类因每位研究者不同而略有不同，但一般来说可分类为：不良：不到5mm；一般：5~9mm；良好：10mm以上（表4-2）。但上睑提肌的肌力正常与否是因人种的不同而不同，因此上睑下垂患者的上睑提肌肌力分类也会因人种不同而不同。根据上睑提肌肌力选择的手术方式如表4-3所示。

表4-2 上睑提肌肌力分类

良好	10mm以上
一般	5~9mm
不良	不到5mm

表4-3 根据上睑提肌肌力不同选择手术方法

上睑提肌肌力	手术方法
0~4mm	额肌悬吊术
5~9mm	上睑提肌缩短术
10mm以上	上睑提肌腱膜手术

上睑提肌肌力良好时

上睑提肌肌力良好的上睑下垂，大部分为腱膜性上睑下垂。西方人的腱膜性上睑下垂，其特征为双眼皮很宽、因眼睑薄而透出虹膜的颜色，但在韩国，大部分为没有双眼皮的情况居多且眼睑又厚，所以不易观察到此特征。由于长期配戴隐形眼镜、白内障手术等眼内手术、外伤等原因，可导致腱膜性上睑下垂。检查时需将眼睑翻开，确认结膜是否有巨乳头性结膜炎或因其他疾病引起的上睑下垂。

上睑提肌肌力良好的其他状况包括Horner综合征、重症肌无力、慢性进行性眼外肌麻痹、肌强直性异常，以及初期后天性进行性动眼神经麻痹等。此外，轻度上睑下垂的先天性肌性上睑下垂，上睑提肌的肌力也算良好。

一般来说，如果上睑提肌的肌力良好，便可进行腱膜性手术。如果上睑下垂为轻度且上睑提肌肌力大于10mm，苯肾上腺素试验呈阳性反应时，可以选择结膜Müller肌缩短术或睑板-结膜-Müller肌切除术（Fasanella-Servat术）。但是因Fasanella-Servat术会损伤睑板、睑板腺、副泪腺等的正常结构，造成不同程度的影响，因此近期以来极少应用。

上睑提肌肌力一般时

上睑提肌肌力属于一般的先天性肌性上睑下垂，需要同时调查家族史、发病时间、有无其他神经系统疾病或是否伴随眼球运动障碍。在先天性上睑下垂患者中，由于上睑提肌发育障碍引起的肌弹性低下，造成往下看时会出现上睑迟滞，可以借由这一点来帮助鉴别后天性上睑下垂。大部分的先天性上睑下垂不会伴随眼外肌障碍，但在胚胎学上，上睑提肌与上直肌由同一个中胚芽形成，因此5%~6%的病例会伴随上直肌异常。此外，需观察咀嚼食物、下巴是否往健侧移动，确定有无下颌瞬目的现象。

如果出现瞳孔散大伴随眼球运动障碍，有可能是初期后天性进行性动眼神经麻痹。如果上睑提肌肌力急速恶化，需要进行神经系统检查、糖尿病、MRI、CT等影像学检查。

此外，慢性进行性眼外肌麻痹、肌强直性异常症、肌无力症、无眼球畸形等疾病患者中，也会看到上睑提肌肌力一般的表现。无眼球畸形患者的上睑提肌肌力普遍正常，但因为眼眶和眼睑的解剖结构发生变化时，也会降低眼睑肌力，进而发生上睑下垂。

如果上睑提肌肌力一般，可行上睑提肌缩短术。

上睑提肌肌力不良时

上睑提肌肌力不良的状况，常见于严重的先天性上睑下垂、动眼神经麻痹、严重的肌性上睑下垂、机械性上睑下垂等。

最常用的手术方式为额肌悬吊术。此外，自体阔筋膜被认为是此术式最好的材料，也可以使用保存的阔筋膜、硅胶条以及多股尼龙线等。额肌悬吊术比上睑提肌缩短术更不容易产生"兔眼"，更易预测术后结果，且较不会损伤到上直肌，为此术式的优点。

此外，按手术者的偏好，还可以选择最大量上睑提肌缩短术（截断超过30mm）或Whitnall韧带悬吊术等。

据上睑提肌肌力及上睑下垂程度选择手术方式

因上睑下垂的程度与上睑提肌肌力相互关联，一并考虑上睑提肌肌力以及上睑下垂程度的指标MRD_1，再决定手术方法。与正常眼比较后，加上下垂程度可分为：轻度：<2mm；中度：<3mm；重度：<4mm（表4-4）。

表4-4 以上睑下垂的程度分类

轻度	正常MRD_1<2mm
中度	正常MRD_1<3mm
重度	正常MRD_1<4mm

单眼上睑下垂手术

单眼轻度上睑下垂的矫正

成人的轻度上睑下垂，大部分为上睑提肌肌力良好的腱膜性上睑下垂。一般来说，轻度上睑下垂会选择上睑提肌腱膜手术。但是如果上睑提肌功能良好，且苯肾上腺素试验呈阳性时，选择结膜Müller肌切除术可获得更好的结果。也可以选择Fasanella-Servat术，但是因为需要切断睑板，可能造成眼睑形状异常，且不易做修复手术，因此近期以来，此项术式几乎没有被选择使用。

在轻度上睑下垂患者中，上睑提肌肌力的表现不一，因此要确保上睑下垂程度的测量准确，并根据上睑提肌肌力决定手术的方法。

单眼中度上睑下垂的矫正

单眼中度上睑下垂，上睑提肌的肌力会降低，可通过上睑提肌缩短术矫正。如果上睑下垂合并上直肌肌力低下，要考虑此情况，再决定提肌缩短的量。

单眼重度上睑下垂的矫正

在单眼重度上睑下垂患者中，大部分为小于4mm的上睑提肌肌力不良，但偶尔也有上睑提肌肌力良好的案例。如果上睑提肌肌力良好，可通过上睑提肌缩短术矫正，但术后会有中度上睑迟滞或"兔眼"。

若选择额肌悬吊术可以减少"兔眼"的发生，且能更好预测术后结果，因此被认为是比较适合的手术。在单眼重度上睑下垂患者行额肌悬吊术时，左右手术成功的因素为弱视以及是否使用额肌睁眼等。如果上睑下垂的眼睛没有弱视，表示为了视力使用额肌睁眼伴随抬眉的现象，而在术后也会使用额肌睁眼，故能期待较好的结果。但是如果有上睑下垂的那侧为非优势眼还有弱视，就会习惯性使用没有下垂的眼睛，所以大部分情况下有下垂的眼睛不使用额肌，因此术后会发现矫正不足，结果可能不尽如人意。因此在使用额肌抬眉的单眼上睑下垂，利用单侧额肌悬吊术，便可获得很好的结果。

其他术式还有最大量上睑提肌缩短术（截断超过30mm）及Whitnall韧带悬吊术。上睑提肌肌力越弱，上睑提肌越容易被脂肪及纤维组织替代，术后的肌力会逐渐变弱，缩短术的效果也变得不明显，进而再次发生下垂。此外，肌力弱的肌肉，收缩和舒张的作用越低，需要截断越多的上睑提肌，因此"兔眼"、结膜异常、倒睫等并发症会更频繁地出现。

对于严重的单眼上睑下垂，是进行双眼手术？还是单眼手术？

关于单眼严重的上睑下垂，只处理有下垂的患侧还是与健侧一起手术的问题，还有很多争议。一方认为，如果只处理严重的一侧会导致闭眼、眨眼及往下看时双眼不对称，所以要双眼一起手术。另一方认为，虽然有可能伴随不对称的问题，也不能在正常的眼睛进行手术，且正常眼睛术后会出现兔眼等的并发症。这一点在下颌瞬目综合征的手术时也可通用。

考虑拟双眼手术时，可考虑1965年Beard建议的手术方法和1972年Callahan建议的手术方法。Beard的方法为，在严重单眼上睑下垂手术时，截断正常眼的上睑提肌，造成人为的上睑下垂，接着在双眼利用自体筋膜同时进行额肌悬吊术。Callahan的方式为不动正常眼的上睑提肌，进行双眼额肌悬吊术。在正常眼的悬吊张力做得比较松，直视或往上看时，让正常的上睑提肌不要受到限制，在下垂眼的悬吊张力做得比较强，直视前方时与正常眼对称，往下看时，双侧眼睑维持在几乎一样的高度，眼睑下降时间延迟也变得比较对称。

另一方面，有些案例在双眼手术后，正常眼因暴露性角膜炎出现相关的角膜溃疡及视力减退。尽管往下看时可能会有眼睛不对称的情况，但是可以让患者学会往下看时低下头，让不对称不容易被看出来，所以有些患者或家长不愿对正常眼进行手术。综合上述原因，对于严重的单眼上睑下垂患者，仅在患侧进行额肌悬吊术，约有95%可以在肌力功能及外观方面获得良好的结果。对正常眼进行人为手术本身就有一些思想负担，所以认为只进行单侧手术是比较好的主张。

所以，对单眼上睑下垂的患者决定单眼或双眼的手术时，一般会优先考虑术后会发生的不对称的问题，接着大部分会根据术者的偏好而选择。已经在术前向患者及家属解释过这些问题点，患方仍对正常眼进行手术有反感情绪，可以先对患侧眼进行手术。当单眼手术后发生不对称后，此时患者或家属若希望对正常眼进行手术时，可以考虑再次手术。

单眼上睑下垂或不对称上睑下垂手术时要考虑的事项

双眼的上睑提肌为符合Hering法则的同向肌，动眼神经的上睑提肌亚核位于中央，对双眼的上睑提肌具有相同的刺激作用。过度刺激下垂侧的眼睛会对对侧眼造成影响，导致下垂较轻微的对侧眼睛产生假性眼睑退缩现象，常被视为正常眼。如果只矫正下垂严重的眼睛，会减少传入刺激，使得术前看起来正常的对侧眼也会产生上睑下垂。因此对于单眼上睑下垂或双眼不对称上睑下垂的患者，需在术前鉴别有无假性眼睑退缩。如果忽略这个问题，而术后却在对侧出现需要矫正的上睑下垂时，则可能难以向患者及家属交代。

检查上睑下垂或下垂较严重的假性眼睑退缩的方法有：①上睑上提法；②患眼遮盖法；③苯肾上腺素试验。在单眼上睑下垂的患者，用手指上提下垂的眼睑（上睑上提法），约有20%的概率可以发现对侧上睑下垂1mm以上；使用苯肾上腺素试验，有16%的概率；用患眼遮盖法，约有4%的概率会出现对侧眼下垂。显示用上睑上提法比其他的方法更好。相反的，在遮眼或提上睑的状况下，可以观察对侧的上睑下垂，但因眨眼等因素使得无法准确测量MRD，所以有报道认为，定量测量时，还是选择苯肾上腺素试验比较理想。

单侧上睑下垂，对侧眼出现假性眼睑退缩的可能性，会随着上睑下垂严重程度的增加而增大。先天性相较后天性、优势眼相较非优势眼，可能性更高。因此，无论是单眼或双眼上睑下垂，都需要检查患侧是否为优势眼。

Bodian报道单眼上睑下垂患者有9.6%在术后对侧出现1mm以上的下垂，此现象为符合Hering法则，称为面具样亚临床上睑下垂。另有Erb等报道单上睑下垂患者手术后，对侧下垂1mm的状况比例高达17%，术后1年对侧需要手术的案例有5%。除此之外，单眼上睑下垂术前检查，无论是否符合Hering法则的群组，术后比较对侧眼睑裂垂直高度变化后，发现几乎没有差异，因此认为术前难以预测变化的程度。

总之，对于单眼或双眼不对称的上睑下垂患者，应用上睑上提法检查上睑下垂更严重的眼睑或进行苯肾上腺素试验，并在术前检查对侧眼是否下垂，以便预测非手术眼在术后的情形，提前制订手术计划。

双眼先天性上睑下垂

双眼轻度上睑下垂

大部分双眼轻度上睑下垂具有良好的上睑提肌功能。可以执行上睑提肌缩短截断术，或跟苯肾上腺素试验呈阳性反应的单眼上睑下垂一样，可以考虑双眼结膜Müller肌缩短术。

为了提高患者及家属的满意度，对于轻度上睑下垂，可以将重点放在双眼的对称性上。

双眼中度上睑下垂

双眼中度上睑下垂时，大部分在婴儿爬行时期便开始就医。原因是婴儿躺着时下垂状况不明显，但开始学走路后，可观察到仰头视物的情况，父母就会带婴儿来医院就诊。

如果上睑提肌肌力良好或一般，可以进行上睑提肌缩短术；如果上睑提肌肌力不良，可以在双眼进行额肌悬吊术或最大量上睑提肌缩短术。

双眼重度上睑下垂

对于双眼重度上睑下垂的患者，因上睑下垂遮住部分视轴而使用额肌，因此眉毛的高度高且有时会将下巴抬起。

大部分患者的上睑提肌肌力不良。首选的手术方法为双眼自体阔筋膜额肌悬吊术，因为此术式的再现性高，复发率低。

重度上睑下垂但上睑提肌肌力低下不严重的患者，可以考虑最大量上睑提肌缩短术。

双眼不对称性上睑下垂矫正

可以经常观察到不对称的上睑下垂。术者需要知晓，患者在下意识中不仅希望矫正上睑下垂，也希望矫正双眼不对称的问题。

后天性上睑下垂

如同先天性上睑下垂，对于后天性上睑下垂也可通过上睑提肌肌力测量决定手术方法。大部分的成人上睑下垂具有一般或良好的上睑提肌肌力，因此可选择上睑提肌腱膜缩短术或上睑提肌缩短术。如上睑提肌肌力不良，也可施行额肌悬吊术。

眼睛防御（保护）机制出现异常时

因为上睑下垂手术后一定会出现"兔眼"，术前一定要检查眼睛的防御机制。像动眼神经麻痹、慢性进行性眼外肌麻痹、先天性眼外肌纤维化等相关的上睑下垂，会伴随眼球运动障碍且Bell现象减少或不良。因眼睛防御机制不佳，所以要选择最不会产生"兔眼"的手术方法或刻意减少矫正量，将术后可能发生的角膜损伤降到最低。在这种情况下，具有弹性的材质硅胶带额肌悬吊术会有帮助。

[1] 대한성형안과학회.성형안과학.도서출판내외학술, 2015.

[2] 소중영,우경인,장혜란.선천성안검하수에서의약시.대한안과학회지2001;42:1747-1752.

[3] 송수정,정화선.비대칭성양안선천성안검하수환자의수술성적.대한안과학회지2002;43:1-4.

[4] 원종상,홍종욱,이태수.단안안검하수증의안축장및굴절이상에대한연구.대한안과학회지1995;36:1067-1074.

[5] 이상열,김윤덕,곽상인,김성주.눈꺼풀성형술.도서출판내외학술, 2009.

[6] 이춘훈,김용란,김희수.단안안검하수환자에서정상안의수술. 대한안과학회지1997;38:1622-1627.

[7] 홍종욱,김용연,이태수.선천성단안안검하수증수술후의안축장및굴절이상에대한연구.대한안과학회지1997;38:530-536.

[8] Ahmadi AJ, Sires BS. Ptosis in infants and children. Int Oph-thalmol Clin 2002;42:15-29.

[9] Anderson RL. Whitnall's sling, not a "new procedure". Oph-thalmic Surg 1987;18:549.

[10] Anderson RL, Baumgartner SA. Amblyopia in ptosis. Arch Ophthalmol 1980;98:1068-1069.

[11] Awaya S, Miyake Y, Imaizumi Y, Shiose Y, Kanda T, Komuro K. Amblyopia in man, suggestive of stimulus deprivation am-blyopia. Jpn J Ophthalmol 1973;17:69-82.

[12] Bassin RE, Putterman, AM. Full-thickness eyelid resection in the treatment of secondary ptosis. OphthalPlastReconstr Surg 2009;25:85-89.

[13] Beard C. A new treatment for severe unilateral congenital ptosis and for ptosis with jaw-winking. Am J Ophthalmol 1965;59:252-258.

[14] Beard C. Ptosis. St. Louis: Mosby, 1981.

[15] Beneish R, Williams F, Polomeno RC, Little JM, Ramsey B. Unilateral congenital ptosis and amblyopia. Can J Ophthalmol 1983;18:127-130.

[16] Berry-Brincat A, Willshaw H. Paediatricblepharotpsis: a 10- year review. Eye (Lond) 2009;23:1554-1559.

[17] Callahan A. Correction of unilateral blepharoptosis with bilateral eyelid suspension. Am J Ophthalmol 1972;74:321-326.

[18] Callahan MA, Callahan A. Ophthalmic plastic and orbital surgery. Birmingham: Aesculapius Publishing Co., 1979.

[19] Cetinkaya A, Brannan PA. Ptosis repair options and algorithm. CurrOpinOphthalmol 2008;19:428-434.

[20] Downing AH. Ocular defects in sixty thousand selectees. Arch Ophthalmol 1945;33:137-143.

[21] Dray JP, Leibovitch I. Congenital ptosis and amblyopia: a retrospective study of 130 cases. J Pediatr Ophthalmol Strabismus 2002;39:222-225.

[22] Dutton JJ. A color atlas of ptosis-A practical guide to evaluation and management. Singapore: P. G Publishing Co., 1988.

[23] Epstein GA, Putterman AM. Super-maximum levator resection for severe unilateral congenital blepharoptosis. Ophthalmic Surg 1982;15:971-979.

[24] Gusek-Schneider GC. Congenital ptosis: amblyogenic refractive errors, amblyopia, manifest strabismus and stereopsis re-lated to the types of ptosis. Data on 77 patients and review of the literature. Klin Monbl Augenheilkd 2002;219(5):340-348.

[25] Gusek-Schneider GC, Martus P. Stimulus deprivation amblyopia in human congenital ptosis: a study of 100 patients. Strabismus 2000;8:261-270.

[26] Harrad RA, Graham CM, Collin JR. Amblyopia and strabismus in congenital ptosis. Eye (Lond) 1988;2:625-627.

[27] Hornblass A, Kass LG, Ziffer AJ. Amblyopia in congenital ptosis. Ophthalmic Surg 1995;26:334-337.

[28] Hubel DH, Wiesel TN. The period of susceptibility to the physiological effects of unilateral eye closure in kittens. J Physiol 1970;206:419-436.

[29] Kumar S, Chaudhuri Z, Chauhan D. Clinical evaluation of refractive changes following brow suspension surgery in pe-diatric patients with congenital blepharoptosis. Ophthalmic Surg Lasers Imaging 2005;36:217-227.

[30] Lin LK, Uzcategui N, Chang EL. Effect of surgical correction of congenital ptosis on amblyopia. Ophthal PlastReconstr Surg 2008;24:434-436.

[31] McCord CD Jr, Tanenbaum M, Nunery WR. Oculoplastic sur-gery. New York: Raven Press, 1995.

[32] McCulloch DL, Wright KW. Unilateral congenital ptosis: compensatory head posturing and amblyopia. OphthalPlastReconstr Surg 1993;9:196-200.

[33] MCNEIL NL. Patterns on visual defects in children. Br J Ophthalmol 1955;39:688-701.

[34] Merriam WW, Ellis FD, Helveston EM. Congenital blepharoptosis, anisometropia, and amblyopia. Am J Ophthalmol 1980;89:401−407.

[35] Mulvihill A, O'Keefe M. Classification, assessment, and management of childhood ptosis. Ophthalmol Clin North Am 2001;14:447−455.

[36] Nerad JA, Carter KD, Alford M. Oculoplastic and reconstructive surgery. Elsevier Health Science, 2008.

[37] O'donnell B, Codère F, Dortzbach R, Lucarelli M, Kersten R, Rosser P. Clinical controversy: congenital unilateral and jawwinking ptosis. Orbit 2006;25:11−17.

[38] Smith BC, Nesi FA, Levine MR, Lisman RD. Smith's ophthalmic plastic and reconstructive surgery. St. Louis: Mosby, 1998.

[39] von Noorden GK. Experimental amblyopia in monkeys. Further behavioral observations and clinical correlations. Invest Ophthalmol 1973;12:721−726.

眼睑下垂整形外科学

第五章

先天性上睑下垂

Congenital blepharoptosis

CONTENTS

先天性上睑下垂是指出生时上睑提肌的横纹肌纤维发育不良造成的上睑下垂。此外，分娩造成的损伤或与先天性动眼神经麻痹有关的上睑下垂也会发生在出生时，但不是上睑提肌异常造成的上睑下垂，因此被分类为后天性。只出现上睑下垂的单纯性上睑下垂是先天性上睑下垂中最常见的现象，此外还有伴随上直肌弱化、睑裂狭小综合征等其他先天异常，或合并连带运动的复杂性上睑下垂，如下颌瞬目现象、动眼神经异常再生。

在上睑下垂患者中，先天性上睑下垂的手术比例因社会环境、经济程度、医疗保险制度以及文化程度等的差异而有所不同。在上睑下垂患者中，先天性上睑下垂20世纪60年代的比例非常高，有80%～90%，而根据20世纪80年代的研究报道，减少至60%～70%。近来，随着老龄人口的增加和社会意识的改变，更积极矫正老年性变化，后天性上睑下垂的比例越来越多。

先天性上睑下垂

单纯性（simple）上睑下垂
复杂性（unusual or complicated）上睑下垂
上直肌无力（superior rectus muscle weakness）
睑裂狭小（blepharophimosis）
下颌瞬目综合征（Marcus Gunn jaw winking）
动眼神经麻痹（third nerve palsy）

本章是按照Beard的分类，将先天性上睑下垂分为单纯性上睑提肌发育异常的单纯性上睑下垂，以及伴随上直肌麻痹、睑裂狭小、下颌瞬目现象及先天动眼神经麻痹等的复杂性上睑下垂。

根据国内外对先天性上睑下垂发生率的报道，单纯性上睑下垂占最多数，有76%～97%，复杂性上睑下垂的发生率为3%～23%。在复杂性上睑下垂中，有3.8%～9.7%伴随上直肌麻痹，1.6%～9.5%伴随睑裂狭小，1.3%～4.6%伴随下颌瞬目现象，0.1～0.4%有动眼神经麻痹。

但韩国以外单纯性上睑下垂的发生率较低，约为70%，而复杂性上睑下垂的发生率为17%～29%，其中3%～6%伴随上直肌麻痹，5.3%有睑裂狭小，4%～6%有下颌瞬目现象，2.9%有先天性动眼神经麻痹。此外，努南综合征（Noonan's syndrome）、眼纤维化症、胎儿酒精综合征、唐氏综合征（Down's syndrome）、特纳氏综合征（Turner's syndrome）、3X染色体综合征等，与其他先天性综合征有关的先天性上睑下垂有3%。肌肉萎缩症及慢性进行性眼外肌麻痹在儿童上睑下垂中相对较少见。

不但要鉴别上述各种病因，还要区分出如眼球内陷或小眼症等眼睑以外因素所造成的假性上睑下垂。

单纯性先天性上睑下垂

遗传

大部分的先天性上睑下垂患者没有家族史，属于偶发性，但有一部分患者的近亲患有上睑下垂。

病理生理学的发现

大部分的先天性上睑下垂为肌性，称为单纯性先天性上睑下垂。单纯性上睑下垂患者因为在胚胎期上睑提肌的发育不全，终其一生不会恶化或好转，延续出生时的状态，单眼或双眼皆可发生。

根据上睑提肌的组织学研究结果，先天性上睑下垂较倾向于上睑提肌的发育不全，而非失养症。发育不全为在胚胎期的肌肉发育过程中产生缺陷，失养症为肌肉逐渐弱化并萎缩的遗传疾病。先天性上睑下垂很难以组织学特征进行分类，关于先天性上睑下垂的病因也有很多争议。

1955年，Berke及Wadsworth在光学显微镜下观察到上睑提肌横纹肌缺陷，发现缺陷的程度与上睑提肌功能低下及上睑下垂程度直接呈正比例关系。

根据电子显微镜的组织病理学发现，无论是上睑提肌功能还是上睑下垂程度，大部分上睑提肌因没有横纹肌细胞或横纹肌肌力不足且萎缩，健康的肌肉被纤维组织所代替，呈现肌肉内膜纤维化、肌束膜纤维化及脂肪浸润，且上睑提肌的腱膜变厚。此外，在免疫组织化学的研究中，在上睑提肌观察到由第三型胶原蛋白及纤维结合素构成的无定型类胶原蛋白细胞外物质。

总之，由于上睑提肌的横纹肌缺陷，不但造成上睑下垂，上看时不易把上睑上抬，加上弹性不佳，下看时上睑也下不去，导致上睑下降时间延迟。此外，许多患者在睡眠时有"兔眼"的情况。

少数先天性上睑下垂的患者可出现腱膜性上睑下垂，这是由于腱膜的缺陷，使得上睑提肌收缩时所产生的力量无法被有效地传递，并造成下垂的程度不一。在上睑提肌腱膜可出现裂开、破裂或分离等变化。在韩国先天性上睑下垂患者中，腱膜性上睑下垂的比例约0.2%，腱膜性下垂也可能出现于发育障碍的儿童，或因分娩时产钳造成的损伤；其他国家的比例高达3.5%～5%。

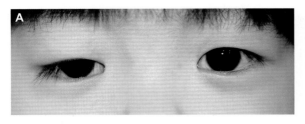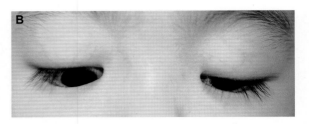

图5-1 A. 右侧上睑下垂患者。B. 当往下看时，上睑不能伴随下落的那一侧其下降时间会出现延迟，患者右眼睑外角比内角高

临床表现

一般来说，上睑下垂的程度与上睑提肌的功能呈正比。换句话说，上睑提肌功能越差，上睑下垂的程度越严重，但有时未必完全如此。

由于上睑提肌的功能低下，重睑线变得不明显或消失。上睑依赖上睑提肌纤维附着于睑板上方的皮下组织或眼轮匝肌而形成重睑，所以如果上睑提肌功能不佳，无法有效地往上提上睑，则不易形成重睑。东方人原本就没有重睑或重睑较不明显，很难仅凭有无重睑直接下诊断。但是对于先天性上睑下垂，若隐约可见重睑线的患者，即暗示上睑提肌功能低下还不算太严重。

大部分的单纯性先天性上睑下垂，上睑提肌的功能为一般或不良。有可能出现在单眼下垂或双眼下垂，双眼时下垂情况较不严重的那一侧，其上睑提肌的功能相对较好。若双眼上睑下垂的下垂程度不对称，有可能表现像单眼下垂，所以需要进行详细的检查。

大部分的先天性上睑下垂，因上睑提肌的发育不全及纤维化，容易出现下看时上睑不会一起下落的上睑迟滞（图5-1）。因此，如果患者没有能引起上睑提肌僵硬的外伤或手术史，却出现上睑下降时间延迟，便可怀疑是先天性上睑下垂。

此外有可能出现下方巩膜外露。出现这个现象被认为是，上睑下垂时上睑提肌-上直肌复合体的过度刺激，造成下眼睑代偿性后缩。上睑下垂患者上看时，下方巩膜外露会更明显（图5-2）。上睑下垂手术后，代偿性下眼睑退缩会减少，下眼睑会向上移，下方巩膜外露也几乎会消失（图5-3）。

完全遮住瞳孔的严重型上睑下垂，会出现如抬下巴的异常头位和抬眉等的代偿机制（图5-4）。此外，因视物时要维持仰头的动作，颈部肌肉会持续异常收缩。

在先天性上睑下垂患者中，除上睑下垂外，伴随的斜视、散光或屈光参差会增加发生弱视的风险，而且单眼比双眼更容易发生弱视，要特别注意。

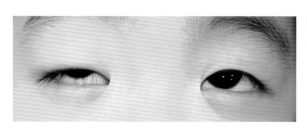

图5-2　上睑下垂患者上看时，下方巩膜外露更明显

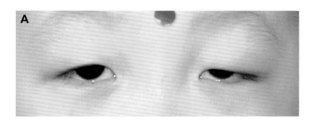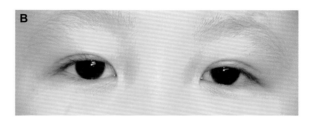

图5-3　手术前出现的下方巩膜外露在术后改善的状况。A. 术前。B. 术后

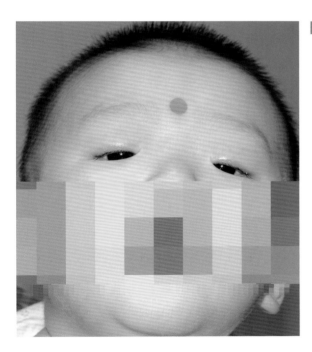

图5-4　因异常头位，头后仰或抬眉的代偿机制

复杂性先天性上睑下垂

上直肌弱化

先天性上睑下垂约有1.9%，肌性上睑下垂患者中约有5%可发现同侧的上直肌有弱化的现象，

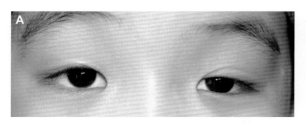 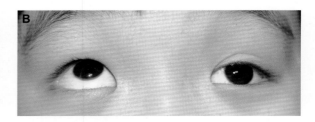

图5-5 左眼上睑下垂的患者，因上直肌弱化往上看时可观察到眼球运动障碍

也有可能观察到双侧上睑提肌麻痹（图5-5）。双侧上睑提肌麻痹中，约有38%的患者严重到需要进行手术矫正。在双侧上睑提肌麻痹患者中伴随的下斜视程度约30prism diopter，建议先进行眼外肌转位术或下直肌后徙矫正斜视后，再矫正上睑下垂。

先天性小睑裂综合征

先天性小睑裂综合征（BPES），特征是出生时出现睑裂狭小、上睑下垂以及倒向型内眦赘皮，是先天性上睑下垂较严重的形态，又称先天性眼睑综合征。

1921年，Komoto首次记载先天小睑裂综合征的案例。Komoto提出除了以上三联征（triad）之外，还伴随内眦间距增宽、眼睑外翻、睫毛过度生长以及泪阜发育不全。另外，还发现患者的亲属也有类似的表现。之后在1971年，Kohn在3个症状外再加上内眦间距增宽，定为先天性小睑裂综合征的临床特征。

临床表现

先天性眼睑综合征，在出生时会出现以下4种临床特征。

睑裂狭小

指睑裂的水平距离狭窄，正常成人的睑裂水平距离为25～30mm，先天性眼睑综合征患者的睑裂水平距离为18～22mm或更窄。

上睑下垂

因上睑提肌的发育不全引起，上睑下垂为双眼且对称。因为上睑提肌功能不佳，为了上提眼睑，会过度使用额肌，导致额纹多，眉毛持续在高位，抬下巴，而且头会往后仰。

倒向型内眦赘皮

指在内眦从下眼睑开始往内、向上的连续皮褶。

内眦间距增宽

虽然瞳孔间的距离正常，但内眦的外形及位置与正常者不同，双侧的内眦间距较宽。此现象非因皮肤过多，而是由于内眦韧带扩张，使得内眦向外侧移。

大部分患者内眦间距增宽的外形会单独出现，但也可能与颧骨发育不全、眼距过宽、眉毛融合、鼻梁发育不全以及其他颜面部异常一起出现。

其他眼部异常

伴随的眼部异常包括斜视、弱视、屈光不正、乱睫、大眼睑、眼泪排出器官异常、泪点往外移、视神经盘缺损及小眼症。

斜视的发生率为20%～27%，远高于一般人群的2%～4%。内斜视最为常见，其次是外斜视及上斜视，有时会伴有眼球震颤。但因为眼裂小，难以发现及评估斜视，检查此类患者群组的眼球运动，眼科医师需耗费相当大的精力。

弱视的比例很高，占39%～64%。先天小睑裂综合征的弱视，是受到斜视、严重的屈光不正、上睑下垂导致阻断视刺激等复杂原因的影响进而发生。

其他

有可能伴有卵巢功能不全导致的不孕、面部骨骼异常、高腭弓、鼻梁扁平、招风耳或杯状耳及心脏畸形等。至于合并有智能障碍的状况尚未明确，但有偶发性表现的报道。

遗传

先天性小睑裂综合征是以常染色体显性遗传，或偶发性出现的罕见遗传疾病。约50%的患者为正常父母的新发变异。若父母具有先天性小睑裂综合征，小孩被遗传的概率也是50%。如果已确定家族内有造成此突变的基因，则可进行产前胎儿检查，但在实际临床上，因先天性小睑裂综合征要求产前检查的情况不多。

突变的原因为第3对染色体长臂23（3q23）位置上的FOXL2基因突变。

FOXL2基因在胚胎发育时表现在眼睑及卵巢，属于Forkhead转录因子的单一外显子基因，是第一个被发现与卵巢维持有关的人类基因。具有先天性小睑裂综合征的患者约75％有FOXL2的突变，剩下25％却没有新的突变。总之认为，先天性小睑裂综合征与神经学或发生学（胚胎学）上的缺陷有关。

分类

先天性小睑裂综合征可分为两类。

先天性小睑裂综合征Ⅰ型（BPES typeⅠ），除了4个典型的眼部表征外，还会出现卵巢早衰。卵巢早衰的患者在40岁之前就会进入更年期，也会有不孕或受精能力下降的情况。先天性小睑裂综合征Ⅰ型为完全外显性，因女性的生殖力低，所以大部分是由男性遗传，会出现继发性闭经、雌激素低、血清促性腺激素浓度高。大部分患有先天性小睑裂综合征Ⅰ型的女性，起初月经正常，接着会出现月经过少，最后变成无月经。这类患者的第二性征发育皆为正常，初期有生殖力，但很快出现对促性腺激素卵巢抵抗，或卵巢早衰。

先天性小睑裂综合征Ⅱ型（BPES typeⅡ），除了眼睛的表征外，女性没有卵巢早衰的表现，会以不完全显性遗传，男女皆可遗传。

因此，先天性小睑裂综合征的分类，对于与病患讨论不孕问题及育龄妇女的遗传咨询非常重要。

治疗

先天性小睑裂综合征是一种与全身异常有关的遗传性疾病，治疗方式复杂，需要与眼科整形、儿童眼科、儿童内分泌科、生殖内分泌、妇产科、遗传咨询等领域的专家合作。由于弱视的发生率高，故眼科治疗的目的是希望增进视力发展，矫正与睑裂狭小有关的美容问题，以及与双眼重度上睑下垂有关的抬下巴动作。需要进行视力、屈光度、眼球运动等眼科检查。

弱视及斜视的诊断及治疗特别重要。至于手术时机，为了预防弱视早期手术与为了提高术后效果而延后手术，仍有许多争议。过去一般认为先天性小睑裂综合征的治疗，在3~5岁先施行内眦整形术，大约1年后再矫正上睑下垂。如果延后手术，因可以更准确地测量上睑提肌功能及上睑下垂程度，预后可能会更好。但是若因为严重的上睑下垂会导致弱视，也可以考虑尽早行上睑下垂矫正。

矫正倒向型内眦赘皮及内眦间距增宽的内眦整形术，以及上睑下垂手术的顺序存在有争议。因为内眦整形术有可能使上睑下垂恶化，故建议先做内眦整形术。但若同时进行内眦整形术及上睑下垂矫正术也可以带来良好的结果，手术顺序及方式可根据患者个体特性与手术者的个人经验来执行。

内眦整形术

通常内眦整形术会同时矫正倒向型内眦赘皮及内眦间距增宽。可选择Mustarde法双Z成形、反向V成形、V-Y皮瓣内眦成形、改良式Y-V皮瓣、Z成形等手术方法。除了内眦整形术，还需要利用多种缝合方式将内眦韧带拉到骨膜并固定。Mustarde报道了如何使用穿鼻钢丝固定内眦韧带的方法来矫正内眦间距增宽。此外，还建议追加植入骨移植片矫正鼻梁。多种类型内眦整形术的共同目的是为了增加眼裂的水平距离和减少内眦间距。

上睑下垂矫正术

大部分的上睑下垂矫正手术会在内眦整形术后再进行。据了解，先做内眦整形术，再矫正上睑下垂比较有效。但若同时手术可以减少麻醉次数，且术后结果较佳，所以也提倡同时进行。

大部分患者的上睑提肌功能较差，所以会选择额肌悬吊术矫正上睑下垂，但也有做上睑提肌缩短术的案例。有时需要能更有效上提内眦的双菱形额肌悬吊，但因睑裂短小，不易施行。这时可以选择五角形悬吊或眼睑皱襞切开术后，再进行额肌悬吊术（图5-6）。

如果视力发育正常，可以等到能够从患者身上取得自体筋膜的年龄（3～5岁）再进行手术。但若情况严重需要尽快处理，可以利用硅胶带（silicone rod）或保存的大腿筋膜及时手术。利用硅胶带的优点是不易产生"兔眼"，并且必要时容易取出，但要留意感染所造成的肉芽肿、硅胶带突出、下垂复发等并发症。

先天性小睑裂综合征可以由典型的眼科表征得到确诊，但要详细观察家族史。如果眼睑部分表现明显，但没有家族史，便要注意有可能是Noonan综合征、Marden Walker综合征、Waadenburg综合征、18-三体性综合征、Ohdo综合征、脑-眼-面-趾（指）综合征等其他综合征的表征。

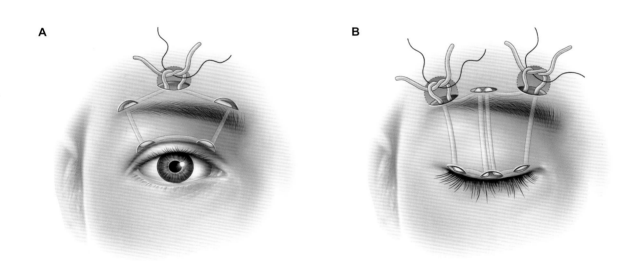

图5-6 额肌悬吊术。A. 五角形悬吊法。B. 双菱形悬吊法

下颌瞬目现象（下颌瞬目综合征）

上睑下垂的患者，在移动下颌时伴有眨眼现象的连带运动，称下颌瞬目综合征（Marcus-Gunn综合征）。是由于支配上睑提肌的动眼神经及其他脑神经之间有异常的联结，出现上睑提肌受到双重支配的状况。主要是三叉神经支配的翼肌与动眼神经支配的上睑提肌有连带运动。除此之外，还要注意逆下颌瞬目综合征或动眼神经及面神经之间异常联结造成的Marin-Amat综合征，动眼神经的异常再生等与连带运动有关的诊断。因为这些疾病相当罕见，所以连带运动性上睑下垂主要是指下颌瞬目综合征。

背景

1883年，Marcus Gunn首次报道了一种特别的先天性上睑下垂，一名15岁的少女在每次在移动下巴的时候，同时会出现眨眼的特征。这种有连带运动性下颌瞬目现象的上睑下垂，称为下颌瞬目综合征。患有下颌瞬目综合征者大部分为单眼的表现，但偶尔也会有双眼的表现，下垂的程度不一。

下颌瞬目现象是指下垂的眼睑及同侧的翼肌收缩时，一瞬间上睑的位置会出现与对侧同高或更高的眼睑收缩现象。此种改变眼睑位置的异常现象很快就能恢复，往下看时会更明显（图5-7）。

下颌瞬目现象在张开嘴、将下巴转向对侧或同侧、下巴往前推、咀嚼、笑或吸奶时更为明显。因下颌瞬目现象在吸吮奶瓶或哺乳时容易被观察到，所以常常可以在早期就被诊断出来。

下颌瞬目现象几乎为偶发性，但偶尔会表现为不规则性常染色体显性遗传，有报道认为约有2%有家族遗传性。

病因

下颌瞬目综合征被认为与分布在下颌神经运动神经和上睑的动眼神经上分支之间的异常联结有关。肌电图显示出翼肌及上睑提肌是同时收缩，报道认为源自翼肌的本体感受器缘起的传入神经刺激而连带造成上睑提肌收缩。目前尚不清楚这种异常的神经连接，究竟是核上性的，还是核下性的。

此外还有一些研究认为，下颌瞬目现象不是因为新的异常神经连接，而是原有的下颌神经及动眼神经之间的连接机制没有被抑制。换句话说，即使没有下颌瞬目现象的正常人，当看远方或为了滴眼药水睁大眼时，嘴巴也时常一起张开，可猜测下颌神经及动眼神经之间有原始连接机制，介于三叉—动眼神经间反应的是中脑抑制中间神经元异常兴奋而出现症状。

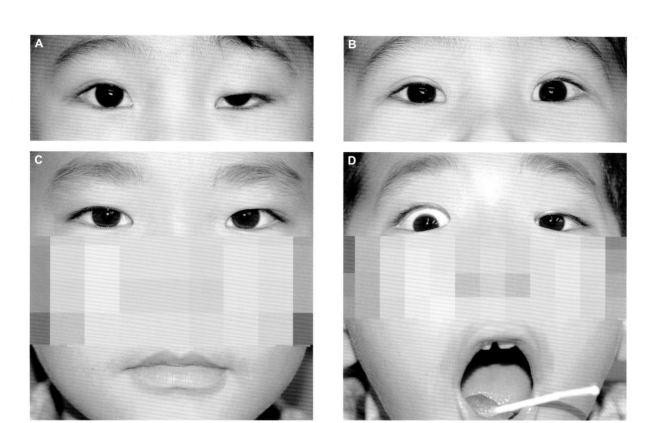

图5-7 下颌瞬目现象。A、B. 同时有上睑下垂及下颌瞬目现象。C、D. 没有上睑下垂但有下颌瞬目现象

伴有先天性巨结肠的Waardenburg综合征的患者出现下颌瞬目综合征的案例较罕见，但可以从此案例推测，神经嵴迁移异常，也可能导致下颌瞬目现象的发生。

一般来说，下颌瞬目现象是因上睑提肌的神经支配异常所致，在组织学检查中可以观察到正常的横纹肌纤维。

大部分为先天性，但也可以因后天的眼部手术、外伤及脑桥肿瘤等导致下颌瞬目现象。

临床表现

在先天性上睑下垂中，报道显示下颌瞬目综合征的发生率为2%～13%，一般认为约为5%。在性别、左右眼方面没有差异，但有报道显示女性、左眼比较容易出现。

下颌瞬目现象最常见的表现是，当下巴往对侧运动或张开嘴巴时，眼睑往上提的翼外肌及上睑提肌的同时收缩连带运动约占80%；其次是当下巴往同侧运动或紧闭嘴巴时，眼睑往上提的翼内肌及上睑提肌的同时收缩连带运动约占10%；尚未明确分类的约占10%。

因下颌瞬目现象从出生后吸奶嘴或吸母乳时就很明显，因此早期即可观察到。有报道显示此现象会随着年龄的增长而减少，但应该是为了隐藏上睑下垂及眨眼现象，并维持双眼视觉功能，而学会调节下巴的位置或嘴巴形状的适应方式。患者可以调整下巴运动，减少下颌瞬目现象或上睑下垂。像上述的适应情形会让上睑下垂被视为比较轻微的现象，称为习惯性上睑下垂。大部分会随着年龄的增长产生这种习惯，但也有2岁儿童即形成习惯的案例，故诊断时要特别留意。

逆下颌瞬目现象为张开嘴巴时眼裂变小的罕见现象。此现象大部分与后天性中轴神经异常有关，而非先天性。虽然发生机制未知，被认为是分布在翼肌的三叉神经连接抑制支配上睑提肌的动眼神经所致。

Marin-Amat综合征也是张开嘴巴时上睑下垂变严重，所以容易与逆下颌瞬目现象混淆。Marin-Amat综合征大部分发生在面神经麻痹后，当面神经麻痹后，神经再生过程中异常连接到动眼神经，发生的面部连带运动。结果当口轮匝肌或其他面部肌肉收缩时出现不随意的眼裂变小。

动眼神经异常再生的患者，在眼球水平运动时，也有可能出现上睑提肌的连带运动，也有报道显示外伤性脑部损伤患者约有15%发生异常再生。尤其是将眼球内转时，经常可以观察到眼睑退缩及假性眼睑下降时间延迟现象，或是出现眼球上转及下转障碍，尝试垂直运动时出现眼球后缩。还可能会伴随内转、假性Argyl-Robertson瞳孔、垂直视动反应消失的症状。也曾有无外伤病史，但先天性上睑下垂及眼外肌之间有连带运动的情况（图5-8）。

伴随疾病

根据近期关于下颌瞬目综合征的报道，约有30%伴随水平斜视，5%～10%有双侧上睑提肌麻痹，10%～20%伴随上直肌麻痹，约2%伴面上斜视。至于常伴随双侧上睑提肌麻痹的原因不明，可能与核上障碍有关，这表示下颌瞬目综合征是核上性障碍所致。下颌瞬目综合征患者约有25%患有屈光参差。弱视的发生率为20%～30%，比单纯性先天性上睑下垂略高，大部分与斜视及屈光参差有关，与上睑下垂有关的弱视比较少见。因此，先矫正伴随的水平或垂直斜视，有助于预防上睑下垂矫正不足或弱视。

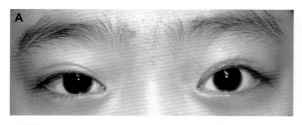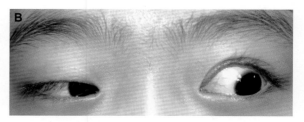

图5-8　A. 正常直视。B. 当外转眼球时出现眼睑退缩的眼睑连带运动

诊断

病史询问

大部分的患者是由父母在婴儿吸奶或用奶瓶吸奶时被首先发现上睑下垂程度及下颌瞬目现象的表现的。在先天性上睑下垂患者中，若忽略下颌瞬目现象，只矫正上睑下垂，反而会加重下颌瞬目现象，因此一定要通过病史询问确认有无下颌瞬目现象。

眼科检查

首先要进行基本的眼科检查，尤其要注意弱视及斜视的可能性，并完成视力、屈光检查及眼球运动检查。检查眼球运动时，要特别注意是否有上直肌麻痹、双侧上睑提肌麻痹，确定遮盖—不遮盖测试及Bell现象。头部的位置也很重要，因为上睑下垂患者的视线容易被遮住，常有仰头动作，如果中度以上的上睑下垂患者没有仰头的动作，则要考虑到弱视的可能性。

与其他上睑下垂的检查相似，需要测量睑裂长度、睑缘映光距离（MRD）及上睑提肌功能。因为上睑下垂的程度受到注视方向或头部位置的影响，故要先固定下巴后再测量上睑下垂的程度才能够提高准确度。

观察眼睑运动的连带运动，如通过婴儿吸奶瓶、小孩嚼口香糖或吸糖果的方式，对诊断有帮助。对可以配合的患者，嘱张开嘴巴、下颌左右、前后运动，同时观察眼睑的运动。

至于下颌瞬目程度的定量，眼睑运动小于2mm为轻度，3~5mm为中度，大于6mm为重度。虽然下颌瞬目的程度测量不容易，但临床区别对病程观察有帮助。

治疗

如果有弱视，应在上睑下垂矫正手术前，充分治疗弱视及矫正屈光参差。若伴随斜视也要先进行斜视矫正的手术。因此，要充分考虑后再确定上睑下垂的手术。

至于上睑下垂手术，最严重的问题有上睑下垂、下颌瞬目现象，抑或两者兼具，医师与患者或及父母必须达成充分共识后再确定手术。下颌瞬目综合征的手术方式有很多种，因此需要根据每位患者的情况来确定。上睑下垂及连带运动的程度不一，大部分情况为上睑下垂比较严重的人，伴有比较明显的下颌瞬目现象。下颌瞬目现象大于2mm，会对美观造成影响。

轻度下颌瞬目现象

如果下颌瞬目现象不严重，对美观不会造成很大影响时无须为了治疗下颌瞬目现象而进行手术。此时上睑下垂的治疗与一般上睑下垂治疗一样，可以按照上睑提肌的功能及上睑下垂的程度确定术式。若伴随轻度的上睑下垂，可以选择结膜Müller肌缩短术、腱膜矫正术或上睑提肌缩短术；如果伴随上直肌麻痹，或因下巴的运动而出现上睑下垂不明显时，有可能会发生矫正不足，此时建议比一般上睑下垂多截断一点儿上睑提肌。

中度以上下颌瞬目现象

较严重的中度以上下颌瞬目现象，首先为了让异常眼睑连带运动消失，先切除上睑提肌，之后做额肌悬吊术。单独做上睑提肌缩短术，反而会无法消除或加重下颌瞬目现象。

到目前为止，已有许多方法可用于减少眼睑连带运动。

- **从睑板到Whitnall韧带处去除上睑提肌腱膜。** 此为最常用的方法，但因为腱膜与周边组织紧密结合，很难完全分离。在某些情况下，术后还会残留轻微的下颌瞬目现象，所以术前需要对患者及家属提供充分的说明。
- **去除Whitnall韧带上方一部分的上睑提肌。** 切除Whitnall韧带上方肌肉的方法，有可能会对上直肌造成损伤，且残留下颌瞬目现象的可能性高。
- **将上睑提肌与腱膜截断至眶尖。** 完全切除上睑提肌和腱膜的方法相对可以把下颌瞬目现象完全消除，但容易对上直肌、上斜肌造成损伤。
- **截断上睑提肌腱膜并将其缝合在弓状缘。** 此法是在上睑提肌腱膜上方截断上睑提肌，将断端转位至弓状缘再固定缝合，此术式可充分去除上睑提肌功能，需要时还可以复原。
- **经后侧结膜切除上睑提肌。** 此法不需切开皮肤，可选择性地切除Whitnall韧带上方的上睑提肌，且与上直肌分离相对容易，因此可减少上直肌的损伤。但是，Whitnall韧带下方的上睑提肌与周边组织紧密附着且外侧的边界不明确，所以不容易完全切除，反而术后会因粘连而复发连带运动。

因为从睑板到Whitnall韧带处切除上睑提肌及腱膜的方式对解剖结构是比较熟悉的方式，所以常被使用。但是如前所述，正常上睑提肌腱膜在Whitnall韧带下面有很多附着部位，经过泪腺并将泪腺分成两部分，所以不容易完全切除腱膜，术后有可能残留一些下颌瞬目现象。另外，完全切除后也有可能由上睑提肌及睑板之间形成纤维组织再连接，复发下颌瞬目现象。注意术中有可能对泪腺或结膜造成损伤。

切除上睑提肌功能后进行的额肌悬吊术，通常与一般上睑提肌功能不佳的先天性上睑下垂处理方式一样。悬吊材料有自体阔筋膜、保存阔筋膜、硅胶带、Supramid®等，其中以自体阔筋膜的复发率最低。也可以分离额肌皮瓣后固定在睑板。另有改良方法为，切开有连带运动的上睑提肌上方，并把切开处下方剩下的上睑提肌往额肌方向拉拢、衔接在额肌上实施悬吊术。此改良方法的优点为不损伤上睑提肌的附着处，可以保留正常眼睛的轮廓。

是否双眼一起进行手术

大部分下颌瞬目现象出现在单眼，所以通常仅去除患侧有连带运动的上睑提肌，之后再进行额肌悬吊术。单眼手术的优点为不用在健侧眼进行手术，而且如果对结果不满意，可以与患者（或家属）商量后考虑再次进行手术。

1965年，Beard把双眼的上睑提肌都切除后再进行额肌悬吊术。因为此术式要在健侧眼与患侧眼都要进行手术，术者与受术者及患者家属都要有充分的沟通。另外，在1972年，Callahan把Beard的术式做了改良，只在患侧眼切除上睑提肌，同时做双眼的额肌悬吊术。此方式优点是患者在直视前方时，健侧眼睑能够维持正常功能，往下看时由双侧额肌悬吊术维持眼睑外观对称。

有人认为，单眼上睑提肌缩短术后做额肌悬吊术，健侧的悬吊效果会变弱，因而对称性较差。健侧额肌悬吊手术还有可能会导致暴露性角膜炎或干眼症，术者需评估上述风险，并根据经验来确定方式。

单眼上睑提肌切除术后，对比研究单眼和双眼额肌悬吊术的研究结果，发现眼睑位置及对称性一标，但对于往下看时手术成功率为78%及25%。双眼额肌悬吊比较有优势。

是否同时进行手术

一般会建议以两阶段进行手术，以切除上睑提肌的方式移除连带运动后，等6~8周再确定上睑提肌的再附着是否造成下颌瞬目现象是否复发，再用额肌悬吊手术矫正上睑下垂。有些术者建议需要等18个月，确定是否有复发神经再生相关的瞬目现象后，再次进行上睑下垂手术。但是，多数人比较喜欢将上睑提肌切除手术及额肌悬吊术同时进行。根据过去的报道，用此方式进行治疗的患者中约有一半下颌瞬目现象消失，其余一半有1mm以下的轻微下颌瞬目现象。因两阶段手术有第一次术后出现上睑下垂的不适感与需接受两次手术的负担等，故有人主张同时手术比较理想，而且残留的下颌瞬目现象程度轻微，可忽略。

并发症

术后并发症与一般上睑下垂一样，可能包括上睑下垂矫正不足、过度矫正、瘢痕、不对称、感染、眼睑轮廓异常、眼睑内翻等。若单用上睑提肌缩短术只矫正上睑下垂，有些案例的下颌瞬目现象可能会变得更严重。注意在Whitnal韧带上方进行上睑提肌切除术时，可能会造成上直肌损伤和上斜肌的麻痹。

动眼神经异常通路

先天性动眼神经麻痹非常罕见。在胚胎期发育中神经分布的缺陷可导致神经性上睑下垂。单独动眼神经的缺陷可能由先天性第三对脑动眼神经麻痹或轻瘫导致。完全麻痹的话，会出现上睑下垂、眼球内转、瞳孔放大及光反射消失等，几乎不会有神经异常再生。

先天性眼外肌纤维化综合征

此疾病是不仅波及上睑提肌也会侵犯到眼外肌的纤维化综合征，为非常罕见的疾病。此综合征为偶发性或家族性遗传。有可能侵犯全部的眼外肌，或仅1~2条肌肉受侵犯。所有的患者皆有眼球运动障碍，眼睛保护机制功能下降。中度上睑下垂，会伴随眼球下陷，在儿童中会出现头位异常或使用额肌的状况。

参考文献

[1] 김윤덕,김윤석. Marcus-Gunn현상을가진안검하수의수술적치료.대한안과학회지1993;34:900-906.

[2] 손미아,이태수. Synkinetic ptosis의수술적요법에대한임상적고찰.대한안과학회지1989;30:429-435.

[3] Allen CE, Rubin PA. Blepharophimosis-ptosis-epicanthus inversus syndrome (BPES): clinical manifestation and treatment. Int Ophthalmol Clin 2008;48:15-23.

[4] Anderson RL, Baumgartner SA. Strabismus in ptosis. Arch Ophthalmol 1980;98:1062-1067.

[5] Baldwin HC, Manners RM. Congenital blepharoptosis: a literature review of the histology of levator palpebrae superioris muscle. OphthalPlastReconstr Surg 2002;18:301-307.

[6] Beaconsfield M, Walker JW, Collin JR. Visual development in the blepharophimosis syndrome. Br J Ophthalmol 1991;75:746-748.

[7] Beard C. A new treatment for severe unilateral congenital ptosis and for ptosis with jaw-winking. Am J Ophthalmol 1965;59:252-258.

[8] Beard C. Ptosis. St. Louis: Mosby, 1981.

[9] Beckingsale PS, Sullivan TJ, Wong VA, Oley C. Blepharophimosis: a recommendation for early surgery in patients with severe ptosis. Clin Experiment Ophthalmol 2003;31:138-142.

[10] Berke RN. Resection of the levator palpebrae for ptosis with anatomic studies. Trans Am Ophthalmol Soc 1944;42:411-435.

[11] Berke RN, Wadsworth JA. Histology of levator muscle in congenital and acquired ptosis. AMA Arch Ophthalmol 1955;53:413-428.

[12] Beysen D, Vandesompele J, Messiaen L, De Paepe A, De Baere E. The human FOXL2 mutation database. Hum Mutat 2004;24:189-193.

[13] Bowyer JD, Sullivan TJ. Management of Marcus Gunn jaw winking synkinesis. OphthalPlastReconstr Surg 2004;20:92-98.

[14] Bullock JD. Marcus-Gunn jaw-winking ptosis: classification and surgical management. J PediatrOphthalmol Strabismus 1980;17:375-379.

[15] Cadera W, Orton RB, Hakim O. Changes in astigmatism after surgery for congenital ptosis. J PediatrOphthalmol Strabismus 1992;29:85-88.

[16] Cartwright MJ, Hassan TS, Frueh BR. Microdeletion of chromosome 7P syndrome ocular manifestations. OphthalPlastReconstr Surg 1995;11:139-141.

[17] Cates CA, Tyers AG. Results of levator excision followed by fascia lata brow suspension in patients with congenital and jaw-winking ptosis. Orbit 2008;27:83-89.

[18] Choi KH, Kyung S, Oh SY. The factors influencing visual development in blepharophimosis-ptosis-epicanthus inversus syndrome. J PediatrOphthalmol Strabismus 2006;43:285-288.

[19] Chua HC, Tan CB, Tjia H. Aberrant regeneration of the third nerve. Singapore Med J 2000;41:458-459.

[20] Cibis GW, Fitzgerald KM. Amblyopia in unilateral congenital ptosis: early detection by sweep visual evoked potential. Graefes Arch Clin Exp Ophthalmol 1995;233:605-609.

[21] Clark BJ, Kemp EG, Behan WM, Lee WR. Abnormal extracellular material in the levator palpebrae superioris complex in congenital ptosis. Arch Ophthalmol 1995;113:1414-1419.

[22] Collin JR. New concepts in the management of ptosis. Eye (Lond) 1988;2:185-188.

[23] Dawson EL, Hardy TG, Collin JR, Lee JP. The incidence of strabismus and refractive error in patients with

blepharophimosis, ptosis, epicanthus inversus syndrome (BPES). Strabismus 2003;11:173−177.

[24] De Baere E, Copelli S, Caburet S, Laissue P, Beysen D, Christin−Maitre S, Bouchard P, Veitia R, Fellous M. Premature ovarian failure and forkhead transcription factor FOXL2: blepharophimosis−ptosis−epicanthus inversus syndrome and ovarian dysfunction. Pediatr Endocrinol Rev 2005;2:653−660.

[25] Demirci H, Frueh BR, Nelson CC. Marcus Gunn jaw winking synkinesis; clinical features and management. Ophthalmology 2010;117:1447−1452.

[26] Dillman DB, Anderson RL. Levator myectomy in synkinetic ptosis. Arch Ophthalmol 1984;102:422−423.

[27] Doucet TW, Crawford JS. The quantification, natural course, and surgical results in 57 eyes with Marcus Gunn (jawwinking) syndrome. Am J Ophthalmol 1981;92:702−707.

[28] Dryden RM, Fleming JC, Quickert MH. Levator transposition and frontalis sling procedure in severe unilateral ptosis and the paradoxically innervated levator. Arch Ophthalmol 1982;100:462−464.

[29] Duke−Elder S. Normal and abnormal development; congenital deformities. In: System of ophthalmology. St. Louis: Mosby, 1963.

[30] Edmunds B, Manners RM, Weller RO, Steart P, Collin JR. Levator palpebrae superioris fibre size in normals and patients with congenital ptosis. Eye (Lond) 1998;12:47−50.

[31] Fokstuen S, Antonarakis SE, Blouin JL. FOXL2−mutations in blepharophimosis−ptosis−epicanthus inversus syndrome (BPES); challenges for genetic counseling in female patients. Am J Med Genet A 2003;117A:143−146.

[32] Fox SA. Surgery of ptosis. Baltimore: Williams&Wilkins, 1986.

[33] Friedhofer H, Nigro MV, Filho AC, Ferreira MC. Correction of blepharophimosis with silicone implant suspensor. PlastReconstr Surg 2006;117:1428−1434.

[34] Gunn RM. Congenital ptosis with peculiar associated movements of the affected lid. Trans Ophthal Soc UK 1883;3:283−287.

[35] Hepler RS, Hoyt WF, Loeffler JD. Paradoxical synkineticlevator inhibition and excitation. An electromyographic study of unilateral oculopalpebral and bilateral mandibulopalpebral (Marcus Gunn) synkineses in a 74−year−old man. Arch Neurol 1968;18:416−424.

[36] Hornblass A, Adachi M, Wolintz A, Smith B. Clinical and ultrastructural correlation in congenital and acquired ptosis. Ophthalmic Surg 1976;7:69−76.

[37] Iliff CE. Problems in ptosis surgery. In: Rycroft PV. Corneoplastic surgery. Oxford, UK: Pergamon, 1969.

[38] Iliff CE. The optimum time for surgery in the Marcus Gunn phenomenon. Trans Am AcadOphthalmol Otolaryngol 1970;74:1005−1010.

[39] Isenberg S, Blechman B. Marcus Gunn jaw winking and Duane's retraction syndrome. J PediatrOphthalmol Strabismus 1983;20:235−237.

[40] Islam ZU, Rehman HU, Khan MD. Frontalis muscle flap advancement for jaw−winking ptosis. OphthalPlastReconstr Surg 2002;18:365−369.

[41] Jampel RS, Fells P. Monocular elevation paresis caused by a central nervous system lesion. Arch Ophthalmol 1968;80:45−57.

[42] Katowitz JA. Pediatric oculoplastic surgery. New York: Springer Science&Business Media, 2002.

[43] Kersten RC, Bernardini FP, Khouri L, Moin M, Roumeliotis AA, Kulwin DR. Unilateral frontalis sling for the surgical correction of unilateral poor−function ptosis. OphthalPlastReconstr Surg 2005;21:412−6; discussion 416−417.

[44] Khwarg SI, Tarbet KJ, Dortzbach RK, Lucarelli MJ. Management of moderate−to−severe Marcus−Gunn jaw−winking ptosis. Ophthalmology 1999;106:1191−1196.

[45] Kim CY, Zhao SY, Wu CZ, Yoon JS, Lee SY. Positional change of lower eyelid after surgical correction of congenital ptosis in the Korean population. JAMA Ophthalmol 2013;131:540−542.

[46] Kirkham TH. Familial Marcus Gunn phenomenon. Br J Ophthalmol 1969;53:282−283.

[47] Krastinova D, Jasinski MA. Orbitoblepharophimosis syndrome: a 16−year perspective. PlastReconstr Surg 2003;111:987−999.

[48] Larned DC, Flanagan JC, Nelson LE, Harley RD, Wilson TW. The association of congenital ptosis and congenital heart disease. Ophthalmology 1986;93:492−494.

[49] Lee V, Konrad H, Bunce C, NelsonC, Collin JR. Aetiology and surgical treatment of childhood blepharoptosis. Br J Ophthalmol 2002;86:1282−1286.

[50] Lelli GJ Jr, Nelson CC. Early habituation of severe blepharoptosis in Marcus Gunn jaw−winking syndrome. J PediatrOphthalmol Strabismus 2006;43:38−40.

[51] Lemagne JM. Transposition of the levator muscle and its reinnervation. Eye (Lond) 1988;2:189−192.

[52] Mansour AM, Bitar FF, Traboulsi EI, Kassak KM, Obeid MY, Megarbane A, Salti HI. Ocular pathology in

congenital heart disease. Eye (Lond) 2005;19:29−34.

[53] Nakajima T, Yoshimura Y, Onishi K, Sakakibara A. One−stage repair of blepharophimosis. PlastReconstr Surg 1991;87:24−31.

[54] Nallasamy S, Kherani F, Yaeger D, McCallum J, Kaur M, Devoto M, Jackson LG, Krantz ID, Young TL. Ophthalmologic findings in Cornelia de Lange syndrome: a genotype−phenotype correlation study. Arch Ophthalmol 2006;124:552−557.

[55] Neuhaus RW. Eyelid suspension with a transposed levator palpebrae superioris muscle. Am J Ophthalmol 1985;100:308−311.

[56] Pang MP, Zweifach PH, Goodwin J. Inherited levator−medial rectus synkinesis. Arch Ophthalmol 1986;104:1489−1491.

[57] Pratt SG, Beyer CK, Johnson CC. The Marcus Gunn phenomenon. A review of 71 cases. Ophthalmology 1984;91:27−30.

[58] Strømme P, Sandboe F. Blepharophimosis−ptosis−epicanthus inversus syndrome (BPES). Acta OphthalmolScand 1996;74:45−47.

[59] Sutula FC. Histological changes in congenital and acquired blepharoptosis. Eye (Lond) 1988;2:179−184.

[60] Teo L, Lee SY, Kim CY. Effect of upgaze on lower eyelid position in Korean patients with congenital ptosis. J PlastReconstrAesthet Surg 2017;70:380−384.

[61] Townes PL, Muechler EK. Blepharophimosis, ptosis, epicanthus inversus, and primary amenorrhea. A dominant trait. Arch Ophthalmol 1979;97:1664−1666.

[62] Tsai CC, Lin TM, Lai CS, Lin SD. Use of the orbicularis oculi muscle flap for severe Marcus Gunn ptosis. Ann Plast Surg 2002;48:431−434.

[63] Uhlenhaut NH, Treier M. Foxl2 function in ovarian development. Mol Genet Metab 2006;88:225−234.

[64] Vincent AL, Watkins WJ, Sloan BH, Shelling AN. Blepharophimosis and bilateral Duane syndrome associated with a FOXL2 mutation. Clin Genet 2005;68:520−523.

[65] Waller RR. Evaluation and management of the ptosis patient. In: McCord CD Jr. Oculoplastic surgery. New York: Raven Press, 1982.

[66] Wong JF, Thériault JF, Bouzouaya C, Codère F. Marcus Gunn jaw−winking phenomenon: a new supplemental test in the preoperative evaluation. OphthalPlastReconstr Surg 2001;17:412−418.

[67] Wong VA, Beckingsale PS, Oley CA, Sullivan TJ. Management of myogenic ptosis. Ophthalmology 2002;109:1023−1031.

眼睑下垂整形外科学

第六章

腱膜性上睑下垂

Aponeurotic ptosis

CONTENTS

临床表现

病理

分类

在后天性上睑下垂中，腱膜性上睑下垂最为常见，是随着年龄的增长腱膜越来越松弛或从附着处脱落而出现的退行性上睑下垂。由于在老年人中比较常见，又称为老年性上睑下垂。

在年轻人中，多因退行性变化以外的其他多种机制所致，如外伤、眼内手术、眼眶及眼睑炎症或水肿、过敏类的慢性炎症、妊娠、长期佩戴隐形眼镜、巨乳头性结膜炎等。

先天性腱膜性上睑下垂比较罕见，多因退行性导致腱膜没有附着在睑板上所致。也可能是在产程中外伤造成，尤其是使用产钳分娩时比较常见。

临床表现

腱膜性上睑下垂可单眼发生或双眼发生。上睑下垂可能会逐渐严重，也有在外伤或眼内手术后突然变严重的情况。上睑下垂的程度可由轻度到重度不等，但上睑提肌肌力良好，通常在11mm以上。有时腱膜与睑板完全分离，上睑提肌的力量不能传导时，上睑提肌肌力会明显下降。腱膜性上睑下垂不但会造成上侧视野障碍，也会因腱膜松弛或附着脱落而导致往下看时上睑下垂变得更严重，影响到看书。

当上睑提肌腱膜从睑板脱落后往上移动，原附着在眼睑的皮下纤维也会一起往上移动，使得重睑看起来比较高（图6-1）。睑板上侧眼睑厚度变薄，闭眼时会透出虹膜的颜色。有时很容易触摸到睑板上缘。但是像东方人的眼睑较厚，这些特征几乎不会出现。

此外，眶隔与腱膜前脂肪往上移动，可导致上睑沟凹陷（图6-2）。

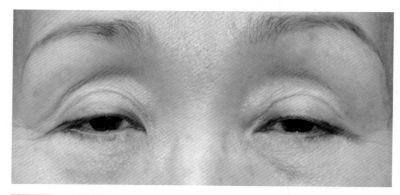

图6-1　腱膜性上睑下垂中常见的高位重睑线

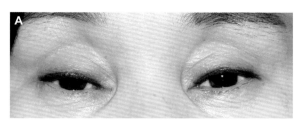 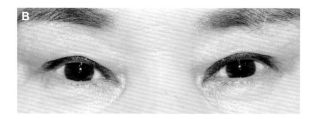

图6-2 在腱膜型上睑下垂患者中常见的上睑沟凹陷及上睑下垂手术后改善的状况

病理

腱膜从睑板的附着处脱落后，有时会观察到在睑板上缘形成白色的腱膜边界。

手术中容易观察到上睑提肌与Müller肌的脂肪性衰退，有时因为腱膜变松而裂开或变薄稀疏的状况。上睑的Whitnall韧带内侧分支变弱，可以观察到上睑提肌及上睑板往外移动的情况。与这种变化有关的腱膜性上睑下垂可视为原发性肌病。

在显微镜下可以看到腱膜内胶原蛋白束及周边组织的细微梗死，上睑提肌的肌纤维被脂肪代替的情况。

分类

老年性上睑下垂

50岁以上最常见的上睑下垂形态，是因上睑提肌腱膜从睑板附着部位分离，或上睑提肌变薄导致传到眼睑的力量变弱，造成的上睑下垂。此外，在老化的过程中，上睑提肌本身被脂肪浸润，也有可能造成肌纤维弱化消失，导致上睑下垂。

长期配戴隐形眼镜引发的上睑下垂

根据Kerstein等在1995年的报道，发生于年轻人的后天性上睑下垂有47%与长期佩戴隐形眼镜有关，其次为外伤。

比起软性隐形眼镜，硬性隐形眼镜比较容易造成上睑下垂。在戴上和取出隐形眼镜的过程中，对上睑持续给予重复的牵引，会导致腱膜从附着处分离，这一点可以在手术中发现。但是偶尔可以看到停止佩戴隐形眼镜后上睑下垂改善的情况，可见除了腱膜分离之外，隐形眼镜的刺激或眼睑水肿也可能是致病原因。此外，也有报道提出Müller肌的纤维化会导致上睑下垂。

软性隐形眼镜导致上睑下垂的原因尚不明确，但认为巨乳头性结膜炎（GPC）为主要原因之一。因GPC导致上睑下垂而中断佩戴软性隐形眼镜，上睑下垂因而好转的可能性较硬性隐形眼镜高，所以术前要停用隐形眼镜并观察一段时间。

与隐形眼镜有关的上睑下垂，患者的上睑提肌功能良好及高位重睑线，具有典型腱膜性上睑下垂的表现。

外伤引起的上睑下垂

腱膜及睑板附着处的外伤及压力会导致腱膜性上睑下垂，如冲击造成的外伤、因过敏持续揉眼睛，都可能是引发的原因。这种分离现象特别容易发生于腱膜附着较弱的眼睛，比较深层的裂伤对腱膜造成直接伤害，也会造成上睑下垂。

眼睑、眼眶或脑部任何地方的外伤都可以导致上睑下垂（图6-3）。眼睑外伤造成腱膜裂伤或水肿造成附着处脱落，也会导致上睑下垂。这类分离现象特别容易出现于腱膜附着较弱的眼睛。冲击、外伤、过敏引起持续性揉眼等的刺激都可以是致病原因。

不同程度的眼眶外伤造成动眼神经上分支损伤，或与脑部损伤相关的动眼神经损伤，可以表现不同程度的上睑下垂。

外伤性上睑下垂的治疗，可据下垂程度、水肿程度、是否为开放性伤口等因素，采取不同的方式。如果眼睑裂伤深并且造成上睑下垂程度严重，必须立刻确认上睑提肌损伤与否。此外，若有上睑提肌裂伤或附着处脱落，需要及时进行矫正。如果没有开放性伤口，经数周至数月消肿后，上睑下垂有可能改善，手术则至少等6个月再进行。

手术方法则如同其他上睑下垂手术，取决于上睑提肌的功能而定，需要留意外伤性下垂的矫正效果比截断量明显。此外，由外伤造成的纤维化，术后可能出现矫正过度。

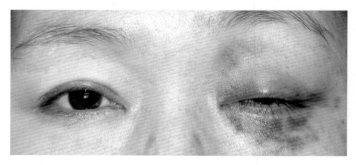

图6-3 左眼受伤后出现外伤性上睑下垂

与内眼手术相关的上睑下垂

根据研究报道，接受白内障手术、角膜移植手术、青光眼滤过手术、视网膜手术等内眼手术，有3%~13%的患者会出现术后上睑下垂的并发症。1976年，Paris和Quickert研究白内障手术后发生上睑下垂患者的组织病理学，结果显示主要原因是上睑提肌腱膜的附着部位脱落，而且特别容易发生于腱膜较弱的老年人，术后长时间持续眼睑炎症反应和水肿时更容易分离。

韩国的研究报道显示，约有8%内眼手术后出现上睑下垂的案例，白内障手术后6.0%，青光眼手术后9.8%，三重手术后13.0%。此外，手术时间越长、患者年纪越大，越容易发生术后上睑下垂。应用开睑器、局部麻醉方式及上直肌牵引缝合等，也被认为会导致上睑下垂的发生。使用开睑器时患者会出现想要闭眼引起眼轮匝肌收缩的反射动作，长时间使用开睑器会让眼轮匝肌强直收缩，造成上睑提肌腱膜变松并出现附着睑板处分离，导致上睑下垂。因此，尽量选择用钢丝的开睑器，避免对上睑提肌造成损伤。

上直肌牵引缝合导致上睑下垂的机制是手术中导致的上直肌的损伤及发炎，在肌肉内血管被压迫导致淤血，这时产生的渗透液会破坏上睑提肌及上直肌复合体的正常附着的位置。最近，白内障手术使用滴眼药水代替球后麻醉，也不会使用上直肌牵引，所以内眼手术后上睑下垂的发生率也相应减少。

类固醇诱发的上睑下垂

长期使用类固醇眼药水，也会产生轻微的上睑下垂。因目前没有病理组织学的研究证明，故尚不知确切的原因，但认为与滴眼药水时过度拉扯眼皮导致腱膜脱落、与类固醇相关的疾病或结膜炎、角膜炎、葡萄膜炎等疾病有关，后继发出现上睑下垂。

伴随甲状腺疾病的上睑下垂

伴随甲状腺疾病的上睑下垂并不多见。在甲状腺眼病急性期，若眼睑水肿造成腱膜脱落，可以导致上睑下垂。也可能是甲状腺疾病的一侧眼睑退缩，让对侧出现假性上睑下垂。如果有甲状腺疾病，并同时患有上睑下垂时，需要检查重症肌无力的可能性。

与妊娠相关的上睑下垂

分娩之后的女性有可能会发生上睑下垂，原因不明。可能与高浓度黄体酮导致眼睑内浆液增加，以及分娩本身造成的高压力等相关，导致上睑提肌腱膜分离。

眼睑松弛症引起的上睑下垂

眼睑松弛症引发的反复眼睑水肿，对腱膜的睑板附着处造成损伤或让腱膜松弛，导致腱膜附着脱落，引起上睑下垂。

参考文献

[1] 김경락,이경택,최웅철.안과수술후발생한안검하수에대한고찰및건막교정수술의효과.대한안과학회지2002;43:2253-2257.

[2] 안대휘,이영기,김호겸,홍영재.백내장및녹내장수술후발생한안검하수.대한안과학회지1998;39:598-603.

[3] 이동원,안희배,윤희성,노세현.공막돌륭술후발생한안검하수의임상적고찰.대한안과학회지1998;39:1588-1593.

[4] 이상열,김윤덕,곽상인,김성주.눈꺼풀성형술.도서출판내외학술, 2009.

[5] 조양경,김현승,이영춘.백내장수술후안검하수발생에관한고찰.대한안과학회지2000;41:1918-1924.

[6] 최준호,송만성,최기용.단안백내장수술후양안안검열크기의변화.대한안과학회지1998;39:2057-2063.

[7] Albert DM, Miller JW, Azar DT. Albert and Jakobiec's principles and practice of ophthalmology. Philadelphia: Saunders Elsevier, 2008.

[8] Baroody M, Holds JB, Vick VL. Advances in the diagnosis and treatment of ptosis. CurrOpinOphthalmol 2005;16:351-355.

[9] Finsterer J. Ptosis: causes, presentation, and management. Aesthetic Plast Surg 2003;27:193-204.

[10] Frueh BR, Musch DC, McDonald HM. Efficacy and efficiency of a small-incision, minimal dissection procedure versus a traditional approach for correcting aponeurotic ptosis. Ophthalmology 2004;111:2158-63.

[11] Hirasawa C, Matsuo K, Kikuchi N, Osada Y, Shinohara H, Yuzuriha S. Upgaze eyelid position allows differentiation between congenital and aponeurotic blepharoptosis according to the neurophysiology of eyelid retraction. Ann Plast Surg 2006;57:529-34.

[12] Kim CY, Lee SY. Distinct features in Koreans with involutional blepharoptosis. PlastReconstr Surg 2015;135:1693-1699.

[13] McCord CD Jr, Tanenbaum M, Nunery WR. Oculoplastic surgery. New York: Raven Press, 1995.

[14] Nerad JA. Oculoplastic surgery: The requisites in ophthalmology. St. Louis: Mosby, 2001.

[15] Nesi FA, Lisman RD, Levine MR. Smith's ophthalmic plastic and reconstructive surgery, St. Louis: Mosby, 1998.

[16] Paris GL, Quickert MH. Disinsertion of the aponeurosis of the levator palpebrae superioris muscle after cataract extraction. Am J Ophthalmol 1976;81:337-340.

[17] Pereira LS, Hwang TN, Kersten RC, Ray K, McCulley TJ. Levator superioris muscle function in involutional blepharoptosis. Am J Ophthalmol 2008;145:1095-1098.

[18] Sanke RF. Blepharoptosis as a complication of pregnancy. Ann Ophthalmol. 1984;16:720-722.

[19] Scoppettuolo E, Chadha V, Bunce C, Olver JM, Wright M; BOPSS. British Oculoplastic Surgery Society (BOPSS) national ptosis survey. Br J Ophthalmol 2008;92:1134-1138.

[20] Song MS, Shin DH, Spoor TC. Incidence of ptosis following trabeculectomy: a comparative study. Korean J Ophthalmol 1996;10:97-103.

[21] Takahashi Y, Kakizaki H, Mito H, Shiraki K. Assessment of the predictive value of intraoperative eyelid height measurements in sitting and supine positions during blepharoptosis repair. OphthalPlastReconstr Surg 2007;2:119-121.

[22] Tucker SM, Verhulst SJ. Stabilization of eyelid height after aponeurotic ptosis repair. Ophthalmology 1999;106:517-522.

眼睑下垂整形外科学

后天性上睑下垂

Acquired myogenic ptosis

CONTENTS

肌性上睑下垂相对少见，但如果上睑提肌功能低下合并有眼外肌、面肌或身体其他部位的肌肉无力时，必须怀疑是否为肌性上睑下垂。此外，如果有进行性上睑下垂时，需要与腱膜性、神经性、外伤性或机械性上睑下垂进行鉴别诊断。肌性上睑下垂可依照原因（如表7-1）进行分类。

表7-1 诱发肌性上睑下垂的病因分类

线粒体肌病（mitochondrial myopathies）
　慢性进行性眼外肌麻痹（chronic progressive external ophthalmoplegia，CPEO）
　Kearns-Sayre综合征（Kearns-Sayre syndrome，KSS）
　线粒体肌病、脑病变、高乳酸血症、卒中样发作（mitochondrial myopathy、encephalopathy、lactic acidosis、stroke-like episodes，MELAS）综合征
　线粒体脑病伴破碎红纤维（mitochondrial encephalopathy with ragged red fibers，MERRF）
强直性肌营养不良（myotonic dystrophy，MD）
眼咽肌营养不良（oculopharyngeal muscular dystrophy，OPMD）
眼咽远端肌病（oculopharyngodistal myopathy，ODM）

病因分类

线粒体肌病

线粒体肌病为参与线粒体产生能量的酶缺损，导致线粒体功能异常而出现的疾病。肌性上睑下垂的病因中，线粒体肌病占最大部分，而慢性进行性眼外肌麻痹（CPEO）在线粒体肌病中又最为常见。

临床表现

大部分患者会有上睑下垂及眼外肌运动障碍，接着有可能出现眼轮匝肌及面肌无力，全身也会依序出现吞咽困难、四肢无力。吞咽困难不但出现于CPEO患者，OPMD患者中也有可能出现。视网膜色素病变主要伴随Kearns-Sayre综合征（KSS），但也会出现于CPEO患者，KSS患者中还会出现心脏传导阻滞。耳聋，可以怀疑是线粒体肌肉疾病的症状之一，也可出现于MELAS患者或CPEO患者。上睑下垂及间歇性复视同时出现时，需要鉴别其他原因，例如重症肌无力。

慢性进行性眼外肌麻痹（CPEO）

此病为上睑提肌及眼外肌的肌营养不良性疾病，由Von Graefe于1868年首次报道。一般认为，

CPEO属于肌肉疾病，但由病理上发现伴随神经萎缩的表现，也有人认为是神经性疾病。一般认为是肌肉异常及神经异常皆有影响。

患者在早期、学龄期或青春期出现上睑下垂或眼外肌运动障碍，之后病程缓慢进展。约50%具有家族史，性别比例没有差别。所有的眼外肌都会出现麻痹，因对称性的运动限制，所以一般没有复视，但如果出现非一致性斜视，则有可能出现复视。大部分患者在病程中会反复好转及恶化，若侵犯到眼轮匝肌，则连闭眼都有困难。如果侵犯到上睑提肌、眼外肌以外的骨骼肌，尤其是头颈部的骨骼肌，导致无法使用额肌时会加剧上睑下垂造成的不适感。

部分的患者会伴随视网膜疾病，从广泛色素病变到眼球后极的视网膜色素上皮缺损，有多种表现形态。另有全身性的表现，如小脑共济失调、眼球震颤、听力缺损、前庭功能障碍及智能减退等神经异常。当CPEO的临床或病理表现不局限在肌肉，而伴随视网膜、心脏、内分泌系统及中枢神经系统症状等情况时，称为"CPEO- plus"或"眼肌麻痹–plus"，例如Kearns–Sayre综合征也属于此类。

全身性治疗方法并无法使CPEO好转，有尝试使用全身性肾上腺皮质激素制剂治疗的，但反应不佳。虽然有复视，但较少见，部分状况需要进行手术治疗。

如果上睑下垂严重到影响日常生活，可积极进行手术。但是因上直肌功能不佳、Bell现象消失及病程持续进行等疾病特征，眼睛的保护机制变弱，所以术后角膜保护很重要。如果上睑提肌功能好，可以做上睑提肌缩短术，但因为大部分的提肌功能差，所以额肌悬吊术的矫正效果比较好。为了防范术后可能发生的严重角膜损伤，可选择硅胶带（silicon rod）这类较好去除的合成材料比较适合，也建议低矫正一些（图7-1）。

Keams–Sayre综合征（KSS）

自从1958年Kearns及Sayre报道2例患有视网膜色素病变、慢性进行性眼外肌麻痹及心脏传导阻滞3个症候的案例后，此综合征被称为Kearns-Sayre综合征。近期以来，如果在20岁之前发病，出现慢性进行性眼外肌麻痹、视网膜色素病变，以及出现心脏传导阻滞、脑脊髓液蛋白1g/L以上、小脑症状等其中1个以上症状的话，也可以诊断为Kearns-Sayre综合征。根据报道，心脏传导阻滞

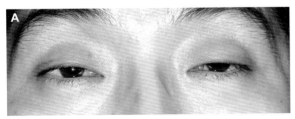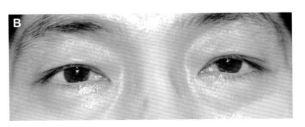

图7-1 CPEO患者应用硅胶带（silicon rod）进行额肌悬吊的前后状况。A. 手术前。B. 手术后

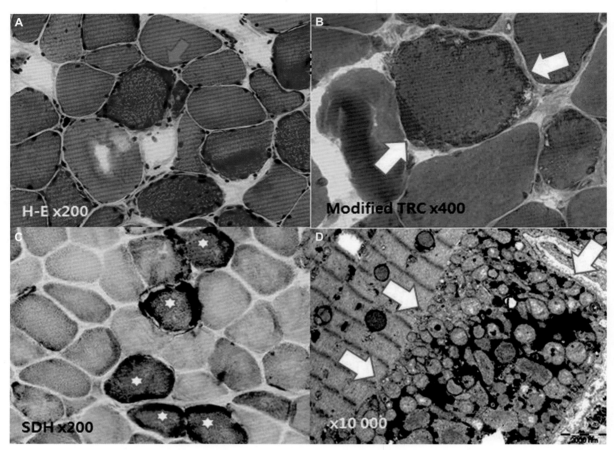

图7-2 退化的纤维，在肌肉纤维膜下呈现出红色破碎的外观。A. H-E×200：箭头指示。B. Gomori modified TRC×400：箭头指示。C. 以 Succinate dehydrogenase（SDH）染色发现酶的活性（SDH×200，星号）。D. 在电子显微镜下可见肌纤维膜下方有大型线粒体沉淀（×10 000，箭头）（由延世大学金教授提供）

在发病后数个月至36年后都可能发生，没有心脏传导阻滞，并不能构成排除的诊断标准。早期诊断KSS综合征对预防心脏传导阻滞造成的异常很重要。

大部分为偶发性表现，但偶尔会有常染色体显性遗传。虽然根本的原因尚不清楚，但认为与氧化磷酸化的耦合松散或乳酸盐及丙酮酸盐的代谢异常有关，线粒体结构及功能障碍、脂肪代谢异常、原发性肌肉病变等为可能的致病原因。

在光学显微镜下，经Gomori trichrome染色可见线粒体的数量和大小增加，在骨骼肌纤维周围可以看到积累的特征性红色肌纤维——破碎的红纤维，经oil red-0染色可以看到脂滴。在电子显微镜下除了骨骼肌之外，在临床上正常的组织也可见变大的线粒体（图7-2）。在眼睛的脉络膜、视网膜色素上皮、感觉受主可以看到有呈现出包涵体的线粒体肥大，此外，在汗腺、心肌膜、肝脏、小脑等处都可以观察到类似的线粒体变化。

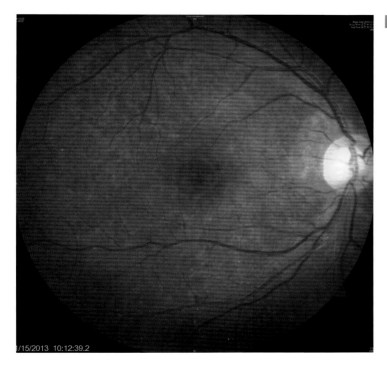

图7-3 呈现"胡椒盐"样外观的眼底

会出现类似色素性视网膜炎的色素性视网膜病变，但是视网膜周围不太可能会有骨针，最常出现在视神经乳突周围是因为色素沉着及视网膜色素上皮细胞脱色造成的"胡椒盐"样外观（图7-3）。视力下降的程度不一，有时会有视盘萎缩，但比视网膜色素病变轻。

此外，可能伴随感觉神经性听力障碍、运动障碍、糖尿病、运动失调、骨骼肌无力、第二性征发育障碍、生长缓慢等，也可能导致神经、内分泌方面的异常。

目前尚无可以治愈伴随缺陷的方法，但心脏传导阻滞及上睑下垂的处理与一般慢性进行性眼外肌麻痹患者一样。硫胺素300mg对青少年出现的颤抖及运动失调症的反应佳，而帕金森病治疗药物可以让锥体外系症状及上睑下垂反应好转。也有报道显示，生育酚维生素E也有帮助。

MELAS综合征

MELAS综合征为非常罕见的线粒体肌病，沿着红色的肌肉纤维，呈现细胞色素C氧化酶肠性纤维。具有家族史，表现除了上睑下垂、色素性视网膜病变之外，还有脑病变、高乳酸血症、卒中样发作、听力缺损等多种全身性症状。

强直性肌营养不良（MD）

肌强直是指肌肉经历强烈刺激或持续的肌纤维活化后，无法舒张肌肉的持续收缩的现象，强直性肌营养不良为最常见的形态之一。强直性肌营养不良表现为常染色体显性遗传，在染色体

19q13.3显示异常的分子结合。发病初期，被侵犯的横纹肌（含眼外肌）组织可能看起来是正常的，但之后可以观察到肌细胞核的排列变化，且随着疾病进展，肌肉纤维会被结缔组织和脂肪组织取代。

此疾病为慢性进行性疾病，从出生到高龄任何年龄层都可能出现。初期症状包括握手后放手困难或用力闭眼后睁眼困难等。

上睑下垂为最常见的眼科表现。此外，因眼轮匝肌的无力，导致眨眼频率减少及闭眼困难，肌强直导致闭眼后睁眼困难。也会有眼球颤动减少、斜视、后囊下白内障、瞳孔反射减少等，且因虹膜血管畸形，轻微的外伤都可能导致前房积血。低色素症会导致低眼压症，可能发生非特异性的脉络膜视网膜病变。

全身性表现包括智力障碍、心脏肥大、呼吸肌和咽喉肌弱化、骨骼肌异常、颅骨肥大、舌头萎缩、高频听力消失、内分泌障碍（秃头和睾丸萎缩）等，以及因平滑肌收缩不全导致的尿失禁或分娩延迟等。

目前没有特别的治疗方法，而因长期发生的其他症状，确切的诊断是至关重要的。仅有轻微症状的患者也有可能有心脏传导阻滞或胰岛素抵抗糖尿病等严重的并发症，所以要接受定期诊疗。此疾病具有高度遗传概率，应鼓励患者接受遗传咨询。此外，也要留意对麻醉的潜在危险性。

眼咽肌营养不良（OPMD）

此疾病为CPEO的衍生型，具有家族史，从法裔加拿大人的家族中首次发现。特征为进行性上睑下垂、面肌无力及吞咽困难。上睑下垂及吞咽困难从30～40岁开始发病，而眼外肌及Bell现象的损害则不明显。上睑提肌功能各有不同，但比CPEO好。经电子显微镜可以看到上睑提肌的横纹肌纤维减少、肌细胞的空泡化，则表示OPMD属于肌肉病变疾病。

眼咽远端型肌病（ODM）

患者40岁左右出现上睑下垂、咀嚼肌、面肌无力、远端四肢肌肉无力等症状。

遗传及家族史

在遗传学上，CPEO及KSS由线粒体DNA的删除或插入产生，而MELAS及MERRF则是因点突变所致。CPEO有50%～80%是因删除产生，而KSS几乎100%由删除产生。

大部分的CPEO以偶发性出现，但也有报道称有常染色体显性遗传的家族史。KSS也是以偶发性出现的，有研究文献提到过病毒感染或自体免疫疾病为病因，也有文献报道称家族型KSS可能与遗传原因有关，且实际上有可能比先前研究结果有更多常染色体显性遗传的情况。

强直性肌营养不良是常染色体显性遗传，子女有50%的概率遗传自父母。眼咽肌营养不良及眼咽远端型肌病也是常染色体显性遗传，具有上睑下垂的家族史。但若状况轻微，可能不会被表型表达出来（phenotype expression），在此状况下则不会有显性遗传的家族史。

诊断检查

诊断需要进行视力检查、视野检查、眼球运动检查、眼底检查、电生理检查等眼科检查，以及针对全身症状或神经学检查的病史询问及理学检查。对所有怀疑有线粒体肌病的患者，都要彻查神经系统及肌肉系统的侵犯与否，为了鉴别其他造成眼外肌麻痹的疾病，需要请神经科医生会诊。此外，对于患有慢性进行性眼外肌麻痹或KSS的年轻患者，有可能罹患致命的心脏传导阻滞，所以心脏检查也相当重要。如同其他线粒体疾病，稳定期时的血液乳酸值为正常，运动时会增加，大部分的血清肌酐也是正常的。此外，对依酚氯铵试验（Tensilon®）或新斯的明没有反应的特征也可以帮助诊断。

线粒体肌病的活体组织切片的主要特征是，肌肉以Gomori trichrome染色后会出现"破碎的红色纤维"为特征。此表现与异常线粒体堆积有关，且常出现在肌肉纤维膜下方。在组织化学上，可以看到因COX的损伤导致的COX阴性纤维。用电子显微镜检查眼咽肌营养不良的肌肉活体组织切片，可以看到细胞核丝状包涵体，在眼咽远端型肌病的肌肉组织中，可以看到肌肉组织的边缘空泡。因强直性肌营养不良通常是在临床上诊断出来的，所以不一定需要进行肌肉活体组织检查，但肌肉活体组织检查可见不规则的肌原纤维排列及脂褐素的增加。

血液检查时，眼咽肌营养不良患者的*PABP2*遗传因子出现异常呈检查阳性，而眼咽远端型肌病患者则没有*PABP2*遗传因子异常。

治疗与管理

对于肌性上睑下垂的患者，治疗需要跨领域的整体参与，包括家族史、血液检查、肌肉活体组织检查、遗传检查等。肌性上睑下垂手术与否、术后并发症的管理及追踪都很复杂。因此为长远打算，建议上睑下垂先以保守治疗为主，仅在影响到视力时才进行手术矫正。

必须留意上睑下垂的矫正会降低眼外肌的运动，Bell现象也会减少，且眼轮匝肌的萎缩会导致眨眼反射减少。因此，可由于肌性上睑下垂手术会增加角膜露出、Bell现象不全等产生后续的并发症，所以原则上，肌性上睑下垂的矫正手术只会在双眼视轴都被影响到的情况下才进行。换句话说，慢性进行性眼外肌麻痹的上睑下垂矫正目标不是完全矫正，而是矫正到瞳孔正上方的低程度矫正。但是考虑到利用硅胶带的额肌悬吊术，眼睑会随着时间再度出现下垂，或许可以在手术前与患者讨论是否进行充分矫正手术。

至于手术方法，可以选择上睑提肌缩短术，但考虑到肌性上睑下垂为进行性疾病，在初期做上睑提肌缩短术难以获得上睑下垂的长期矫正效果。Bell现象不佳的患者容易产生"兔眼"，故不建议为了充分提上睑而进行广泛的上睑提肌缩短术。

一般来说，额肌悬吊术应用于上睑提肌肌力小于4mm的状况，但对于上睑提肌功能较佳的肌性上睑下垂，也可以做额肌悬吊术。对肌性上睑下垂进行额肌悬吊术，可以使用自体或保存阔筋膜，但因为有露出角膜的危险性，故有时偏好使用硅胶带。这是因为硅胶带的弹性佳比阔筋膜在闭眼效果上好，也可以减少眨眼和睡眠时露出角膜的危险性。

对有角膜干燥的患者可以给予人工泪液的处方，出现暴露性角膜病变且无法由人工泪液控制时，可以调低眼睑或以手术去除悬吊材料。或者利用外侧睑板固定术或外眦成形术将下睑提上去，这些都是让眼裂变小的方法。

肌性上睑下垂没有可以彻底治疗的方法，人们曾经尝试让线粒体肌病患者服用辅酶Q或给予多种维生素，但是治疗效果还没有获得证明。

参考文献

[1] Bau V, Zierz S. Update on chronic progressive external ophthalmoplegia. Strabismus 2005;13:133−142.
[2] Beard C. Ptosis. St. Louis: Mosby, 1981.
[3] Collin JRO. A manual of systematic eyelid surgery, London: Churchill Livingstone, 1989.
[4] Daut PM, Steinemann TL, Westfall CT. Chronic exposure keratopathy complicating surgical correction of ptosis in patients with chronic progressive ophthalmoplegia. Am J Ophthalmol 2000;130:519−521.
[5] Harper PS. Myotonic dystrophy: present management, future therapy. Oxford University Press, 2004.
[6] Holck DE, Dutton JJ, DeBacker C. Lower eyelid recession combined with ptosis surgery in patients with poor ocular motility. Ophthalmology 1997;104:92 - 95.
[7] Holt IJ, Harding AE, Morgan−Hughes JA. Deletions of muscle mitochondrial DNA in patients with mitochondrial myopathies. Nature 1988;331:717−719.
[8] Jackson MJ, Schaefer JA, Johnson MA, Morris AA, Turnbull DM, Bindoff LA. Presentation and clinical investigation of mitochondrial respiratory chain disease. A study of 51 patients. Brain 1995;118:339−357.
[9] Johnson CC, Kuwabara T. Oculopharyngeal muscular dystrophy. Am J Ophthalmol 1974;77:872−879.
[10] Leveille AS, Newell FW. Autosomal dominant Kearns−Sayre syndrome. Ophthalmology 1980;87:99−108.
[11] Liquori CL, Ricker K, Moseley ML, Jacobsen JF, Kress W, Naylor SL, Day JW, Ranum LP. Myotonic dystrophy type 2 caused by a CCTG expansion in intron 1 of ZNF9. Science 2001;293:864−867.

[12] Moraes CT, DiMauro S, Zeviani M, Lombes A, Shanske S, Miranda AF, Nakase H, Bonilla E, Werneck LC, Servidei S, et al. Mitochondrial DNA deletions in progressive external ophthalmoplegia and Kearns−Sayre syndrome. N Engl J Med 1989;320:1293−1299.

[13] Nonaka I. Mitochondrial diseases. CurrOpin Neurol Neurosurg 1992;5:622 - 632.

[14] Petty RK, Harding AE, Morgan−Hughes JA. The clinical features of mitochondrial myopathy. Brain 1986;109:915−938.

[15] Richardson C, Smith T, Schaefer A, Turnbull D, Griffiths P. Ocular motility findings in chronic progressive external ophthalmoplegia. Eye (Lond) 2005;19:258−263.

[16] Rodrigue D, Molgat YM. Surgical correction of blepharoptosis in oculopharyngeal muscular dystrophy. Neuromuscul Disord 1997;7:S82−S84.

[17] Schnitzler ER, Robertson WC Jr. Familial Kearns−Sayre syndrome. Neurology 1979;29:1172−1174.

[18] Shorr N, Christenbury JD, Goldberg RA. Management of ptosis in chronic progressive external ophthalmoplegia. Ophthal Plast Reconstr Surg 1987;3:141−145.

[19] Wong VA, Beckingsale PS, Oley CA, Sullivan TJ. Management of myogenic ptosis. Ophthalmology 2002;109:1023−1031.

重症肌无力

Myasthenia gravis

CONTENTS

重症肌无力（MG）是一种慢性神经肌肉疾病，在神经肌肉接合处的神经突触传导受损，导致接受脑神经支配的随意肌弱化及疲劳为特征的一种慢性神经肌肉疾病，也是影响到乙酰胆碱受体（AChR）的自体免疫疾病之一。上睑下垂和眼外肌麻痹是最常见的症状，在初期影响70%～75%的患者，之后90%以上都会有此症状。重症肌无力是在后天性的上睑下垂鉴别诊断中必须要鉴别的疾病，诊断与治疗皆需要采用系统性的方法。

重症肌无力眼病（ocular MG）是重症肌无力（表8-1）的一种形态，只侵犯眼睑及眼外肌。

表8-1　重症肌无力的临床分类

儿童型
　　新生儿型
　　暂时性新生儿肌无力
　　先天性肌无力综合征型
　　家族型
　　青少年型
成人型
　　第I期　　单纯眼表现
　　第IIA期　轻度全身肌无力（逐渐累及肢体和躯干）
　　第IIB期　中度全身肌无力（与症状相同但肢体和躯干症状更重）
　　第III期　急性爆发性肌无力（迅速进展的肢体和躯干无力，累及呼吸肌）
　　第IV期　晚发型重症全身性肌无力（进展2年或更久后出现的症状加重）

流行病学

MG及重症肌无力眼病的发病率从过去每10万人有1人以下，最近增加至每10万人有14.5人左右。种族或地区之间没有差异。

MG可以出现在任何年龄层，就平均而言，女性28岁、男性42岁时发病，10岁以下或70岁以后发病的状况不多。就发病率而言，女性40岁以前发病率较高，男性则是过了50岁后较多。女性对男性的发生比例为3∶2，但重症肌无力眼病在男性中比较常见。重症肌无力眼病的平均发病年龄为38岁，比MG的33岁晚。

重症肌无力眼病的临床病程

初期只有眼部症状的患者，有80%在2年内会出现全身性症状。一项针对1487例患者的研究显示，约53%的人有上睑下垂及复视的眼部症状，根据平均17年的追踪，约15%的患者维持单纯性重症肌无力眼病的症状，剩下的85%虽然发病初期症状局限在眼部，但之后转变成侵犯到其他部位肌肉的全身型MG。至于变成全身型MG的时间，约一半的患者在6个月内，约80%在2年内，约90%在3年内，进展到全身型MG。50岁以后发病的患者属于高危人群，可能进展到呼吸困难，甚至死亡的全身性疾病。

换句话说，若发病后3年期间维持只有眼部的症状，则进展到全身型MG的可能性较低。10%～20%的患者可自然缓解，但大多数为暂时的好转，症状可能会复发。

神经肌肉传递的生理学

神经肌肉接合处突触是由末梢神经的神经末梢及肌肉纤维的终板构成的结构，在此处，末梢神经的动作电位传导至肌肉纤维的动作电位。神经肌肉接合处疾病中最常见的是重症肌无力。

神经肌肉接合处的生理功能与神经传达物质乙酰胆碱（ACh）有关。讯息从末梢神经传达到肌肉的部位就是神经肌肉接合处，在此部位，运动神经的末梢突起与肌肉纤维紧密贴合。运动神经轴突末端部位有很多线粒体和小泡，小泡里含有在运动神经末梢合成的乙酰胆碱。让运动神经轴突的末段膜去极化的动作电位会开始进行神经肌肉传达，释放出乙酰胆碱。乙酰胆碱分子透过扩散，经过突触与乙酰胆碱受体结合，让突触后膜去极化。乙酰胆碱受体存在于突触后膜中，在乙酰胆碱分泌处正对面，可大幅提高与受体的结合率。

乙酰胆碱受体从肌肉细胞生成后再移动到细胞膜，在稳定期是关闭的，如果动神经末梢小泡里的乙酰胆碱扩散到突触间并与受体结合，则与受体有关的通道会打开。如果通道打开，类似于钠的阳离子会进入到肌细胞里，导致肌细胞的去极化，充分去极化超过阈值后，会开启肌细胞的动作电位，并传播到所有肌细胞造成肌肉收缩（图8-1）。之后，已经完成功能的乙酰胆碱被突触间的乙酰胆碱酯酶（AChE）水解，快速消失于突触间。水解后的乙酰胆碱被转换为醋酸盐和胆碱，胆碱会由运动神经末梢再吸收，准备再合成为ACh。

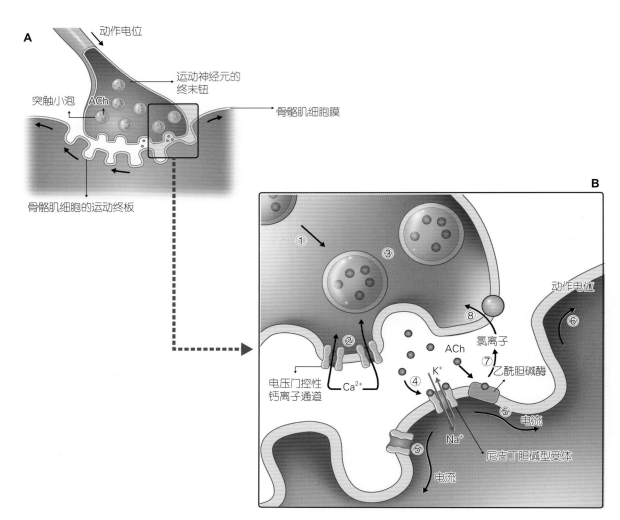

图8-1　A. 正常的神经肌肉接合处。B. 重症肌无力患者的神经肌肉接合处

重症肌无力眼病对眼外肌的生理作用

　　由于眼外肌和其他骨骼肌之间生理学上的差异，与其他肌肉相比，重症肌无力比较容易影响到眼外肌。眼外肌共有6种不同的肌纤维，其他骨骼肌只有3种。其中与重症肌无力有关的是，快缩（收缩及舒张同时出现）及慢缩肌肉纤维。眼球扫视时，眼外肌的兴奋发射频率超过400Hz，其他骨骼肌的发射频率为100～200Hz。眼外肌快缩时，肌肉收缩–舒张耗时不到四肢肌肉所需时间的一半。如此快速的收缩速度及高发射频率，让眼外肌更容易因重症肌无力而感到疲劳。

　　大部分的肌肉是单一神经支配纤维，眼外肌则是受到多个突触支配的多发神经支配纤维，对疲劳更加敏感。因眼外肌疲劳导致视轴轻微变化则引发复视，所以比其他肌肉的症状更为明显。

　　尤其是像接受紧张性神经支配的上睑提肌，又比眼外肌更容易受到疲劳的影响，上睑下垂症状很容易出现。

病因

虽然确切的原因还不明，但人们认为抗体媒介自体免疫疾病为发病机制。

神经肌肉接合处的生理功能是由末梢神经的神经末端及肌纤维的终板之间的乙酰胆碱产生，重症肌无力是针对乙酰胆碱受体的抗体在突触后膜造成破坏性发炎，进而降低乙酰胆碱受体的浓度，并阻断受体的功能而引起的疾病。特征在于骨骼肌弱化，但程度不一。

重症肌无力的病理生理学

遗传学

大部分的新生儿重症肌无力与影响乙酰胆碱受体结构、合成AChE或ACh的遗传异常有关。若是经由胎盘从母体产生的乙酰胆碱受体抗体而继发的重症肌无力，则大部分都会自然好转。

重症肌无力的表现受到人体主要组织相容性复合体（MHC）的对偶基因影响，并与MHC class Ⅱ 的对偶基因密切相关。发现重症肌无力患者的HLA-A24及A2比正常人少，HLA-A1、88、C7及haplotype A1-B8、A1-B12、A2-B35、A3-B7比正常人多。此外，也发现HLA-A1、B8、C7与女性40岁以前发病的胸腺增生有关，且亚洲人的重症肌无力眼病比西方人多3倍，可见也跟人种之间的遗传有关。

抗乙酰胆碱受体抗体

神经肌肉接合处功能障碍由乙酰胆碱受体的特异抗体之自体免疫反应造成，因乙酰胆碱受体抗体使得神经肌肉接合处的功能低下的理由如下：

· 交叉耦合或AChR的快速内吞作用增加乙酰胆碱受体的循环，导致乙酰胆碱受体数量减少。

· 在乙酰胆碱受体与乙酰胆碱的结合部位被自体抗体阻断。

· 抗体-补体系统导致突触后膜的损伤。

对于正常人，乙酰胆碱受体的平均寿命为7 ~ 11天，而重症肌无力患者的则只有1天。全身型

MG患者中有85%有抑制乙酰胆碱受体的抗体，重症肌无力眼病患者只有50%有此抗体。

除了乙酰胆碱受体抗体之外，还有多种其他自体免疫抗体，包括32%～35%有甲状腺球蛋白抗体、10%～37.5%有抗核抗体、23%有抗肌肉免疫球蛋白、4.5%～6%有类风湿因子，此现象表明重症肌无力症患者有自体免疫倾向。

细胞媒介免疫

在重症肌无力患者的胸腺中已发现T细胞减少、B细胞增加的淋巴细胞群组变化，此为细胞媒介免疫机制，但在重症肌无力的病理生理学上，细胞媒介免疫的角色还不明确。

组织病理学

根据对重症肌无力患者的组织病理研究发现，大部分患者相比正常人在神经肌肉接合处的乙酰胆碱受体数量减少了70%～89%，突触间空间变大，突触后膜皱褶减少变薄。

电子显微镜的研究发现，接合处皱褶约有87%出现破坏性变化。如果此处的皱褶被破坏，含有丰富的乙酰胆碱受体膜被丢到突触间，进而含有新的乙酰胆碱受体膜表面也会减少。

与重症肌无力相关的胸腺疾病

胸腺增生及胸腺瘤与重症肌无力有关。65%～70%的重症肌无力患者有胸腺增生，且年轻人居多。5%～20%的重症肌无力患者有胸腺瘤，且胸腺瘤患者中有1/3～1/2有重症肌无力。

高乙酰胆碱受体抗体血清阳性患者罹患胸腺瘤的比例较高。胸腺瘤患者中有23%患有相关的自体免疫疾病，且有胸腺瘤的重症肌无力患者，其预后较差。

血清阴性重症肌无力

有些重症肌无力患者没有乙酰胆碱受体抗体。将有乙酰胆碱受体抗体与没有抗体的患者进行比较，发现在性别、发病率、疾病严重度及胸腺病理学方面有显著的差异。但两个组群之间，重症肌无力眼病与全身型重症肌无力的分布没有显著差异。

· 乙酰胆碱受体抗体阳性，与女性、胸腺增生或胸腺瘤、其他自体免疫抗体及EMG阳性结果有关。

· 乙酰胆碱受体抗体阴性，与男性、胸腺正常、没有自体免疫抗体、EMG阴性结果有关。

临床表现

肌肉持续或反复的收缩导致肌肉弱化，休息后变好，是MG的典型特征。最常见的特征是复视及上睑下垂，接着是面部肌肉及口咽肌。发病初期，70%～75%患者的上睑提肌及眼外肌受到侵犯，之后比例会高达90%以上。

上睑下垂

上睑下垂越来越严重或下午更严重，以及肌肉的疲倦程度不一致时，要优先怀疑MG。这种类型的上睑下垂可能出现于单眼或双眼，而且双眼有可能不对称。

进行眼睑疲劳检测时，让患者长时间往上看，可引发或加剧上睑下垂。若为双眼不对称的上睑下垂，根据Hering定律，提起一侧会使对侧上睑下垂变得严重的状况，称为加剧的上睑下垂。下垂侧的眼睑有可能会有眼睑震颤，往外看时特别容易出现此现象。

Cogan眼睑抽动征是往下看后看前方时，出现上睑暂时往上提高，接着几次的眼睑抽搐，最后回到原本下垂位置的现象，常见于重症肌无力眼病。这个现象是因为上睑提肌容易疲劳又快速恢复。长时间往上看后闭眼，也会产生类似眼睑抽搐的现象。

MG虽然没有伴随甲状腺疾病，但有时会有Cogan眼睑抽动征，或持续往上看或直视前方时，下垂较轻侧的眼睑会暂时出现眼睑退缩。伴随Graves疾病的MG，有4%～10%会出现眼睑退缩。

眼外肌麻痹

因眼外肌麻痹出现的复视是第二常见的症状，随着病程进展，约90%的患者后期会发生，且一般都会与上睑下垂同时出现。内直肌、下直肌、上斜肌的麻痹很常见，但任何眼外肌都会受到影响。上直肌麻痹也是重症肌无力眼病的初期表现，且随着麻痹程度加重，Bell现象有可能会降低。虽然没有眼外肌运动限制，但如果持续扫视周围，也可能会抱怨疲劳造成的复视。

其他眼部症状

有可能伴随眼轮匝肌的弱化，检查时嘱患者用力闭眼后，检查者用手扒开其眼睑，会发现阻力相对变小。如果轻轻地闭眼，因眼轮匝肌的疲劳，眼睛会不随意地睁开，此现象称为Peek征。

虽然眼轮匝肌会弱化，暴露性角膜炎几乎不会出现。但是会出现与眨眼障碍有关的溢泪，或与眼轮匝肌疲劳有关的眼睑内翻等。有报道发现伴随瞳孔反射及运动障碍的案例，但临床意义不大。此外，可能有眼球扫视运动异常或眼球震颤。

影响MG的因素

MG的症状受到温度变化（冷时好转、热时恶化）、发热（不到发烧程度）、情绪变化、病毒性疾病、手术、月经、妊娠、免疫、感染、甲状腺异常及多种药物等的影响。

儿童重症肌无力

虽然重症肌无力主要好发于成人，但也有可能出现于儿童。儿童重症肌无力患者的临床症状比成人多样，发病期在2～3岁，且大部分在5岁以前出现。

临床表现包括上睑下垂（90%以上）、斜视（80%）、单眼运动障碍（70%）及弱视（20%）等。斜视的表现不一，外斜视最为常见，垂直斜视也不少。相较于常见的斜视，抱怨复视的状况反而不多，约10%。此状况可能是因为发生于儿童，所以比较不容易发现复视，也有可能是因为抑制的关系。患有全身症状的有7%～15%，比成人低，但仍要注意呼吸困难、气喘恶化、吞咽困难或频繁跌伤等。

诊断检查包含新斯的明检查、依酚氯铵试验（edrophonium检查）、重复神经刺激检查、血清乙酰胆碱受体抗体检查，但依酚氯铵试验（edrophonium检查）的阳性反应率最高，约90%以上。

治疗首选是使用溴吡斯的明，可能会追加类固醇。与成人不同的是，大部分患儿的眼部症状都很稳定，与没有彻底解决方案的成人不同，儿童治疗后眼部症状不会再出现的比例为15%～20%。

新生儿重症肌无力（infantile MG）

新生儿的重症肌无力与成人的临床表现不同。患有MG的母亲出生后立刻发生的短暂性MG（transient MG）最为常见，患有MG的母亲生下的新生儿不一定都有短暂性MG。发病原因为血液内的母体乙酰胆碱受体抗体，出生后12周内会消失。其他形式的先天性MG很罕见，大部分的病因是其他免疫异常，而非乙酰胆碱受体抗体问题。

重症肌无力眼病与全身型重症肌无力的差异

大部分的MG患者会有上睑下垂或复视等的眼部症状。具有眼部症状的患者，一半以上在6个月内，约80%在2年内，约90%在3年内，病程会进展到全身型MG。MG的第一个症状是出现间歇性的上睑下垂或复视，疲劳时症状会加剧。重症肌无力眼病或全身型MG，在年龄、性别或疾病发作等方面没有差异。

MG患者的自体免疫疾病的发生率可能会比较高，如1型糖尿病、Graves病、桥本氏病、系统性红斑狼疮（SLE）、类风湿性关节炎性、干燥（Sjögren）综合征或多发性硬化症等。全身型MG伴随自体免疫疾病的情况约有20%，比重症肌无力眼病的14%高，但没有显著的差异。此外，重症肌无力眼病有4%，全身型MG有12%会有胸腺瘤。

至于重症肌无力眼病及全身型MG两者的眼部症状，87%有上睑下垂，93%有复视，比例相当高，比起单独出现，上睑下垂及复视同时出现的状况比较多。对于重症肌无力眼病，大部分有上睑下垂或复视，7%的全身性MG患者不会有上睑下垂或复视。

眼部疼痛、视力障碍、溢泪等其他眼部症状都有可能出现，两者之间没有差异。由于MG或伴随的全身自体免疫疾病导致肌肉无力或长时间的类固醇治疗，皆有可能造成干眼症、暴露性角膜炎、眼睑退缩、眼睑水肿、白内障、青光眼及中心性浆液性脉络膜视网膜病变等。

全身型MG的抗乙酰胆碱受体抗体检查的敏感度是80%～90%，比重症肌无力眼病的50%～60%高。全身型MG的重复神经刺激检查的敏感度是70%～80%，重症肌无力眼病的较低，为20%～35%。全身型MG的新斯的明检查的敏感度为95～100%，重症肌无力眼病的为70%～90%，两者之间差异不大。

服用类固醇可以减缓重症肌无力眼病进展到全身型MG，若要引导缓解，需要服用剂量较高的类固醇。

诊断检查

冰试验（ice test）

有上睑下垂的MG患者，眼睑冰敷后会看到上睑下垂好转的现象。这是因为在低温下AChE的活性降低，神经肌肉接合处的ACh量增加，可以诱导运动终板的去极化。冰敷眼睑2min后上睑下垂好转大于2mm时，可视为阳性。

此项检查对重症肌无力眼病的敏感度高达80%，特异度为94%~100%。有时Tensilon试验或antiACh-Ab检查呈阴性，但冰试验却呈阳性反应，因此认为此项检查的可信度较高。此外，此项检查为非侵入性，不需要太久时间或特殊的仪器，所以容易执行。因此，对于上睑下垂的患者，怀疑有重症肌无力时可以首选此项检查（图8-2）。

休息试验（rest test）

此项检查对重症肌无力眼病的敏感度比全身型MG的高，是一种可以在诊疗室完成的检查方法。嘱患者闭眼休息2~5min，再观察上睑下垂是否好转。另一项检查是让患者在暗室闭眼休息30min后，再评估上睑下垂或眼球运动障碍的睡眠检查，也是检查的选项之一。

抗乙酰胆碱受体抗体

MG患者中的80%~90%有抗乙酰胆碱受体抗体，但在重症肌无力眼病患者中只有50%~60%的患者为抗体阳性。因此，没有此抗体检查阳性结果，不代表没有MG。对重症肌无力眼病的敏感度为50%~75%，但特异度非常高，所以此项检查的阳性非常有意义。

抗乙酰胆碱酯酶试验

乙酰胆碱是由乙酰胆碱酯酶分解，给予抗乙酰胆碱酯酶，使得神经肌肉接合处的乙酰胆碱的量增加，MG症状可暂时好转，将此药理学现象应用于诊断的方式，称为抗乙酰胆碱酯酶试验。

依酚氯铵试验

依酚氯铵（Tensilon®）是一种速效且水解快速的抗乙酰胆碱酯酶，小儿给予0.15mg/kg，成人给予2次（2mg、8mg）~3次（1mg、3mg、6mg），经30~45s间隔静脉注射后，如果临床症状得到改善则为阳性反应，并停止检查。给药分2~3次的原因为，部分患者可能出现昏厥或脉率迟缓等严重的副作用，因此需备妥如阿托品类的抗胆碱剂，副作用严重时需要立即注射。此外，也有可能发

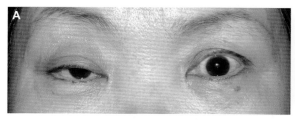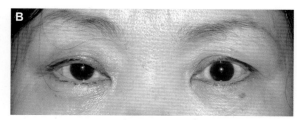

图8-2 冰试验。A. 右眼上睑下垂的重症肌无力患者。B. 冰试验后，右眼上睑下垂及左眼眼睑退缩好转的状况

生胆碱的副作用，如腹痛、呕吐、腹泻、唾液分泌、多发性肌肉收缩等。此检查需要事前选好可以明确观察好转与否的特定肌肉。换句话说，如上睑下垂或眼球运动障碍等，确定好检查指标能有助于诊断。

依酚氯铵试验的敏感度高，在重症肌无力眼病中约为86%，全身型MG中约为95%。因此，如果此检查的结果呈阴性，则需要考虑其他诊断的可能性。假阳性的鉴别诊断有肿瘤、多发性硬化症，糖尿性脑神经麻痹等。但是实际上在韩国并没有进口依酚氯铵（Tensilon®），所以只能以效果缓慢、作用时间长的新斯的明代替。

新斯的明试验

小儿的新斯的明剂量为0.04mg/kg，成人的剂量为1.0~1.5mg/kg，肌肉注射后以15min为单位，观察1h，看症状是否好转，副作用和注意事项与依酚氯铵相同。如需长时间观察眼球运动障碍及斜视，新斯的明比依酚氯铵更有效。对于儿童或有轻微眼部症状的患者，尤其适合此项检查。

如果症状变化不明显，难以判断是假阳性还是真阳性时，可以在注射新斯的明前使用阿托品。如果事前使用阿托品，出现的反应更明显，便可视为是假阳性。

重复神经刺激试验（RNS）

此项检查是在肌肉内插入电极针后，记录反复神经刺激获得的动作电位。重症肌无力的患者，在第4次或第5次的反应中，肌肉动作电位会减少10%以上（图8-3）。对全身型MG的敏感度较高，有60%~85%；对重症肌无力眼病的敏感度较低，为18%~35%。

单纤维肌电图试验（SF-EMG）

将单纤维电极插入至肌肉内，测量两条邻近的肌纤维发生的动作电位。正常肌纤维动作电位之间的时间距离呈规律性，但MG因神经肌肉接合处的不稳定，会出现时间距离分隔变宽的情况，称为颤抖。

SF-EMG的灵敏度非常高，超过90%，但检查技术的相对困难度，加上特异性低，所以诊断价值不高。

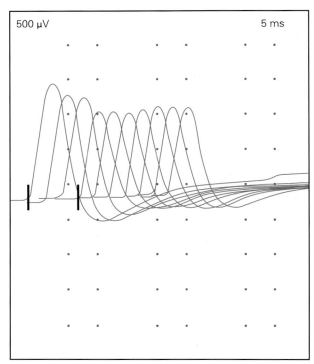

案例	波幅 （mV）	波幅 （mV）	面积 （mVms）	衰减 面积 （%）	刺激 强度
1	1.65	0	6.56	0	38.0mA
2	1.53	7	5.67	14	38.0mA
3	1.43	13	5.23	20	38.0mA
4	1.24	25	4.47	32	38.0mA
5	1.20	27	4.41	33	38.0mA
6	1.18	28	4.29	35	38.0mA
7	1.24	25	4.48	32	38.0mA
8	1.28	22	4.71	28	38.0mA
9	1.25	24	4.63	29	38.0mA
10	1.27	23	4.59	30	38.0mA

图8-3 对重症肌无力患者的眼轮匝肌进行重复神经刺激试验后呈阳性结果，可观察到动作电位异常减少

鉴别诊断

可与其他疾病区分的特征是变化及疲劳，但此特征在一些其他疾病中也会发现，如非重症肌无力的上睑下垂，虽然程度较MG轻，但也会出现晚上症状加重的情况。出现上睑下垂、眼轮匝肌弱化及眼外肌弱化3个症状时，比起神经系统疾病，更要倾向于怀疑重症肌无力，因为同时出现两个以上脑神经异常的概率不高。

重症肌无力患者如果有典型的病史、眼部症状，且在冰试验或新斯的明试验中呈现阳性反应时即可确诊。AChR抗体检查有助于对此类患者的确诊，如果抗体检查呈阳性，除了诊断胸腺瘤的CT以外，不需要其他检查。如果抗体检查呈阴性，则需要进行重复神经刺激试验，或单纤维肌电图试验。

如果临床症状的变化或疲劳度方面不典型，伴随疼痛、感觉异常、瞳孔异常、视力低下、眼球凸出、单眼表现或病情持续进展等，有可能是其他疾病，因此需要进行神经影像学检查。

治疗

重症肌无力的治疗目的为减轻上睑下垂及斜视，提高生活质量，预防眼肌性MG进展为全身型MG，并预防重症肌无力危象。重症肌无力危象是重症肌无力的肌肉无力现象急速恶化，造成呼吸障碍危及生命的状况。重症肌无力危象的发生率为15%~20%，可能的原因有疾病自然恶化、情绪激动、上呼吸道感染、怀孕、手术或使用镇静剂的药物等。此时需要住进监护病房治疗，治疗包含早期插管及使用呼吸器、血浆交换、注射免疫球蛋白、免疫抑制剂等。

重症肌无力的治疗非常多样，从改善局部症状到抗乙酰胆碱酯酶或免疫抑制剂等全身性治疗。原则上建议请神经内科会诊联合治疗，且眼科医师也要了解治疗方向。

对上睑下垂、斜视与眼轮匝肌无力造成的"兔眼"及干眼症需要保守治疗，"兔眼"可以使用人工泪液及药膏治疗。如果上睑下垂太严重，可以用胶带抬起上睑，但有可能会恶化干眼症，对皮肤也会造成刺激。如果有复视，可以遮住一边眼睛或用棱镜矫正。

药物治疗分为针对症状的抗乙酰胆碱酯酶治疗，及针对自体免疫且可预防重症肌无力危象的免疫疗法（表8-2）。此外，如果因重症肌无力危象引起呼吸困难，可以采取应用抗乙酰胆碱酯酶、血浆置换、免疫球蛋白治疗、呼吸治疗等紧急处置。

表8-2 重症肌无力的用药

神经肌肉传达调节
  溴吡斯的明（Pyridostigmine bromide）
  EN101 antisense
免疫调节剂
  口服肾上腺皮质激素（Oral steroids）
  硫唑嘌呤（Azathioprine）
  麦考酚酸吗乙酯（Mycophenolate mofetil）
  环孢素（ACyclosporine A）
  他克莫司（Tacrolimus）
  环磷酰胺（Cyclophosphamide）
  利妥昔单抗（Rituximab）
依那西普（Etanercept）
短期免疫调节
  血浆置换（Plasmapheresis）
  静脉输注免疫球蛋白（Intravenous immunoglobulin）

抗乙酰胆碱酯酶治疗

抗乙酰胆碱酯酶（anti-AChE）会阻断神经肌肉接合处的乙酰胆碱酯酶，提高乙酰胆碱浓度来增加乙酰胆碱受体的作用，进而促进神经肌肉传导。

抗乙酰胆碱酯酶是重症肌无力眼病治疗的首选，可以改善上睑下垂等的症状，但对疾病本身的缓解或预防并没有效果。如果此药剂无法改善症状，即可停止使用。有时上睑下垂的好转可能是暂时或不完全的，且大部分需要合并其他药剂和联合治疗。溴吡斯的明（Mestinon®）为最常使用的药剂，常见的副作用为乙酰胆碱刺激引发的腹痛及腹泻。

免疫疗法

肾上腺皮质激素

如果肌肉无力症状无法由抗乙酰胆碱酯酶控制或当副作用严重时，可以选择免疫疗法。使用肾上腺皮质激素制剂，可以改善上睑下垂或复视，也可以防止重症肌无力眼病进展至全身型，甚至有可能缓解。重症肌无力眼病治疗需经过诱导期及维持期，可以单独使用约6个月至2年。

重症肌无力眼病患者可以从泼尼松龙60mg剂量开始治疗，并且不会有很大副作用。如果症状有改善，可以减量至20mg以下；如果全身肌肉无力严重的话，可以加到一天80～100mg。

约10%的患者通过使用肾上腺皮质激素获得完全缓解，需要2年以上长期治疗的患者中20%～30%对药物没有反应，约38%因长期使用而产生副作用。

免疫抑制剂

需要2年以上的肾上腺皮质激素治疗或有严重的副作用时，可以使用免疫抑制剂细胞毒性药物。除了肾上腺皮质激素以外常用的免疫抑制剂有硫唑嘌呤、环孢素、麦考酚酸吗乙酯及他克莫司等。其中硫唑嘌呤是最常用且相对安全的药物，主要为了减少肾上腺皮质激素的剂量并强化治疗效果，但有时单一使用麦考酚酸吗乙酯也可以期待有充分的效果。约有10%的患者会伴随发烧的类感冒症状、骨髓抑制、肝功能异常等特异反应，一旦出现则需要停药。

胸腺切除术

如果没有胸腺瘤，并不会对重症肌无力眼病患者进行胸腺切除术。但如果药物治疗没有反应且病情对日常生活影响很大时，可以考虑此项手术。但经由长期研究发现，胸腺切除术对病情的影响不大。

上睑下垂的手术治疗

对抗乙酰胆碱酯酶没反应、口服肾上腺皮质激素效果不佳或后遗症严重的患者，为了功能或外表上的改善可以进行手术矫正。

手术方式的选择

因眼球运动障碍及眼轮匝肌的无力而导致的"兔眼"，会增加暴露性角膜炎的危险性，因此术前要确定角膜的保护功能，尤其是对没有Bell现象的患者，需要充分的说明。

手术方法的选择如一般上睑下垂的原则，按照上睑提肌功能，由上睑提肌功能来设计手术比经由上睑下垂程度的判别较好。原则上，若上睑提肌功能好则选上睑提肌缩短术，若提肌功能不佳则选择额肌悬吊术，但是上睑下垂程度有可能继续进展，采用上睑提肌缩短术是在上睑提肌肌力大于7mm的状况时。

额肌悬吊术的材料选择较多，硅胶带为最常见的材料，硅胶带的弹性好，出现"兔眼"的概率低，对暴露性角膜炎的预防也有帮助。另外如果有矫正不足或过矫，可以通过将硅胶管拉紧或放松的方式调整，如果出现严重暴露性角膜炎也容易去除硅胶带。但需要跟患者充分解释，利用硅胶带的额肌悬吊术的复发率比较高。用硅胶带额肌悬吊术后没有出现严重暴露性角膜炎，若有复发则可以用自体阔筋膜。

手术中留意的事项

手术方式与一般上睑下垂矫正方法相同。但做上睑提肌缩短术时眼轮匝肌的切除要尽量减少，以保持眼轮匝肌的功能。因眼球运动障碍没有Bell现象时，可以在下眼睑做3个左右的暂时性缝合，观察恢复期角膜情况，之后采用阶段式拆线，让角膜适应术后产生的"兔眼"。

手术后护理

因眼睛保护机制常受到影响，要预防暴露性角膜炎的发生，需要术后定期观察、使用人工泪液及眼药膏等积极措施，可降低暴露性角膜炎的发生。

并发症

· **"兔眼"及暴露性角膜炎**　如果做的是额肌悬吊术，可通过调节悬吊材料的松紧度、下眼睑悬吊，改善"兔眼"症状。

- **上睑下垂复发**　疾病进展有可能导致上睑下垂的复发，可以采用上睑提肌缩短术或额肌悬吊术矫正。

- **复视恶化**　因上睑下垂的矫正可以扩大周边视野，让复视变得更严重，这时可以手术矫正斜视或棱镜矫正。

预后

在确诊后初期，重症肌无力眼病患者约有80%会进展到全身型重症肌无力，许多案例在首次诊断后1～2年发展成全身型疾病。若突然发生呼吸困难，则致死率很高，所以要留意确诊后初期转变成全身性疾病的可能性。尤其是在抗乙酰胆碱受体抗体呈阳性、进行性重症肌无力眼病的患者中，若手臂肌肉单纤维肌电图呈现异常情况，转变成全身型疾病的可能性很高，所以在疾病初期需要积极进行内科治疗。

重症肌无力眼病患者经20年的观察发现，约一半的人症状变化不大，但极少数会有病程加重，有些会有好转。康复的机会，女性比男性高。

参考文献

[1]　황상준,이태수,박병우.안검하수를보이는중증근무력증진단에있어서의얼음검사의유용성.대한안과학회지 2005;46:1611-1617.

[2]　Antonio-Santos AA, Eggenberger ER. Medical treatment options for ocular myasthenia gravis. CurrOpinOphthalmol 2008;19:468-478.

[3]　Benatar M. A systematic review of diagnostic studies in myasthenia gravis. NeuromusculDisord 2006;16:459-467.

[4]　Bever CT Jr, Aquino AV, Penn AS, Lovelace RE, Rowland LP. Prognosis of ocular myasthenia. Ann Neurol 1983l;14:516-519.

[5]　Bradley EA, Bartley GB, Chapman KL, Waller RR. Surgical correction of blepharoptosis in patients with myasthenia gravis. OphthalPlastReconstr Surg 2001;17:103-110.

[6]　Chatzistefanou KI, Kouris T, Iliakis E, Piaditis G, Tagaris G, Katsikeris N, Kaltsas G, Apostolopoulos M. The ice pack test in the differential diagnosis of myasthenic diplopia. Ophthalmology 2009;116:2236-2243.

[7]　Chavis PS, Stickler DE, Walker A. Immunosuppressive or surgical treatment for ocular myasthenia gravis. Arch Neurol 2007;64:1792-1794.

[8]　Elrod RD, Weinberg DA. Ocular myasthenia gravis. Ophthalmol Clin North Am 2004;17:275-309.

[9]　Grob D, Brunner N, Namba T, Pagala M. Lifetime course of myasthenia gravis. Muscle Nerve 2008;37:141-149.

[10]　Kim JH, Hwang JM, Hwang YS, Kim KJ, Chae J. Childhood ocular myasthenia gravis. Ophthalmology 2003;110:1458-1462.

[11]　Kubis KC, Danesh-Meyer HV, Savino PJ, Sergott RC. The ice test versus the rest test in myasthenia gravis. Ophthalmology 2000;107:1995-1998.

[12]　Kupersmith MJ, Ying G. Ocular motor dysfunction and ptosis in ocular myasthenia gravis: effects of treatment. Br J Ophthalmol 2005;89:1330-1334.

[13] Lee AG. Ocular myasthenia gravis. CurrOpinOphthalmol 1996;7:39-41.

[14] Lindstrom J. 'Seronegative' myasthenia gravis is no longer seronegative. Brain 2008;131:1684-1685.

[15] Mullaney P, Vajsar J, Smith R, Buncic JR. the natural history and ophthalmic involvement in childhood myasthenia gravis at the hospital for sick children. Ophthalmology 2000;107:504-510.

[16] Ortiz S, Borchert M. Long term outcomes of pediatric ocular myasthenia gravis. Ophthalmology 2008;115:1245-1248.

[17] Pineles SL, Avery RA, Moss HE, Finkel R, Blinman T, Kaiser L, Liu GT. Visual and systemic outcomes in pediatric ocular myasthenia gravis. Am J Ophthalmol 2010;150:453-459.

[18] Reddy AR, Backhouse OC. "Ice-on-eyes", a simple test for myasthenia gravis presenting with ocular symptoms. Pract Neurol 2007;7:109-111.

[19] Roh HS, Lee SY, Yoon JS. Comparison of clinical manifestations between patients with ocular myasthenia gravis and generalized myasthenia gravis. Korean J Ophthalmol 2011;25:1-7.

[20] Weinberg DA, Lesser RL, Vollmer TL. Ocular myasthenia: a protean disorder. SurvOphthalmol 1994;39:169-210.

神经性上睑下垂

Neurogenic ptosis

CONTENTS

造成神经性上睑下垂的原因有核上性神经麻痹、动眼神经核、神经束、核下神经麻痹，以及与交感神经障碍有关的Horner综合征，其中以动眼神经麻痹最为常见。

造成动眼神经麻痹的原因有很多：

- **核上神经麻痹**　主要是因血管或肿瘤引发，有可能伴随注视障碍。
- **核性神经麻痹**　与眼外肌麻痹有关，其上睑下垂一定是双眼。原因有血管性梗死、脱髓鞘、转移性病变等。
- **核下神经麻痹**　造成核下神经麻痹可能的原因有脑干、海绵窦、眶上裂或眼眶的病变等，包括先天性疾病、肿瘤（鼻咽喉恶行肿瘤、脑脊髓膜瘤、假性肿瘤、转移性肿瘤）、血管性疾病（动脉瘤、颈动脉海绵窦瘘管）、糖尿病、偏头痛、动脉炎、感染（髓膜炎、带状疱疹）、外伤（出生时外伤、脑部损伤等）等。

核上性上睑下垂

大脑半球的病变有时会导致上睑下垂，称为核上性或脑性上睑下垂，大部分为短暂性。如果是单眼核上性上睑下垂，大部分的对侧大脑半球有病变，可能的原因包括脑卒中、肿瘤、动静脉畸形等。

若双侧大脑半球都有病变或比较广泛的右侧大脑的病变，会出现双侧核上性上睑下垂，在这种情况下，不只有上睑下垂，还会出现右大脑功能障碍症状，如中线移位、注视往右移、左侧半身偏瘫等。双侧核上性上睑下垂的表现不对称，有可能是因为核上神经刺激不对称或单侧颜面神经麻痹。

睁眼失用症（AEO）需要与核上性上睑下垂进行鉴别诊断。AEO表现为虽然没有上睑下垂或眼睑痉挛，但无法随意睁眼伴随头往后仰或用手提上睑的动作。在进行性核上性麻痹或帕金森病的患者中比较常见，临床特征如下：

- 开始不能随意睁眼，但可以正常反射性睁眼。
- 不像眼睑痉挛，眼轮匝肌并没有收缩。
- 试着睁眼时，会让额肌收缩。
- 没有其他神经肌肉病变的征兆。

AEO的肌电图检查可发现，闭眼时会有间歇性上睑提肌抑制（ILPI），或眼睑前眼轮匝肌持续活动（PMP）。

动眼神经麻痹

动眼神经麻痹会造成复视、上睑下垂、瞳孔散大等，按照病变的部位，呈现完全或不完全麻痹表现，因此需要熟悉神经解剖的通路。

动眼神经通路

动眼神经核位于中脑上丘的背侧，导水管周边灰质的前侧。此核由多个亚核构成，再组成动眼神经核复合体，且经中脑前侧的脚间窝进入蛛网膜下腔。

- 动眼神经复合体在上丘的高度，负责调节上睑提肌或眼外肌的横纹肌。支配眼外肌的神经核由双侧延伸的神经核构成，支配上睑提肌的只有一个中央尾核（CCN）。因此，如果有神经核病变，会出现双眼上睑下垂（图9-1）。
- Edinger-Westphal核由睫状神经节发出副交感神经纤维至虹膜括约肌及睫状肌肉。

从神经核分出来的神经束进入蛛网膜下腔之前，会横跨脑干的动眼神经，称为动眼神经束。动眼神经束会经红核、黑质及大脑脚内的皮质脊髓束附近，从大脑脚腹侧出来。神经束的病变会

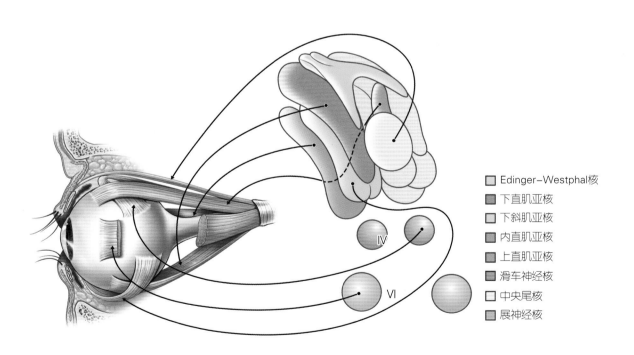

Edinger-Westphal核
下直肌亚核
下斜肌亚核
内直肌亚核
上直肌亚核
滑车神经核
中央尾核
展神经核

图9-1 动眼神经核复合体

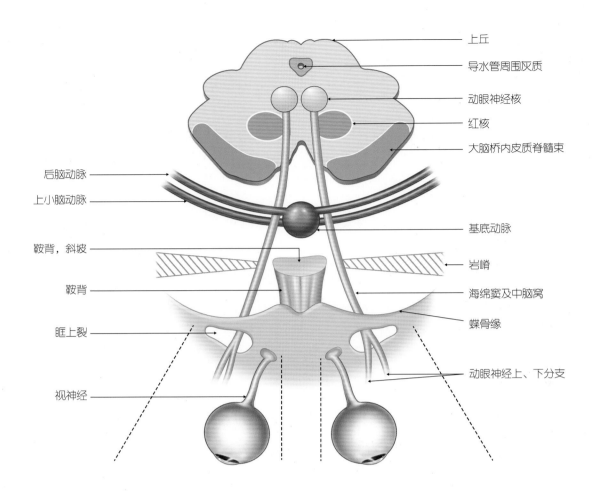

图9-2 在中脑动眼神经的通路及周围结构

上丘
导水管周围灰质
动眼神经核
红核
大脑桥内皮质脊髓束
后脑动脉
上小脑动脉
基底动脉
鞍背，斜坡
岩嵴
鞍背
海绵窦及中脑窝
眶上裂
蝶骨缘
视神经
动眼神经上、下分支

导致周围多处的损伤，因此表现出多样的神经学症状（图9-2）。

从蛛网膜下腔出来的动眼神经，经小脑上动脉和大脑后动脉之间穿出来后，在后交通动脉外侧并行。走行在蜘蛛膜下腔时，动眼神经的表面有瞳孔运动纤维，基于此解剖结构的特性，使得瞳孔神经纤维容易受到压迫性病变的影响，但相对较少受到缺血性病变的影响。

沿着海绵窦上外侧壁走行的动眼神经，经由眶上裂进入眶后再分为两个分支。上支往上直肌及上睑提肌方向走行，下支往下斜肌、下直肌及睫状神经节方向走行，分布在虹膜括约肌内。

核性麻痹

动眼神经核的中央尾核同时支配双侧上睑提肌。因此，若动眼神经核出现麻痹，会出现病变同侧的动眼神经完全麻痹及双眼对称性下垂；局限在中央尾核CCN的麻痹，只会出现双眼上睑下垂。上直肌接受对侧动眼神经亚核的神经支配，出现同侧上睑下垂及对侧上转障碍时，可以怀疑是核性麻痹。

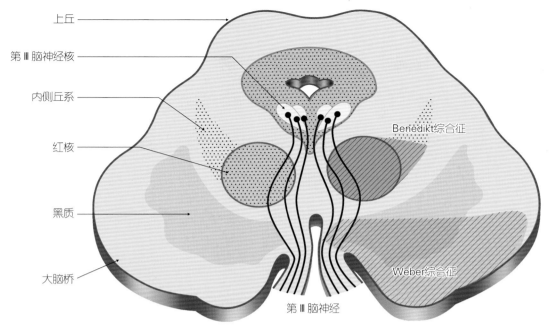

上丘

第Ⅲ脑神经核

内侧丘系

红核

黑质

大脑桥

Benedikt综合征

Weber综合征

第Ⅲ脑神经

图9-3 中脑综合征

神经束性麻痹

造成神经束性动眼神经麻痹的原因有脑梗死、脑出血及脱髓鞘等。单纯神经束性会导致同侧动眼神经麻痹，但影响到附近脑干的结构时，除了动眼神经麻痹之外，还伴随以下各种症状（图9-3）：

· Weber综合征中脑腹侧有病变时，因大脑脚内皮质脊髓束的损伤，导致对侧偏瘫。

· Benedikt综合征包含红核、黑质的病变，导致对侧的舞蹈症状或震颤等。

核下性麻痹

典型的完全动眼神经麻痹表现为严重上睑下垂，因上、下、内转麻痹使眼球往外下转、瞳孔散大、瞳孔反射消失等（图9-4）。但是依病变的不同，症状表现可完全或不完全麻痹，部分出现后交通动脉瘤、脑垂体肿瘤或海绵窦内脑膜膨出等疾病，上睑下垂则是首发症状。此时要仔细观察可能会伴随上直肌麻痹的动眼神经上分支麻痹。除了神经通路中的动脉瘤、肿瘤，缺血性、炎症性或浸润性疾病也可能是致病原因。

没有伴随瞳孔麻痹的完全眼外肌及上睑提肌麻痹，大部分是因缺血性疾病（如糖尿病）引起的。缺血性疾病会导致动眼神经深层缺血，因此位于表面的瞳孔运动纤维不会受到影响（图9-5）。但就算没有伴随出现瞳孔麻痹，为了排除如动脉瘤的压迫性原因，仍建议安排脑部影像学检查。

145

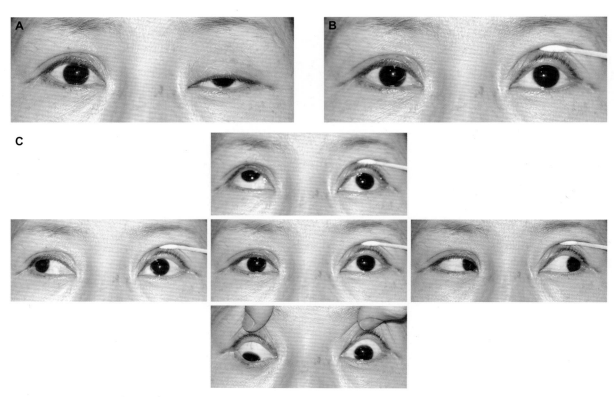

图9-4 A. 左眼上睑下垂及瞳孔散大。B. 左侧动眼神经麻痹。C. 第一眼位可见左眼往外偏位，有上、下、内转障碍

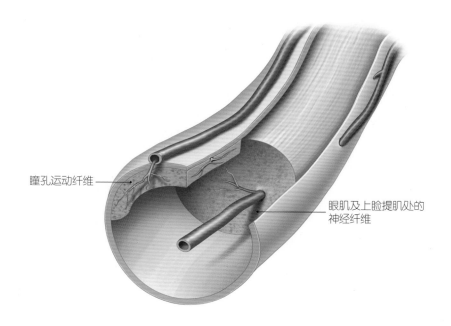

瞳孔运动纤维

眼肌及上睑提肌处的神经纤维

图9-5 动眼神经的瞳孔运动纤维位置

治疗方法

治疗需要根据疾病及外观问题的程度调整。有报道称，后天性动眼神经麻痹有66％可自然改善。先天性比后天性因抑制复视的情况少，后天性情况为手术适应证之一。后天性动眼神经麻痹，需要观察6~12个月，等情况稳定后再进行手术。需要定期检查患者动眼障碍的程度，了解情况变化。如果有弱视的危险性，在疾病初期尽早治疗，也可以利用提上睑的支架眼镜改善上睑下垂。

手术不易维持长期的效果。手术方法为额肌悬吊术，悬吊材料可以选择硅胶带或supramid的合成材料，因硅胶带的弹性佳、较不会造成"兔眼"，对预防暴露性角膜炎比较有利。曾有报道显示术后约30％有角膜的并发症。因持续的角膜损伤，不易缓解时，建议移除悬吊材料改善"兔眼"。但是，利用合成材料的额肌悬吊术需要注意复发的可能性。虽然持续有角膜暴露，但若角膜可以维持良好的状况，可以用自体筋膜进行额肌悬吊术。

如果合并有严重的斜视，需要慎重考虑上睑下垂手术。除了有暴露性角膜炎的危险性，还有可能让复视及外观上斜视变得更明显，不矫正或许更有利。

Horner综合征

眼睑及瞳孔交感神经通路

分布在眼睛的交感神经，由3个系统的神经细胞构成：

· 第一级神经元或中枢性神经元在下丘脑，经由脑干外侧及颈髓，走行到下颈~上胸（C8~T2），在睫脊中枢与第二级神经细胞形成突触。

· 第二级神经元或神经节前神经，从睫脊中枢开始，经过肺尖，往上走行到颈上神经节，与第三级神经细胞形成突触。

· 第三级神经元或神经节后神经元从颈上神经节开始，往瞳孔开大肌及眼睑肌肉的神经纤维与颈内动脉方向走行，经过破裂孔，进入颈动脉管及海绵窦。下面部的泌汗神经纤维及血管收缩纤维，与颈外动脉一起走行。在海绵窦里与外展神经并行，之后与三叉神经眼分支的鼻睫状神经一起经由眶上裂进入眶。往瞳孔开大肌走行的神经纤维不会经过突触就通过睫状神经节，并包含在睫状长神经内，分布在瞳孔散大肌中。往眼睑走行的神经纤维，与眼动脉并行，分布于上睑Müller肌及下睑缩肌（图9-6）。

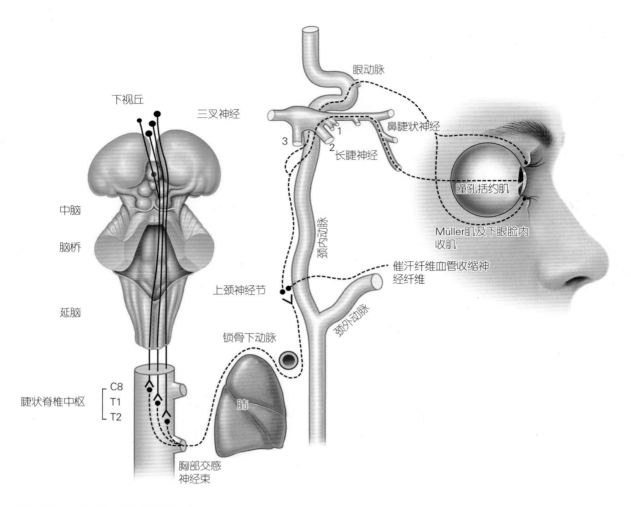

下视丘

三叉神经

眼动脉

鼻睫状神经

长睫神经

中脑

脑桥

延脑

上颈神经节

瞳孔括约肌

Müller肌及下眼睑内收肌

颈内动脉

催汗纤维血管收缩神经纤维

锁骨下动脉

肺

颈外动脉

睫状脊椎中枢 { C8 T1 T2 }

胸部交感神经束

图9-6 眼部交感神经通路

Horner综合征的症状

从下丘脑到眼眶之间交感神经的通路中，任何部位的异常都可以导致同侧的上睑下垂及瞳孔缩小的病变（图9-7A）。有时会有其他的神经学症状伴随出现，但也有可能单独出现。

因接受交感神经支配的Müller肌麻痹导致的上睑下垂，程度轻微，1~2mm。因在下眼睑的肌肉麻痹导致反向上睑下垂，眼裂变小，出现眼球内陷外观。在颈动脉分叉之前的病变，会导致病变同侧的无汗症。虹膜色素变化主要出现于先天性，此外有可能出现相对低眼压及调节力增加。

瞳孔开大肌的麻痹导致瞳孔散大，用微弱的光线照射时瞳孔不等大会变明显，在强光下较不明显。这是因为在Horner综合征中，支配瞳孔括约肌的副交感神经没有异常。

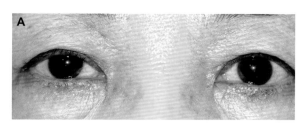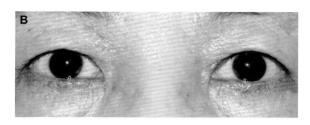

图9-7 A. 右眼轻度上睑下垂、瞳孔缩小及双侧瞳孔不等大的Horner综合征患者。B. 点入0.5%的阿普可乐定（apraclonidine）后，右眼上睑下垂症状改善及瞳孔变大，逆转瞳孔不等大的逆转现象

Horner综合征的病因

3个神经走行通路任何部位的异常都可以导致Horner综合征。中枢、神经节前神经、神经节后神经等的病变发生率因不同的研究报道而有所差异。有报道指出，中枢性占13%、神经节前神经占44%、神经节后神经占43%。

随着异常的部位不同，原因或症状也可能有所不同，疾病的严重性及预后也有差异，因此找出导致Horner综合征的病因及发生位置很重要。神经节后的Horner综合征主要为良性病变，而中枢性或神经节之前的Horner综合征主要为恶性病变或其他的严重疾病引发。中枢性Horner综合征为血管栓塞、肿瘤或颈椎疾病的常见原因。神经节前的Horner综合征病因，有Pancoast综合征的肺尖肿瘤、转移性肺部肿瘤、胸大动脉瘤、臂神经丛损伤等。神经节后的Horner综合征病因有颈动脉周围的退行性变化、手术、颈内动脉剥离、海绵窦肿瘤等。

Horner综合征的诊断

检查Horner综合征患者的第一个步骤为寻找是否伴随其他神经学症状，在脑干或海绵窦有异常时，会伴随此部位障碍导致的其他症状。下一步是在病史询问及其他检查都没办法确定异常部位时，可以利用药物检查了解异常位置。

利用药物检查的诊断可分为两个阶段。第一个是确诊Horner综合征的检查，将10%的可卡因以5min间隔点入双眼（异常眼及正常眼）后，每15min为观察间隔，共观察瞳孔大小，共45min。可卡因会让虹膜开大肌的神经肌肉接合处阻断去甲肾上腺素的再吸收，进而增加神经传导物质的累积，相比正常眼的瞳孔可以散大，有交感神经异常的眼睛，因虹膜的神经肌肉接合处的去甲肾上腺素量少，瞳孔不会散大。点入可卡因后瞳孔大小差异大于1mm以上，可诊断为Horner综合征。

经由可卡因试验确诊为Honer综合征后，需要再分辨交感神经异常的位置为中枢、神经节前或神经节后。在非可卡因试验日，于双眼点入能让神经节后神经末端释出去甲肾上腺素的1%

hydroxyamphetamine hydro-bromide溶液（Paredrine®）。在正常眼、神经节前神经或中枢性神经异常的眼睛，由于在神经节后的神经会释放去甲肾上腺素，因此可以散瞳。但如果是神经节后的神经异常，因没有神经传导物质则不会散瞳。

如果不能取得可卡因，可以用0.5%的阿普可乐定（iopidine®）代替。阿普可乐定由α2-肾上腺素作用，应用于青光眼治疗，这种药物另外也有微弱的α1-肾上腺素作用。此作用对正常的瞳孔开大肌没有影响，但在Horner综合征的瞳孔扩大功能产生去神经性过敏反应，因此微弱的α1-肾上腺素作用即可达到散瞳，甚至出现比正常眼瞳孔更大的瞳孔不等大的逆转作用，并且上睑下垂会改善（图9-7B）。在双眼点入0.5%的阿普可乐定各1滴，经过40min后测量瞳孔大小。

使用可卡因或新麻黄碱类的药物，可能造成刺激并诱发反射性眼睑痉挛，所以并不建议在角膜受伤时使用这些药物。同时在进行后续眼压或角膜测试时，建议使用较暗的光源来检查瞳孔。

Horner综合征的治疗

因Horner综合征造成的上睑下垂，其上睑提肌肌力佳，下垂程度大部分为轻度，因此可以缩短少量的腱膜或应用结膜Müller肌缩短术。腱膜的矫正需要切开眼睑皮肤，但手术中可以直接观察矫正程度为此手术的优点。普特曼程序（Puterrman法）经由结膜进行矫正，因此不需要切开皮肤，但手术中无法确定矫正程度为其缺点。手术中如果利用含肾上腺素的局部麻醉剂，会让眼睑往上提，不易决定眼睑手术矫正量，所以建议使用不含肾上腺素的麻醉剂。就算没有接受手术，如遇照相或聚会等社交活动时，点入稀释过的去氧肾上腺素也是可以考虑的方法之一。

参考文献

[1] Averbuch-Heller L, Leigh RJ, Mermelstein V, Zagalsky L, Streifler JY. Ptosis in patients with hemispheric strokes. Neurology 2002;58:620-624.

[2] Bosniak SL. Principles and practice of ophthalmic plastic and reconstructive surgery. Philadelphia: WB Saunders, 1996.

[3] Brazis PW, Masdeu JC, Biller J. Localization in clinical neurology. Philadelphia: Lippincott Williams&Wilkins, 2007.

[4] Esteban A, Traba A, Prieto J. Eyelid movements in health and disease. The supranuclear impairment of the palpebral motility. Neurophysiol Clin 2004;34:3-15.

[5] Martin TJ, Yeatts RP. Abnormalities of eyelid position and function. Semin Neurol 2000;20:31-42.

[6] McCord CD Jr, Tanenbaum M, Nunery WR. Oculoplastic surgery. New York: Raven Press, 1995.

[7] Miller NR, Newman NJ. Biousse V, Kerrison JB. Walsh&Hoyt's clinical neuro-ophthalmology. Philadelphia: Lippincott Williams&Wilkins, 2005.

[8] Lee AG, Brazis PW. Clinical pathways in neuro-ophthalmology: an evidence-based approach. New York: Thieme, 2003.

第十章

无眼球性上睑下垂

Anophthalmic ptosis

CONTENTS

无眼球症患者发生上睑下垂的机制与一般上睑下垂不同。为了掌握无眼球症患者的问题，需要详细了解结构上和肌力上的相互关系。换句话说，需要考虑眼眶植入物的适当大小及位置、上睑提肌肌力、下睑位置及支撑义眼重量的力量和结膜囊的深度，以及义眼的体积、形状等。治疗无眼球型上睑下垂时需要考虑上述的所有因素，了解问题并选择最适合的方法（图10-1）。

无眼球症患者的上睑提肌的解剖及功能变化

一项比较正常眼及无眼球症患者的上睑提肌肌力的研究显示，无眼球症的上睑提肌肌力比正常眼弱。对32例无上睑下垂的无眼球症患者，在其上睑提肌的肌力调查中发现，正常眼的上睑提肌肌力为12.74mm ± 1.81mm，而无眼球症患者的肌力为10.43mm ± 1.48mm，具有统计学意义。此结果可解释为，眼球摘除术对上睑提肌的解剖及肌力是有影响的。

有眼球的正常眼眶，上睑提肌从蝶骨的小翼开始，沿着眶上壁与上直肌往前平行走行36～40mm，在眼球赤道后侧转换为垂直方向，经过Whitnall韧带，变成薄薄的上睑提肌腱膜，附着在睑板上。换句话说，上睑提肌的运动方向是从平行转为垂直。

就算将眼球摘除，与眶上壁骨膜紧贴的Whitnall韧带能帮助维持上睑提肌正常的运动方向，且沿着眶上壁往上睑提肌延伸的结合组织可以支撑上睑提肌，维持一定程度的上睑提肌结构，但是上直肌-上睑提肌复合体会往下沉，导致原本与上直肌平行的上睑提肌的运动方向倾斜（图10-2）。因而改变肌肉轴的运动方向，降低能让眼睑往垂直方向向上的收缩力。此外，根据Starling的长度-张力曲线关系，肌肉被拉长的同时，收缩力也会增加。当肌肉的走向变斜、支撑力变小，肌肉本身也会变松弛。因此，肌肉静态张力及收缩力也会随之下降，因解剖上的变化使得上睑提肌肌力也会产生变化。

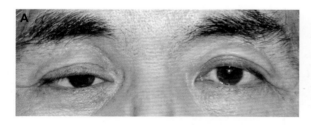 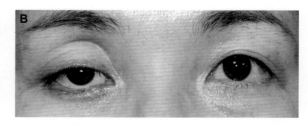

图10-1 无眼球症患者的上睑下垂。A.伴随轻微眼球下陷的右眼上睑下垂。B.眼眶很深的右眼上睑下垂

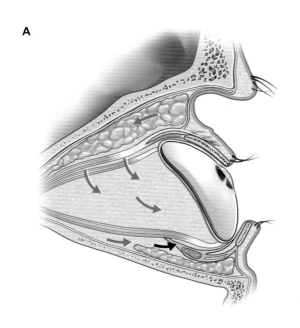
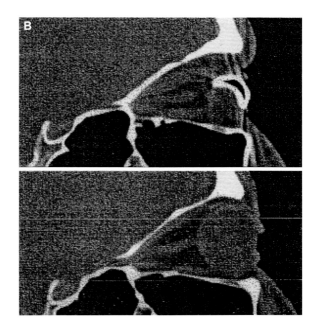

图10-2　无眼球眶的解剖学变化。A. 肌圆锥内软组织（intraconal soft tissue）的转向及上睑提肌的支撑力减少。B. CT上可见眶上部组织往后方旋转，上直肌-上睑提肌复合体往下移动（上），正常眼眶（下）

原因

　　眼球摘除后，造成上睑提肌的解剖及肌力变化的原因有很多。主要是因为眼球摘除后的眼眶内容物减少，因此不仅上直肌-上睑提肌复合体支撑力变小，包括眶内组织也会往后旋转或下垂，导致上睑下垂。因此，若没有补充适当的眼眶植入物会导致上睑下垂。但若长期植入玻璃或硅胶材质的眼眶植入物，因其有可能从中心往外移动，造成眼眶结构的变化，也可能导致上睑下垂（图10-3）。

　　由于上睑提肌及上直肌被同一腱膜包裹住，在眼球摘除术或眼球内容物去除术时，分离上直肌过程中若对上睑提肌造成损伤，也会导致上睑下垂。使用义眼的时间越长，上睑提肌附着处脱落，越有可能发生上睑下垂。也有报道提出，二次执行眼眶补充物植入手术比一次植入手术的患者，接受上睑下垂矫正术的比例要高。

　　此外，上睑下垂的危险因素包含结膜囊的严重萎缩、义眼使用不当、眼眶骨折造成的眼球下陷、眼球摘除前的外伤、与手术有关的损伤以及桩钉的位置不适当等。

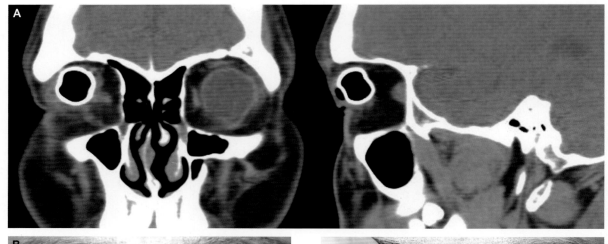

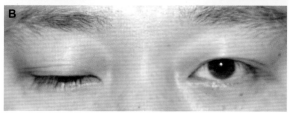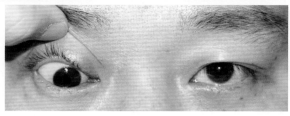

图10-3 因眼眶植入物移位造成的上睑下垂。A. CT上可见玻璃植入物往上移动的情况。B. 因植入物移动导致眼眶结构改变，造成义眼往下移动，出现上睑下垂

治疗

义眼的调整

　　无眼球症上睑下垂的患者首先要考虑的是进行义眼的调整。眼球摘除后使用适当大小的义眼，可以让Whitnall韧带附近的上睑提肌维持在正常的位置，以便维持与正常眼相似的静态张力。如果义眼的垂直距离变短，支撑上睑提肌的力量也会降低，原本沿着眼眶上壁平行走行的上睑提肌通路会往下垂，导致上睑下垂。

　　调整义眼的上方大小，可以增加眼眶上方的容积，并加强上直肌–上睑提肌复合体的后方支撑，帮助维持上睑提肌的走向，矫正上睑下垂。义眼大小的调整取决于眼眶组织不足导致的下陷程度（图10-4A、B）。眼眶上部组织下陷不严重时，可以调整义眼的高度，让义眼对上睑提肌产生支撑和上推的效果（图10-4C）。若没有下陷只是上睑下垂，可以加强义眼上方角膜的部分，支撑上睑并将其拉上去（图10-4D）。

　　调整义眼的大小或体积时，下结膜囊的深度及下睑的舒张程度很重要。如果下结膜囊太浅或下睑太松，以至于无法支撑义眼的大小或重量时，可以先进行下结膜囊重建术或下眼睑水平强化术后，再调整义眼，能更有效地矫正上睑下垂。

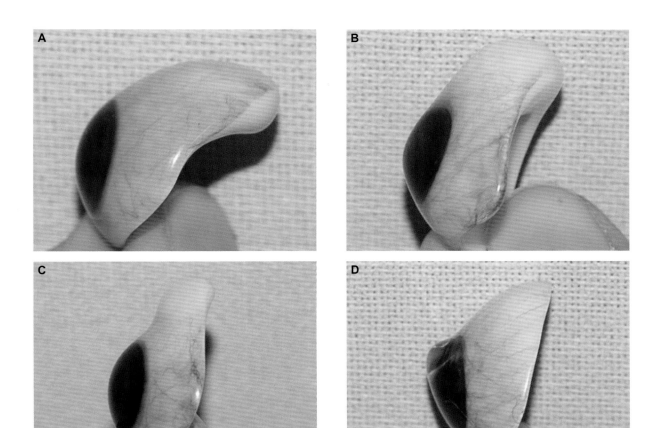

图10-4 可以调整义眼的大小及体积来矫正上睑下垂。A. 因眼眶植入物太小或没有植入物，导致凹陷严重的状况。B. 因眼眶组织不足，导致中度凹陷。C. 严重凹陷的状况。D. 没有凹陷，但有轻度上睑下垂时可以使用的义眼

　　利用口唇内侧黏膜、硬腭黏膜、脸颊内侧黏膜、鼻软骨黏膜等，利用自体组织移植，增加结膜长度的手术可以有效地重建下睑结膜囊（图10-5）。如果自体组织移植不易，可以应用脱细胞性异体真皮移植。这时为了帮助移植物与受区的血管接触，并形成深的下结膜囊，可以先使用海绵或硅胶带当作增强的支持物固定压住下结膜穹隆，再植入义眼或义眼片。

　　为了下睑的水平强化，采用外眦强化术最为有效。如果情况太严重，可以进行阔筋膜悬吊术。

眼眶内容积增大

　　对于中度或重度的上睑下垂，如果只利用义眼矫正而过度增大义眼体积，虽然可以暂时性矫正上睑下垂，但因重量缘故，义眼会逐渐下垂、下斜，导致不易闭眼及下睑松垂等现象。如果上睑下垂的原因是没有充分补充眼眶内容积，比起调整义眼，采用补充眼眶内容积矫正凹陷是更有

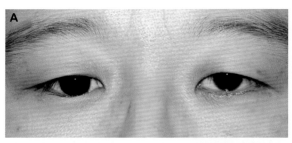
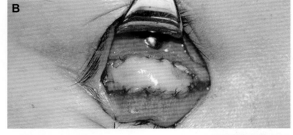
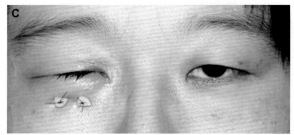
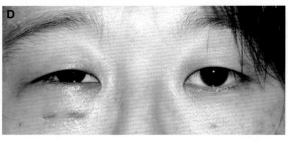

图10-5 因右眼无眼球性结膜囊萎缩，利用自体口腔黏膜进行的下结膜囊重建术。A. 因下结膜囊的萎缩导致右眼下眼睑下垂，以及义眼位置异常。B. 从患者的睑颊内侧取得黏膜，用6-0可吸收线缝合后的状况。C. 用5-0不可吸收线，行2针下结膜囊强化缝合（inferior fornix-deepening suture）并固定在小纱布卷（retinal sponge bolster）上。D. 术后1个月，下结膜囊重建后下睑下垂改善及义眼位置矫正的状况

效的方法。手术前应明确了解导致凹陷的原因，如果导致凹陷的原因为眼眶腔内没有植入物或植入物太小，需要先进行二次眼眶腔植入物填充术或置换术（图10-6）。

如果植入物的大小适当，但因上部眼眶组织不够，将义眼往后倾斜的话，可以在眼眶下壁骨膜下植入高密度多孔聚乙烯high density porous polyethylene（Medpor®）Wedge植入物（图10-7）。除此之外，像Proplast Ⅱ、silicone、injectable cross-linked collagen（Zyplast）、Hydroxyapatite Tricalcium Phosphate（HA-TCP）ceramic implant、Prefabricated m ethylmeth acrylate subperiosteal implant等，多种生物兼容性材料（biocompatible material）可以补充眼眶组织、增加眼眶体积。如果眼眶壁骨折导致下陷，即便是陈旧性的，也还是需要在骨折矫正术后再使用眼眶植入物。

矫正眼眶内容积40%的患者出现上睑下垂的比例，比矫正眼眶内容积80%的人多2倍以上，接受眼眶植入物补充术的患者中有30%的上睑下垂获得改善。对于眼眶内容积不足的患者，若只执行上睑提肌手术，会导致义眼位置不适当的现象并降低患者对外观的满意度。但是并非所有状况皆可由补充眼眶内容积的方式解决上睑下垂，有许多状况需要外加眼睑手术。

眼睑手术

无眼球患者的上睑下垂手术方式有很多，最常用的是上睑提肌缩短术或上睑提肌腱膜矫正术（图10-8）。大部分无眼球症患者的上睑提肌肌力正常，但测量到的结果经常低于实际肌力。原

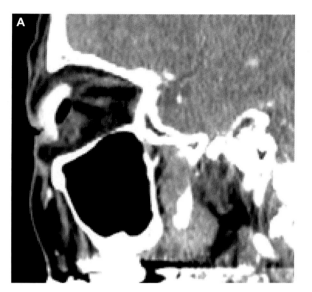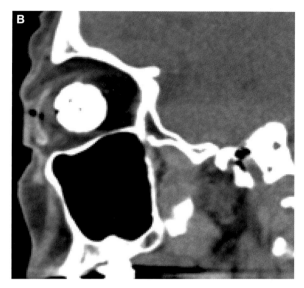

图10-6　眼眶腔植入物填充术前、术后，义眼的位置及上睑下垂的程度比较。A. 手术前因没有植入物，造成义眼往后倾，上睑下垂。B. 二次眼眶腔植入物填充术后对眼眶组织的支撑状况

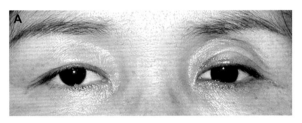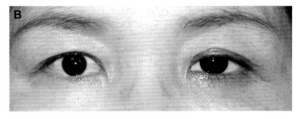

图10-7　应用Wedge植入物进行眶容积增大的术前、术后（左眼）

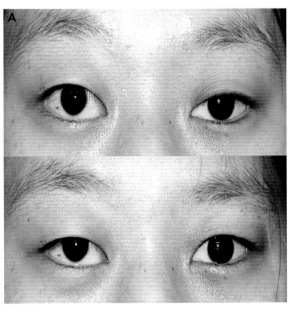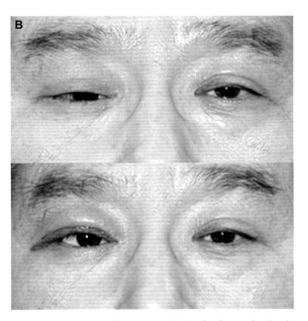

图10-8　接受上睑提肌缩短术的无眼球型上睑下垂患者的术前、术后状况。A. 术前（上），术后1个月（下）。B. 术前（上），术后1周（下）

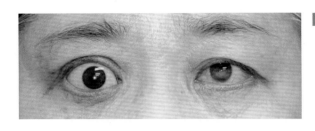

图10-9 右眼上睑提肌缩短术后过度矫正的状况

因是上睑提肌上提的幅度会受义眼大小的影响，换句话说，若义眼小及后方支撑不足时上睑提肌肌力的测量结果会较小。因此，如同一般的上睑下垂矫正手术，过度缩短上睑提肌可能会导致术后过度矫正，因此在术前准确测量上睑提肌的肌力很重要（图10-9）。

在无眼球症患者中，患侧眼睑的皮肤通常比正常眼少，因此手术时要尽量减少皮肤切除，软组织也要尽量保留。

上睑下垂矫正手术需要佩戴义眼进行，利于预测术后眼睛的大小。手术时建议戴上适合现眼眶及结膜囊的义眼，而不是佩戴矫正上睑下垂的义眼。如果义眼的体积或重量过大，导致义眼位置改变或双侧瞳孔位置不在同一水平轴时，建议先矫正义眼。因为术后结果不易预测，也有手术后再矫正义眼的情况。

参考文献

[1] 대한성형안과학회.성형안과학.도서출판내외학술, 2015.
[2] Dortzbach RK. Ophthalmic plastic surgery: prevention and management of complications. New York: Raven Press, 1994.
[3] Ha SW, Lee JM, Jeung WJ, Ahn HB. Clinical effects of conjunctiva−Müller muscle resection in anophthalmic ptosis. Korean J Ophthalmol 2007;21:65−69.
[4] Kaltreider SA, Shields MD, Hippeard SC, Patrie J. Anophthalmic ptosis: investigation of the mechanisms and statistical analysis. OphthalPlastReconstr Surg 2003;19:421−428.
[5] Kim CY, Woo YJ, Lee SY, Yoon JS. Postoperative outcomes of anophthalmic socket reconstruction using a buccal mucosa graft. J Craniofac Surg 2014;25:1171−1174.
[6] Shah CT, Hughes MO, Kirzhner M. Anophthalmic syndrome: a review of management. OphthalPlastReconstr Surg 2014;30:361−365.
[7] Workman CL. Prosthetic reduction of upper eyelid ptosis. Adv Ophthalmic PlastReconstr Surg 1990;8:184−191.

眼睑下垂整形外科学

第十一章

上睑提肌腱膜手术

Levator aponeurosis surgery

CONTENTS

手术方法

上睑提肌腱膜手术对于上睑提肌肌力相对好的患者是适合的手术方法，也是成人退行性上睑下垂患者最常用的术式。此外，对于外伤、眼内手术后、眼眶及眼睑炎症反应和水肿、过敏等慢性眼部炎症、妊娠、长期佩戴隐形眼镜或巨乳头性结膜炎等，任何可能对上睑提肌腱膜造成损伤的情况，皆可应用此术式。

为了得到想要的眼型或高度，必须了解眼睑解剖学及手术过程。在手术中影响到眼睑高度的因素很多，即使是经验丰富的术者，有时也无法获得理想的结果，甚至需要进行修复手术。因此，在手术前需要对患者及家属充分解释，让患者了解手术风险。

手术方法

麻醉

上睑提肌腱膜手术常用于成人退行性上睑下垂，局部麻醉下即可完成。手术中患者可以遵医嘱睁眼、闭眼，医师可以一边观察眼睑高度及形状，一边进行调整。但是，如果利用静脉注射进行清醒镇静麻醉，要注意麻醉的深度，要让患者能够配合术者要求睁眼、闭眼的指令。一般来说，不会做麻醉前处置，但有时为了镇定及疼痛改善，在术前60~90min前给予安定10mg及vicodin8（扑热息痛500mg + hydrocodone 5mg）各1粒。

比较常用的局部麻醉剂为含有1：100 000肾上腺素的2%利多卡因（xylocaine®）。如果要使用透明质酸酶，要在2%的利多卡因10mL里混合150单位透明质酸酶可增加组织渗透性及麻醉剂扩散，加速麻醉作用并减少麻醉剂的使用量。如果手术时间较长，可将2%利多卡因和0.5%或0.75%的丁哌卡因以1：1的比例混合使用。局部麻醉药有中枢神经及心血管毒性，心血管毒性比较危险。虽然在眼睑手术中不常见，但也有可能出现中枢神经毒性，症状包括初期的耳鸣、头晕、面部痉挛，严重的会出现抽搐、意识障碍、呼吸骤停等。心血管毒性包含心搏过缓、低血压、心肌收缩降低等。常混合在局部麻醉剂中的血管收缩剂肾上腺素虽然有止血效果，但对冠状动脉疾病、甲状腺亢进的患者会有副作用，因此要特别注意。

利用静脉麻醉剂的清醒镇定，也被认为是一种"睡眠麻醉"，指在术中不紧张的、安稳的、自主呼吸的状态下，患者可以通过语言或物理性刺激沟通，在手术中可以协助配合。另外，患者对手术过程不会有记忆，合并局部麻醉注射时疼痛也比较轻，进而可以降低患者的不安。比较常用的咪达唑仑为中枢神经抑制剂，作用时间短，具有镇定、抗焦虑、短期记忆消失的特征。异丙嗪也是中枢神经抑制剂之一，麻醉效果快、代谢快，因此不易在体内累积，从麻醉中清醒的时间也比较短，所以局部麻醉前常被使用。但是要注意可能出现呼吸抑制、低血压等状况。氯胺酮为一种诱导解离性睡眠的麻醉剂，具有强烈的止痛效果，不会产生呼吸抑制，安全界限很宽为其特征，具有在小儿进行短时间手术时不需要气道插管的优点。但是，会伴随分泌物增加、不快感、噩梦等症状。此外，因血压及脉搏增加，所以对高血压患者需特别注意。用清醒镇静麻醉时，术中必须监视血氧、心电图及血压。

一般清醒镇静麻醉会并用咪达唑仑、异丙嗪及氯氨酮。因异丙嗪出现镇定效果的血中浓度范围小，所以与咪达唑仑一起使用，因氯氨酮有强烈止痛作用，所以也同时并用。一般麻醉方式是以静脉注射0.5~2mg的咪达唑仑做术前处置，再静脉注射异丙嗪0.5mg/kg，然后进行局部麻醉。如果手术时间较长，持续静脉注射异丙嗪。

设计切口

在设计双眼皮线或切开线时，虽然患者可以采取仰卧位，但建议采用坐姿。做双眼皮时，韩国成人的切开线设计在上睑缘中央上5~7mm处，西方人在8~10mm处（图11-1、图11-2）。若不做双眼皮时，则设计在上睑缘上3~4mm处。在单眼上睑下垂手术时，如果对侧眼有双眼皮，可以

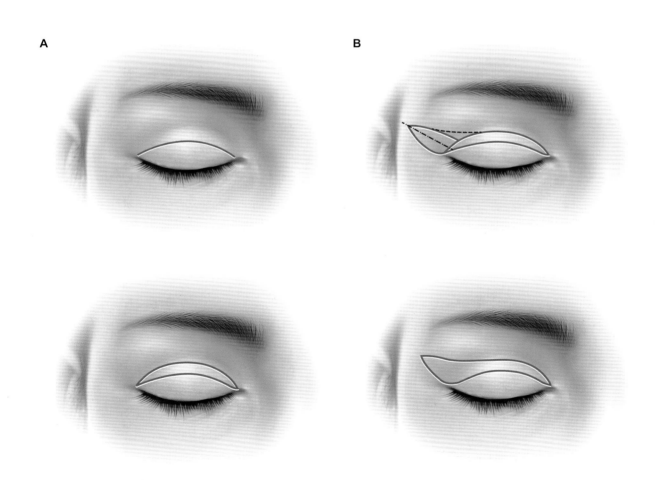

A

B

图11-1 切口线的设计。A. 没有外侧眼睑皮肤下垂时。B. 有外侧眼睑皮肤下垂时

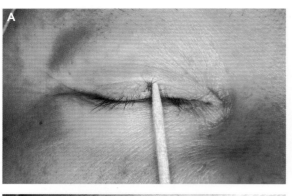
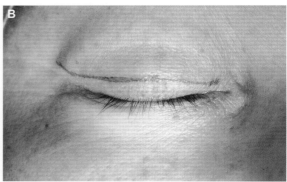
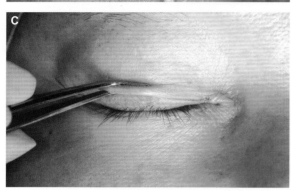
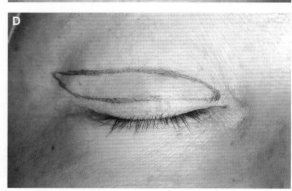

图11-2 切口线的设计。A. 确定双眼皮的高度。B. 按照已确定的双眼皮高度画出切口线。C. 利用有齿镊子确定要切除的皮肤量。D. 确定需切除的皮肤量后画上切口线

把切开线设计在相同高度上，若上睑下垂程度严重，需要考虑到皮肤的切除量，建议将双眼皮线设计得低1mm左右。如果对侧眼没有双眼皮，为了使其对称，可以在对侧眼也做双眼皮，按照眼睑皮肤的下垂程度、脂肪或皮下组织的量，选择切开法或埋线法。

对于成人，如果有皮肤下垂，需要设计可以同时切除皮肤的切口线，在外侧要注意不要留下"猫耳"。儿童因为没有皮肤下垂的问题，所以不用切除皮肤或只切除1mm左右，或者在矫正完上睑下垂后，依照眼皮下垂的程度，视情况而定。皮肤切开时，为了不让切开线的皮肤陷下，需要拉紧皮肤，可使用#15手术刀片、射频（Ellmann®）或CO_2激光进行皮肤切开。

切除皮肤及眼轮匝肌

切开后首先去除部分皮肤，然后切开眼轮匝肌并延伸至眶隔（图11-3）。有些手术者会把皮肤及眶隔前的眼轮匝肌一并切除，此时需注意避免切得太深，以免伤到上睑提肌腱膜。

切开眶隔及暴露上睑提肌

按设计切除皮肤及眼轮匝肌后，可以看到包住腱膜前脂肪的眶隔。将眶隔从内眦打开至外眦

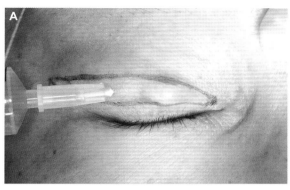
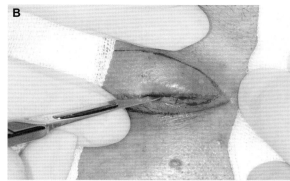
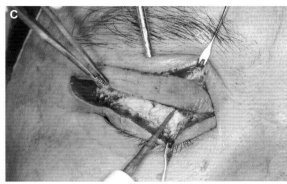
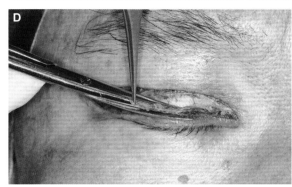

图11-3 局部麻醉眼睑后用15号手术刀，沿着设计好的切口线切开皮肤，切除皮肤及眼轮匝肌。若需要的话，切除眶隔前的眼轮匝肌

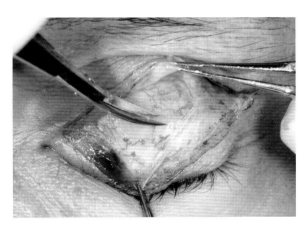

图11-4 切开眶隔的状况。切开眶隔后可以看到眶脂肪，其后方有亮白的上睑提肌腱膜

处（图11-4），注意不要伤到上睑提肌腱膜。完全打开眶隔后可以看到亮白的上睑提肌腱膜，如果腱膜前脂肪过多，可以切除部分脂肪。

剥离上睑提肌腱膜

在睑板上缘1/3处，使用剪刀或电刀，将上睑提肌腱膜从睑板分离，并从Müller肌及结膜向上剥离（图11-5）。将睑板前的眼轮匝肌及上睑提肌腱膜去除后，也要露出睑板，使固定的缝合线

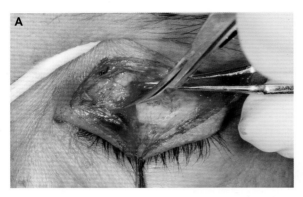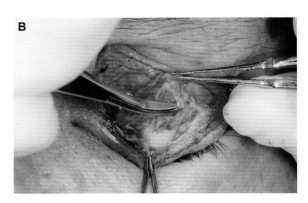

图11-5 从睑板处将上睑提肌腱膜往上剥离，并与结膜分离

可以在正确的深度穿过睑板。剥离可以用剪刀、电刀或电凝，在此过程中，为了保护眼球，建议使用角膜巩膜保护器。因Müller肌和眼睑结膜贴合非常紧密，因此剥离时要小心，不要让结膜出现穿孔的情况。上睑提肌的剥离高度，可以依照上睑提肌肌力及上睑下垂的程度调整。

上睑提肌腱膜缩短缝合

在上睑中央部位1/3处，缩短上睑提肌腱膜并固定（图11-6）。在此处使用双针尼龙普利灵、丝线等不可吸收缝合线，缝针穿过部分睑板，另要翻开眼睑确定缝合线是否穿出睑板。如果穿出睑板，缝合线有可能损伤到角膜。将穿进睑板的双针缝合线，在上睑提肌腱膜上适当的位置从后侧往前穿过。将缝合线打活结后，嘱患者坐起来且睁开眼睛，评估睑缘位置高低及眼睑轮廓。如果效果不满意，需要调整上睑提肌腱膜的缝合位置到最适合的位置后，再打结，而且内侧及外侧同样缝合。最后切除缩短缝合后多余的上睑提肌腱膜。

皮肤缝合及双眼皮形成

如果腱膜前脂肪太多，建议切除部分脂肪；如果皮肤太多，也建议切除多余的皮肤。如果要做重睑，需要利用6-0 nylon或prolene做3~4个重睑固定点。重睑固定缝合一般会使用"皮肤-上睑提肌腱膜-皮肤"方式，之后要拆除缝合线。或者将切开线下方的皮下组织与上睑提肌腱膜或睑板固定，让线结埋在深面（图11-7）。皮肤则用同样的缝合线，以连续或间断的方式缝合。

手术时眼睑高度的判断

腱膜型上睑下垂大多发生于成年人，因此可以在局部麻醉下进行。为了判断眼睑的高度，需要考虑多种可能对手术结果造成影响的因素，如上睑提肌肌力、眼裂大小、手术中的各种情况等。

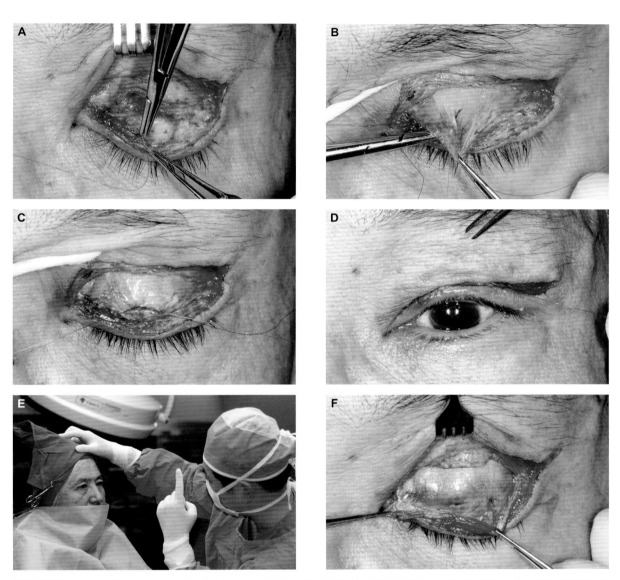

图11-6　用6-0的prolene穿经睑板的1/2层厚，提升至希望矫正的程度，进行缩短上睑提肌腱膜的缝合，确定矫正程度后固定缝合

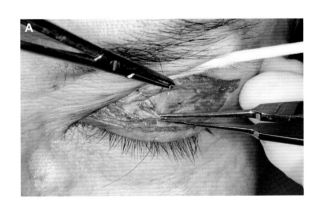

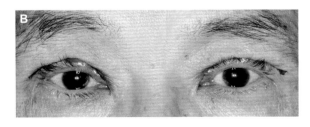

图11-7　使用"皮肤-上睑提肌腱膜-皮肤"缝合形成重睑，确定眼睛形状

手术中有很多因素会对术中或术后的眼裂大小造成改变。上睑提肌缩短程度、睑板固定的位置、缝合强度等因素，会直接影响上睑下垂的矫正程度（表11-1）。此外，与术区相关的因素也会影响手术结果。因手术中眼裂变大导致术后矫正不足的因素有眼轮匝肌的麻醉效果、肾上腺素对Müller肌的刺激、患者因不安引起交感神经亢进等。另外，手术中眼裂变小可能导致过度矫正的原因有上睑提肌及Müller肌的麻醉效果、患者因灯光太亮或不适造成眯眼、过度出血或水肿以及过度的睡眠麻醉效果等。

为了上睑下垂手术后能取得预期的眼睑高度，不仅需要了解可能的影响因素，同时还要依据术者的经验对结果进行预测和调整。

术中调整眼睑的高度，可因人种、年龄、性别或术者的不同而不同。根据西方人标准提出的建议，需要考虑到局部麻醉对眼轮匝肌的麻醉作用及肾上腺素对Müller肌的刺激作用。若是双眼，位置定在角膜上缘或下缘1mm的位置；若是单眼，建议比对侧眼高一点儿，轻微过度矫正。至于过度矫正的程度，一般来说，建议高1mm，也有人建议高1.5~2mm。

有其他学者建议在术中观察眼裂大小的变化，再调整眼睑的高度。手术前要准确测量睑缘位置，注射局部麻醉约10min后，再次测量位置，确定局部麻醉对眼睑造成的影响。手术中，打开眶隔，剥离上睑提肌腱膜之前，再次确定睑缘位置，如果眼裂较术前大可以过度矫正，如果与术前的眼裂大小相似，建议在术前确定的位置进行矫正。

根据观察东方人上睑提肌腱膜矫正术后眼睑高度变化的研究结果，术中坐姿的MRD_1与术后6周后的MRD_1之间没有显著的差异，也发现坐姿比卧姿更有助于预测手术结果。此报道表示，手术中不需要过度矫正。

McCord提出了一个方案：如果上睑提肌肌力为11~12mm，则在下垂的量上加2mm；如果肌力为13~4mm，则加1mm；若肌力在15mm以上，则只矫正下垂的量。这个方案对于一开始没有很多

表11-1 手术中可能造成矫正不足的因素

手术可能矫正不足的因素
· 轮匝肌受麻药影响
· 副肾作用于米勒肌
· 患者紧张伴随的交感张力增加
· 重量

手术可能过度矫正的因素
· 米勒肌受麻药影响
· 由于不舒适、灯太亮等原因，患者一直眯眼
· 大量出血或水肿
· 过度镇静

经验的术者而言的确有帮助，但建议每位术者应通过个人的手术记录对方案做一些调整，进而拥有自己的手术标准。

接受单眼上睑下垂手术时，对侧眼有10%~20%的概率会受到Hering定律（Hering's law）的影响，因此需要对患者及家属说明术后未接受手术的眼睛可能会发生上睑下垂。尤其已出现明显的眉毛上提时，可以考虑并行预防性的上睑下垂矫正术。

手术后眼裂的变化及修复手术

上睑提肌腱膜手术后要获得满意的结果并不简单。实际上，70%~95%的患者在手术后获得了所需的眼裂大小，约9%的病例需要再次手术。修复手术大多是因为过度矫正，这也说明，上睑下垂的程度越严重，矫正不足的比例越高。

修复手术的时机可依照异常程度及特征，定为术后3天、1周或数周等，为了避免修复手术，也有人提出做可调整的临时缝合，并在术后48h内再次矫正的方法。Doxanas及Linberg认为，术后1周的结果是对手术最终结果预测最重要的指标，建议术后1周再进行手术；而Jordan及Anderson建议严重的过度矫正、眼睑轮廓异常、矫正不足，应在术后3周再进行手术。

Tucker及Verhuls报道，术后1周获得期望的MRD_1约有40%，约52%的患者在1周后眼睛平均变大1.1mm，因此要等到术后6周才可以到达最大的MRD_1。综合以上报道，关于修复手术的时机，眼睑水肿不严重且MRD_1为0.5mm以上的过度矫正、1mm以下欠矫正，且双眼大小差异大于1mm时，建议术后1周进行修复手术。但如果水肿太严重，最好再等一段时间。早期修复手术，认为为1~3周，但没有明确的标准。术后1周内进行修复手术的优点是，手术部位无须再切开且容易调整，但3周后创伤愈合过程相当显著，因此术中需要做很多软组织剥离，故认为早期修复手术于术后1周进行比较合理。因术者的经验不同可有稍许差异，但除了眼睑水肿严重的情况外，若有矫正不足、过度矫正、眼睑轮廓明显异常，建议在术后1周进行修复手术。

在轻度过度矫正中，可以试着进行眼睑按摩，明显的过度矫正则需要进行如腱膜切开及后徙的手术。因此，缩短上睑提肌腱膜后剩下的部分不要完全切掉，万一发生过度矫正还可用于再次手术。

关于随着时间推移眼裂变小的状况有可能与缝合线有关。有报道显示，若使用的是可吸收线，术后2~4个月后眼裂会变小，但Anderson认为不是缝合线的原因，上睑提肌的状况比较重要。分离上睑提肌腱膜也很重要，如果没有充分分离到缩短部位就进行缝合，可能会产生折叠效果，虽然在初期尚可，但随着时间的延长，可能会成为导致眼裂变小的原因。

伤口小、剥离少的上睑下垂矫正

近期常用的上睑提肌腱膜手术是沿着整个眼睑长度切开的方法。1999年，Lucarelli及Lemke提出一种矫正方法，先做10mm左右的小切口，暴露睑板后将分离或脱落的上睑提肌腱膜缝合在睑板某处。此方法的优点是手术时间短、恢复快、出血和水肿较少、术后结果良好等。但是如果眼睑皮肤下垂多、眼睑厚，需要切除眼轮匝肌或脂肪的状况以及上睑下垂的程度严重时，不宜采用此术式。

参考文献

[1] 이상열,김윤덕,곽상인,김성주.눈꺼풀성형술.도서출판내외학술, 2009.
[2] Epstein G, Putterman AM. Acquired blepharoptosis secondary to contact-lens wear. Am J Ophthalmol 1981;91:634-639.
[3] Jordan DR, Anderson RL. A simple procedure for adjusting eyelid position after aponeurotic ptosis surgery. Arch Ophthalmol 1987;105:1288-1291.
[4] Jung Y, La TY. Blepharoptosis repair through the small orbital septum incision and minimal dissection technique in patients with coexisting dermatochalasis. Korean J Ophthalmol 2013;27:1-6.
[5] Linberg JV, Vasquez RJ, Chao GM. Aponeurotic ptosis repair under local anesthesia; prediction of results from operative lid height. Ophthalmology 1988;95:1046-1052.
[6] Lucarelli MJ, Lemke BN. Small incision external levator repair: technique and early results. Am J Ophthalmol 1999;127:637-6 44.
[7] McCord CD Jr, Tanenbaum M, Nunery WR. Oculoplastic surgery. New York: Raven Press, 1995.
[8] Nerad JA. Oculoplastic surgery: The requisites in ophthalmology. St. Louis: Mosby, 2001.
[9] Shorr N, Seiff SR. Cosmetic blepharoplasty; an illustrated surgical guide. New Jersey: Slack Inc., 1986.
[10] Takahashi Y, Kakizaki H, Mito H, Shiraki K. Assessment of the predictive value of intraoperative eyelid height measurements in sitting and supine positions during blepharoptosis repair. OphthalPlastReconstr Surg 2007;2:119-121.
[11] Tucker SM, Verhulst SJ. Stabilization of eyelid height after aponeurotic ptosis repair. Ophthalmology 1999;106:517-522.

眼睑下垂整形外科学

第十二章

上睑提肌缩短术

Levator resection

CONTENTS

手术过程

此术式为缩短上睑提肌后截断，以矫正上睑下垂，为先天性上睑下垂矫正手术的经典术式。此术式的适应证为上睑提肌肌力大于5mm。上睑提肌的肌力会因个人、年龄或人种等因素的不同而不同，肌力标准的应用要根据术者的经验及判断，再确定应用在案例中的治疗计划，不能一律照搬，故非一体适用。举例来说，虽然上睑提肌肌力为4mm，但上睑下垂不严重且没有过度使用额肌，选择上睑提肌缩短术也可矫正。甚至上睑提肌肌力不良，低到2~3mm，也可以选择上睑提肌缩短术。

上睑提肌肌力不良，3~4mm的情况，可以运用的上睑提肌缩短手术方法有：缩短上睑提肌约25mm的最大量上睑提肌缩短术，缩短上睑提肌30mm以上的超最大量上睑提肌缩短术，以及将Whitnall韧带固定在睑板的Whitnall悬吊术等。

手术过程

切口设计

为儿童做重睑时，切口可以设计在眼睑缘上方4~5mm处；若不做重睑，建议设计在眼睑缘上方3~4mm处。用重睑设计器挑出线，沿着最自然形成重睑的线画线设计（图12-1）。西方人是先测量睑板垂直长度，并在此高度上方设计切口线，儿童为距睑缘5~7mm处，成人为距睑缘8~9mm处。

上直肌牵引缝合

有时可以在上直肌使用5-0黑丝线做上直肌牵引缝合。将上睑提肌分离到很高的位置时，有可能会伤到上直肌，牵引缝合是保护上直肌的预防措施。但如果不是超过Whitnal韧带以上的高位上睑提肌缩短，此缝合并非必需的步骤。

图12-1 重睑设计器

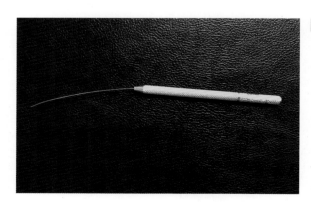

皮肤及眼轮匝肌的切除

切开皮肤后，将眼轮匝肌切除或分离至睑板前侧的上睑提肌腱膜，或皮肤切口切深一点儿，将皮肤及眼轮匝肌同时切除。在此过程中，注意不要伤到上睑提肌。如果在睑板上缘切开眼轮匝肌，往脂肪层靠近并切开，则可降低损伤上睑提肌的风险。另外，如果离眼睑缘太近可能会伤及睫毛，所以也要小心。

切开眶隔

当切开眼轮匝肌接近眶隔时可以看到脂肪层，脂肪层后有上睑提肌。眶隔向下延伸到与上睑提肌腱膜合并。在睑板上缘，利用镊子拉住上睑提肌腱膜及脂肪前眶隔，用剪刀把眶隔往上、后方向切开。注意不要伤到上睑提肌，把剪刀置于眶隔切口，分别向内侧和外侧延伸切口（图12-2）。

在此过程中，用止血钳夹住突出的脂肪，凸突出来的脂肪用止血钳夹一下，切除止血钳外侧脂肪，保留1~2mm残端，用电凝烧灼。利用钳子夹脂肪时，要确认是否夹带到皮肤或上睑提肌。切除脂肪后释放止血钳时不要立即放松，而是用镊子先抓住脂肪残端，再松钳，在脂肪缩向眶内前检查有无残留的出血点，若仍有，出血点则需再行电凝止血。

分离上睑提肌

在分离上睑提肌之前，翻开眼睑在睑结膜下注射少量的局麻药，将结膜与结膜前组织分离。此步骤有利于分离上睑提肌，进而预防上睑提肌及结膜的损伤。

首先切除睑板前组织，以便可以直接在睑板上缝合提肌腱膜。分离上睑提肌的方法为，在睑板上缘中点处用剪刀切开并与睑板分离上睑提肌，继续延伸至内侧及外侧，将上睑提肌及Müller肌与睑板分离。将已切开的上睑提肌腱膜及Müller肌用有齿镊子稍往上提，并与结膜分离（图12-3）。另外一个方法是在上睑提肌的内侧或外侧切开一个洞（或开口），将上睑下垂钳插进结膜与上睑提肌之间，钳夹住上睑提肌，并从睑板切开、分离。将夹持上睑提肌的上睑下垂钳向上牵拉，将上睑提肌及Müller肌从结膜分离。这时要注意不要使结膜产生穿孔。皮肤入路的上睑提肌缩短术具有不需切开或损伤结膜的优点。

将上睑提肌前、后表面的组织分离至要缩短的高度后，将上睑提肌缩短缝合时，注意不要夹带周边的其他组织。如果缩短量不多，不需要切开上睑提肌内、外角，但是如果缩短量较多，建议将内、外角垂直方向切开。将夹捏上睑提肌的夹子或钳子往向内侧牵拉，把外角往垂直方向切开；再向外侧拉并切开内角。注意不要伤到内侧的上斜肌滑车及外侧的泪腺（图12-4~图12-6）。

将上睑提肌分离至高度20mm以上时，在分离过程中要特别留意后侧的上斜肌及上直肌，也可用黑丝线做上直肌牵引缝合，会比较醒目。前侧没有需要特别注意的部分。

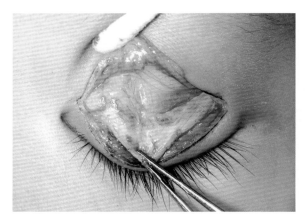

图12-2 打开眶隔后的上睑提肌

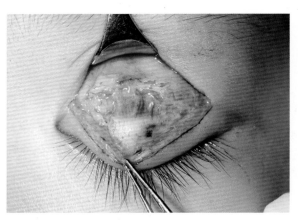

图12-3 切除眶隔前组织后，将上睑提肌从睑板分离

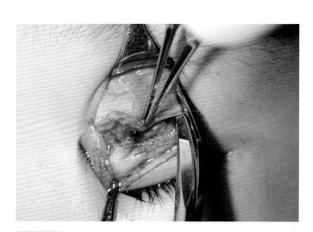

图12-4 切开上睑提肌外角

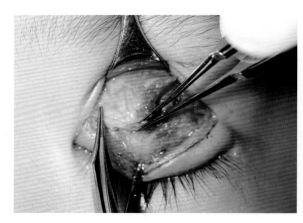

图12-5 切开上睑提肌内角

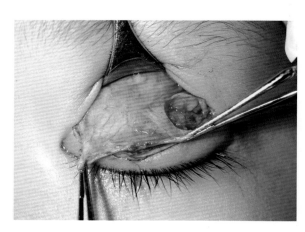

图12-6 切开上睑提肌外、内角之后的情况

缩短上睑提肌

在睑板的中上1/3处穿入双针6-0不可吸收缝合线的缝针。此时若入针太浅，缝线会脱落，太深则易穿出睑板，则会有缝线引起的角膜损伤。在上睑提肌需要缩短的位置，由后往前将双侧缝合针穿过，打活结，观察眼睑提升程度。如果欠矫，再缝高一点儿；如果矫正过多，再缝低一点儿，用以调整适合的眼睑高度（图12-7）。调整眼睑高度的另外一个方法为微调睑板缝合处，如果入针在睑板的偏下位置，可以提高上睑提肌缩短的效果。上睑提肌的睑板缝合点离睑缘太近会造成眼睑外翻，若离睑板上缘太近则会造成眼睑内翻。术中还需要仔细观察眼型。

在睑板中央处的上睑提肌缩短缝合，做出适当的眼裂大小后，再在内、外侧加缝2~3针（图12-8、图12-9）。因患者个体差异，缝合间隔及需要追加的缝合数与眼睑高度及眼型也不同。缩短缝合后，切除缝线远端多余的上睑提肌，保留约2mm残端（图12-10）。上睑提肌的缝合处要比计划缩短量高约2mm处。上睑提肌缩短后，眼裂的大小及轮廓会有变化，缩短术后必须再次确定眼型。

切除多余的皮肤及重睑形成

因手术眼裂变大会产生多余的皮肤，尤其是在严重上睑下垂的患者中，矫正量越多，多余的皮肤就越多。切除多余的皮肤及眼轮匝肌，可预防术后皮肤松垂形成Hooding现象，但要避免切除过多。

西方人几乎都有重睑，所以上睑下垂矫正手术也要做重睑。东方人做重睑可以减少眼睫毛下垂，眼睛也会看起来更加清爽。但也有患者不希望有重睑，因此需在术前沟通了解。

做重睑的缝合过程，用6-0不可吸收线在眼睑中央处缝合切开线下唇皮肤-上睑提肌-上唇皮肤。有上睑提肌肌力不良时，有可能重睑不易形成或术后消失，此时要缝合到睑板以代替上睑提

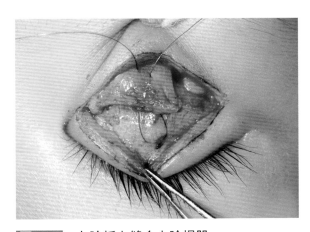

图12-7　在睑板上缝合上睑提肌

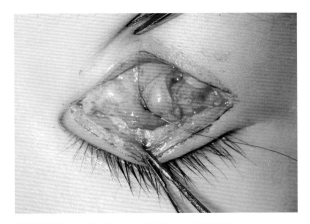

图12-8　在睑板中央处缝合上睑提肌

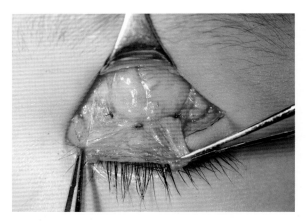

图12-9　上睑提肌在睑板上的3处缝合

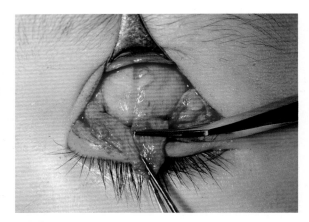

图12-10　切除多余的上睑提肌

肌的缝合。重睑缝合要有适当的间隔，自中间点再向两侧加2～3针。要确认双侧的高度和形状对称，如有问题，可通过调整上睑提肌的固定位置来改善。若重睑较对侧低，可切除一点儿切开线上方的皮肤，便可获得变高的效果。在儿童患者中，为了避免拆线，儿童患者可以将上睑提肌或睑板与切口线下方的皮下组织缝合，皮肤则用6-0快吸收羊肠线缝合。

上睑提肌肌力不良患者的上睑提肌缩短术

对于上睑提肌肌力不良的严重上睑下垂患者，一般施行额肌悬吊术，也可选择大量上睑提肌缩短术。

Mauriello等选择缩短约25mm的最大量上睑提肌缩短术，Epstein及Putterman选择缩短30mm以上的超最大量上睑提肌缩短术，Anderson等选用缩短到Whitnall韧带再固定在睑板上的Whitnall悬吊术。

需要注意的是，大量缩短上睑提肌的手术后可能随着时间推移，上睑下垂会出现复发。

最大量上睑提肌缩短术

此术式为分离、缩短25mm左右上睑提肌的方法。根据Mauriello等的报道，经18个月的追踪，32个案例中有28个（88%）术后效果良好，失败的案例再施行额肌悬吊术。考虑到因"兔眼"引起暴露角膜的情况有可能会加剧，若Bell现象不良，不建议选择此术式。

手术方式与一般上睑提肌缩短术一样，但会切开附着在Whitnall韧带的腱膜，将上直肌牵引缝合向下牵拉，可帮助分离且能避免损伤上直肌。为了避免上斜肌的损伤，切开上睑提肌内角时建议往外侧切一点儿，为了避免泪腺的损伤，切开外角时建议往内侧切一点儿。

在全身麻醉的情况下，睑缘高度建议固定在角膜上缘或略高一点儿的位置，手术中因肌肉的牵拉，上睑提肌会被拉长，不易正确评估上睑提肌的缩短量。手术2～3个月后眼睑缘的高度才会稳定，在此期间的睑缘高度会比术后2～3周时低1mm左右。

超最大量上睑提肌缩短术

上睑提肌肌力不良的严重上睑下垂患者可以选择此术式。先前已介绍了缩短25mm上睑提肌的手术，但对于一些手术矫正程度不够的案例，可以考虑提肌缩短30mm以上的超最大量上睑提肌缩短术。

Epstein及Putterman将上睑提肌缩短量定义为，正常眼与下垂眼的MLD差异再乘以3。上睑提肌肌力不良的MLD差异通常为9mm左右，按照上述的公式，需要切除27mm的上睑提肌。但是根据手术中调整眼裂大小的Berke方法，严重的上睑下垂需要矫正到角膜上缘，最终需要切除的上睑提肌量会超过27mm。西方人因眼裂比较大，故MLD差异大，所以比较适合此术式，东方人就算是严重的上睑下垂，因MLD差异不大，所以不如西方人适合此术式。

手术过程中的注意事项与最大量上睑提肌缩短术类似。根据报道，术后8个案例中有6个效果良好，但还是要留意可能发生的并发症。往下看时上睑位置不变引起的巩膜暴露现象，以及双眼不对称，则是不可避免的问题，而不是并发症。而且，暴露性角膜炎也很常见，所以睡眠时需用眼药膏覆盖眼角膜。

上睑提肌及上直肌由相同的腱膜连接，为了将大量的上睑提肌往下拉，上直肌也会一起往下移动，可能会导致下斜视。为了预防此类并发症，手术中要把两条肌肉之间的腱膜分离开。

大量缩短上睑提肌有可能导致结膜脱垂现象，可用从结膜穹隆往皮肤方向全层缝合在皮肤上放置纱布钉再打结的方式来预防。

Whitnall悬吊术

切除Whitnall韧带以下的上睑提肌，把Whitnall韧带及后方的上睑提肌固定在睑板上的手术方法，比起超最大量上睑提肌缩短术，不太会损伤到上睑提肌、Müller肌及Whitnall韧带。

首先剥离疏松地附着在腱膜前的脂肪与上睑提肌之间的组织，再往上延伸，可以到达横向穿过的呈亮白色带状的Whitnall韧带。另一个分离上睑提肌的方法，则是用组织剪切开Whitnall韧带正下方上睑提肌的中央部位，小心勿损伤到Müller肌，往内、外延伸切口，将切开的上睑提肌从Müller肌分离并切除到睑板的高度，最后将Whitnall韧带及上睑提肌固定缝合在睑板上。再加缝2～3针，确定眼睑上提的状况及眼形后缝合重睑及皮肤。

1990年，Anderson等报道，术后1周的上睑下垂矫正约为3mm，在手术后1年复发上睑下垂的情况是上睑提肌肌力越差，复发的概率越高。此外，Whitnall韧带越发达，术中越容易将眼睑提上去，将Whitnall韧带固定后往下拉时，阻力越大固定效果越好。根据此报道，上睑提肌肌力若小于3mm，建议应用额肌悬吊术，肌力3～4mm时，若术中发现提上睑的效果不理想，则可以加做微量的睑板切除，让矫正效果变好。并发症包括矫正不足、角膜损伤、眼形异常、重睑形成异常及结膜脱垂等。

在术中确定睑缘的高度

大部分先天性上睑下垂患者在小时候接受矫正手术是在全身麻醉下进行的。全身麻醉过程中，睑缘高度的确认不同于局部麻醉，不能让患者以坐姿确认高度，因此术中矫正程度、完全恢复后的眼睑高度出现差异的概率高，不易预测术后效果。有发生矫正不足、过矫或眼形异常等并发症的风险性。

手术中眼裂大小的调整与术后结果有直接的关系，但对此方面的研究却很少。1958年，Berke发表的文章提到关于按照上睑提肌肌力进行上睑提肌缩短的术后结果，但是之后却没有适合参考的文献发表。此篇文章是针对西方人的临床结果，对于眼裂小、上睑提肌肌力相对较差的东方人来说，不是最适合参考的文献。因此，我们不但需要针对东方人手术结果开展研究，也需要对手术者个人特征与术后结果开展研究。

在全身麻醉下进行上睑提肌缩短术，不仅结果不易预测，且满意度低，所以常需要进行修复手术，以下几项因素会影响再次进行手术。

- 有时无法正确测量儿童术前的上睑提肌肌力或上睑下垂程度。当患者无法配合测量上睑提肌肌力或者患者习惯抬头，导致上睑提肌测量错误，进而在确定适当缩短量时会造成判断错误。

- 上睑提肌缩短过程本身会让肌肉拉扯且变松。尤其是在发育不全及脂肪浸润等严重上睑下垂患者中更容易出现此现象。术前计划的肌肉缩短量与实际缩短的肌肉量有可能会有差异。

- 对于严重上睑下垂患者，若大量缩短上睑提肌，随着时间的推移，持续的眼睑运动会造成已经缩短的肌肉弹性下降、变弱，进而使上睑下垂可能复发。此点会随上睑提肌功能及状况与缩短量的不同而出现差异。

- 随着人种与个人差异，眼裂大小、上睑下垂特性及程度还有上睑提肌功能及特性皆有不同，所以手术结果也可能有误差。对于双眼上睑下垂患者，因上睑提肌肌力及上睑下垂程度相似，即便缩短相同量的上睑提肌，还是不易得到对称的结果，这是因为双眼上睑提肌的发育程度不同。

上睑提肌肌纤维与肌力之间的关系

上睑下垂程度及矫正程度与横纹肌纤维数目有关。对缩短的上睑提肌进行组织学检查发现，上睑提肌肌力2.5mm时含有约7%的肌纤维，肌力为11mm时含有75%的肌纤维。也就是说，上睑提肌肌力越好，正常横纹肌纤维的含量越高，也可推测肌纤维越多，上睑提肌缩短术的效果越好。

肉眼评估上睑提肌对手术结果的影响

手术中肉眼观察上睑提肌，与上睑提肌肌力或横纹肌纤维无直接关系，且表现有可能不一，因此不是对术后结果有影响的可靠参考依据。对于肌力为2.5mm的上睑提肌，约有28%肉眼观察上睑提肌状况良好，却有75%发现术后矫正不足。因此，不建议按照肉眼观察上睑提肌的状况决定矫正量。

术中眼裂大小调整

手术后调整的上睑下垂程度与上睑提肌肌力及术中调整的眼裂大小有直接的关系。就手术后最终眼裂大小而言，上睑提肌肌力越差，术后眼裂越容易比术中还小，肌力越好，术后眼裂会比术中还大。上睑提肌肌力2.5mm时，没有出现术后眼裂变大的案例，但是当肌力为11mm时，约有82.5%出现眼裂变大。此外，上睑提肌肌力差的患者中有93%出现眼裂变小，而肌力良好的患者中只有12%的眼裂变小。因此若上睑提肌肌力差，便矫正多一点儿；相反的话，矫正少一点儿，才能获得比较理想的手术结果。

不同上睑提肌肌力的上睑下垂矫正术后睑裂的变化，若上睑提肌肌力2.5mm时平均下降2.6mm，肌力4.5mm时平均下降0.5mm，肌力11mm时平均增加1.3mm。上睑提肌肌力7.2mm时术后没有变化。换句话说，如果上睑提肌肌力良好，在术中矫正少可以预防术后出现过度矫正；相反的，肌力不良时过度矫正可以预防矫正不足（图12-11）。

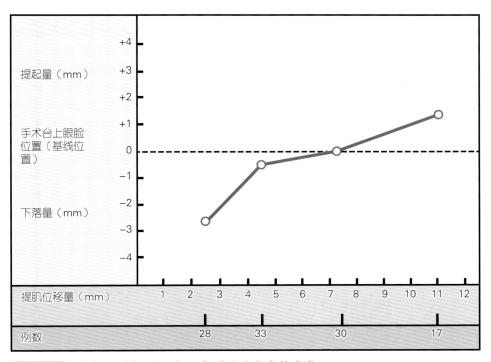

图12-11 根据上睑提肌肌力，术后眼睑高度的变化

另外，也有人提出根据上睑提肌肌力及上睑下垂程度调整手术方法及睑缘高度的方法、根据上睑提肌肌力调整眼裂位置的方法，以及根据MRD调整上睑提肌缩短量的方法（表12-1~表12-3）。

表12-1 根据上睑提肌肌力及上睑下垂程度不同的手术方法及眼睑高度调整

上睑下垂程度	上睑提肌		
	良好（>8mm）	一般（4~7mm）	差（<4mm）
2mm（轻微）			
手术方法	提肌少量前徙	切除中等量提肌	切除大量提肌
眼睑位置	瞳孔	瞳孔及角膜缘之间	角膜缘
3mm（中度）			
手术方法	提肌中度前徙	切除大量提肌	额肌悬吊或Whitnall 韧带悬吊
眼睑位置	瞳孔及角膜缘之间	角膜缘	角膜缘
4mm（重度）			
手术方法	提肌大量前徙	Whitnall 韧带悬吊	额肌悬吊
眼睑位置	角膜缘	角膜缘	角膜缘

表12-2 根据上睑提肌的肌力调整眼睑的位置

上睑提肌肌力	眼睑位置
2~3mm（弱）	角膜上缘
4~5mm（弱）	角膜上缘1~2mm下
6~7mm（中等）	角膜上缘2 mm下
8~9mm（强）	角膜上缘3~4mm下
10~11mm（强）	角膜上缘5mm下

表12-3 根据MRD调整上睑提肌的缩短量

术前MRD	上睑提肌缩短量
3~4mm（轻微下垂）	10~13mm
2~3mm（中度下垂）	14~17mm
1~2mm（明显下垂）	18~22mm
0~1mm（严重下垂）	>23mm

但是这些结果皆为根据西方人的特征统计，因此不适合应用于所有人种的手术中。这些结果可以当作参考，需再进一步找到适合个人手术的矫正方法。

参考文献

[1] 김주엽,김윤덕.국소마취하에실시한눈꺼풀올림근절제술후시간에따른눈꺼풀높이변화.대한안과학회지2007;48:1303-1311.

[2] 안재홍,김상진,한용섭,양홍석.소아안검하수환아에서MLD를이용한눈꺼풀올림근절제술의결과.대한안과학회지2000;41:2247-2253.

[3] 이대성,정화선.경도혹은중등도의단안안검하수환자에서상안검거근절제술의효과.대한안과학회지2002;43:1250-1255.

[4] 이상열,김윤덕,곽상인,김성주.눈꺼풀성형술.도서출판내외학술, 2009.

[5] 이언경,정화선.상안검거근기능이불량한안검하수환자에서실시한상안검거근절제술의효과.대한안과학회지1998;39:1062-1068.

[6] Berke RN. Results of resection of the levator muscle through a skin incision in congenital ptosis. AMA Arch Ophthalmol 1959;61:177-201.

[7] Chen WP. Oculoplastic surgery: the essentials. New York: Thieme, 2001.

[8] Dortzbach RK. Ophthalmic plastic surgery: prevention and management of complications. New York: Raven Press, 1994.

[9] Dortzbach RK. Superior tarsal muscle resection to correct blepharoptosis. Ophthalmology 1979;86:1883-1891.

[10] Epstein GA, Putterman AM. Super-maximum levator resection for severe unilateral congenital blepharoptosis. Ophthalmic Surg 1984;15:971-979.

[11] Kim CY, Lee SY. Determination of the amount of ptosis correction in levator resection surgery for pediatric congenital ptosis. Aesthetic Plast Surg 2017, E-pub.

[12] Mauriello JA, Wagner RS, Caputo AR, Natale B, Lister M. Treatment of congenital ptosis by maximal levator resection. Ophthalmology 1986;93:466-469.

[13] Nerad JA. Oculoplastic surgery: The requisites in ophthalmology. St. Louis: Mosby, 2001.

额肌悬吊术

Frontalis suspension surgery

CONTENTS

在上睑提肌肌力不良的上睑下垂手术中，额肌悬吊术为最有效的手术矫正方法。这项手术不是针对肌力不良的上睑提肌，而是将睑板连接到额肌，用额肌的作用将眼睑提上去。

一般认为自体筋膜为最理想的悬吊材料，其他还可使用的有保存阔筋膜、硅胶带、单股尼龙线［nylon polyfilament（Supramid Extra®）、 polytetrafluoroethylene（PTFE，Gore Tex®）］等。

额肌悬吊术的适应证

额肌悬吊术最常见的适应证为上睑提肌肌力低于4mm的上睑下垂，但此标准根据术者的想法或经验而异。也就是说，就算上睑提肌肌力不良，有些术者可能偏好使用最大量上睑提肌缩短术或Whitnall悬吊术等。但是上睑提肌肌力4mm以下且上睑下垂程度严重的状况，还是建议选择额肌悬吊术。

至于悬吊材料，硅胶带弹性好，术后因"兔眼"造成的暴露性角膜炎的发生率较低，且如果发生矫正过度或不足时较易矫正，故常用于动眼神经麻痹、CPEO、重症肌无力或Bell现象障碍等，适用于眼睛保护机制损伤的上睑下垂患者。

上睑提肌肌力在不良程度边缘的患者，如果已经接受过多次上睑提肌缩短术且考虑再次手术，额肌悬吊术能够预测手术结果、发生"兔眼"及上直肌损伤的可能性也较低，所以应用额肌悬吊术较为合适。像重症肌无力进行性肌症的患者，上睑提肌肌力弱化至中度，虽然也可以采用上睑提肌缩短术治疗，但因可预期上睑提肌功能会逐渐恶化甚至需要反复手术，因此可以直接考虑额肌悬吊术。

如果出现下颌瞬目现象，可以先去除上睑提肌后做额肌悬吊术。若有睑裂狭小综合征、原发性眼睑痉挛，也可以做额肌悬吊术。

悬吊材料

额肌悬吊术材料中，常选择自体阔筋膜，因其复发率或其他副作用的发生率较低，所以被认为是最理想的材质。而颞肌筋膜或掌长肌腱等也被选作额肌悬吊材料的自体材质。但是对婴幼儿而言，自体不易取得，且许多眼科医师对大腿进行手术感到有负担，因此替代的选择材料有异体取出并经辐射处理过的保存阔筋膜或冷冻干燥过的阔筋膜。

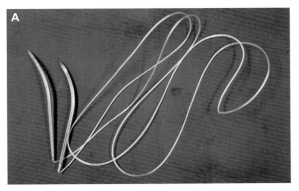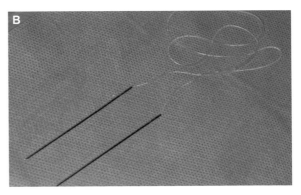

图13-1　额肌悬吊术的材料。A. Supramid Extra®。B. 硅胶带（silicone rod）

合成材质有肠线、丝线等缝合线和硅胶带、单股尼龙线［nylon polyfilament（Supramid Extra®）］、膨体聚四氟乙烯［polytetrafluoroethylene（PTFE，Gore Tex®）］及聚酯纤维网片等（图13-1）。

自体阔筋膜

自体阔筋膜是额肌悬吊术最理想的材质，由Payr于1909年首次应用于先天性上睑下垂患者的额肌悬吊术，并于1922年由Wright再次介绍。1977年，有20年自体阔筋膜额肌悬吊术经验的Crawford认为，自体阔筋膜是复发率或并发症较少的、最理想的悬吊材质。

在组织学研究中，比起其他合成材质，研究者发现使用自体阔筋膜出现的炎症反应较低。认为体内正常的成纤维细胞及炎症细胞驱化并嵌入在自体阔筋膜内，并发现术后42年自体阔筋膜还是维持原本的形状。因此，自体阔筋膜比其他悬吊材料具有优越的生物相容性，移植后筋膜组织本身不会发生变化，也以正常胶原蛋白纤维排列的活组织状态生存。由于上述原因，比起保存阔筋膜或其他合成物质，自体阔筋膜不但复发率低，而且外观上也较佳。

腿比较短或是未满3周岁的幼儿，一般不易获得足够的大腿阔筋膜，但若选择切开眼睑和眉上部，再将筋膜直接固定在睑板和额肌上的Morax和Benia的开窗或Spoor的眼睑、额肌直接固定术时，就不需要使用太多的阔筋膜，因此更小的幼儿也可以接受额肌悬吊术。

保存阔筋膜

人们对于自体阔筋膜的效用性没有争议，但对于取自体阔筋膜的过程可能感到负担的眼科医师需要可替代的材料。由于未满2周岁的患者不易获得足够长度的自体阔筋膜，Crawford于1956年开始以保存阔筋膜当作替代材料开展研究，在1968年发表良好的研究结果，但仍有复发、感染及

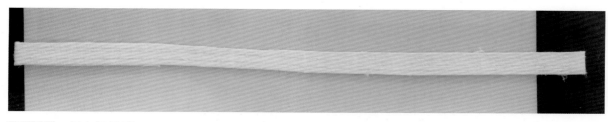

图13-2　保存阔筋膜

肉芽肿形成等缺点（图13-2）。

因不同的处理方法或移植位置，对保存阔筋膜的反应会有不同。不像自体阔筋膜具有正常的成纤维细胞、炎症细胞及胶原蛋白纤维排列，移植后的保存阔筋膜上会出现相当明显的细胞炎症反应，会出现部分吸收及纤维化。

保存阔筋膜的处理及保存方式有很多种。1968年，Crawford在Toronto Eye Bank，取得20～50岁的死亡时间在6h内的异体的阔筋膜，若有肿瘤、败血症、病毒感染的病史则排除。将阔筋膜做成5mm宽度的长带形，浸泡在生理盐水中后，再用含有1～2mL聚乙烯溶液的聚乙烯包装，接着用钴的伽马射线处理后在室温下保存。1982年，Broughton等运用冷冻干燥的方式处理阔筋膜后，Sydney Eye Bank于2006年保存阔筋膜方法为，取得阔筋膜后马上浸泡在含有硫酸庆大霉素的生理盐水中，再保存于70%的酒精溶液。

合成物质

硅胶带（silicone rod）

于1966年Tillett首次利用硅胶带进行额肌悬吊术。此材料已商业化，易于获得，有利于调整眼睑高度。其与身体的组织反应少，因此术后水肿轻微，也是此材料的优点。与保存阔筋膜不同，合成物质没有病毒性肝炎或获得性免疫缺陷综合征（AIDS）等感染性疾病的风险。而且弹性好，可以降低暴露性角膜炎的发生。因此，是如CPEO、肌无力、动眼神经麻痹、Bell现象差等严重上睑下垂患者手术时的理想材质。

对于不易获得自体阔筋膜的小儿患者，若需要早期手术，也可作为良好的材料，但随着时间的推移，仍有复发、感染或肉芽肿形成等缺点。但就算出现以上问题，也很好去除，且附近组织变化少，所以再手术也比较容易。

Supramid Extra®

Supramid Extra®是一种由4-0 nylon polyfilament制成的如电线状的缝合线，并附有像滑雪板状的针。由于已经商品化，所以容易取得，手术过程也相对简单。对于婴幼儿先天性上睑下垂患者，在进行上睑提肌缩短术或自体阔筋膜额肌悬吊术前，它是可以选择的材料之一。

但是复发率在50%以上，还有缺点是常有肉芽肿形成。曾有报道表示，缝合线侵入组织里的cheese-wiring现象为复发的原因之一。将Supramid Extra®额肌悬吊术后复发的患者，去除Supramid Extra®后通过扫描电子显微镜观察发现，在Supramid Extra®的表面及polyfilament上已有多处损伤及吸收。据此发现可以推测，由于Supramid Extra®本身的变化导致张力下降也是导致上睑下垂复发的原因之一（图13-3、图13-4）。

Mersilene®Mesh

由网状聚酯纤维（Polyester fiber）制成的Mersilene®Mesh，已在外科手术中使用多年，在1989年首次被选为上睑下垂额肌悬吊术的材料。利用Mersilene®Mesh时，纤维血管组织会往Mersilene® Mesh的网状结构上延伸，进而与眼睑的组织结合，获得永久的效果。

术后2年约有75%在功能上获得良好的结果，但约20%有感染或植入物裸露的副作用。缺点为需要进行修复手术时，由于材料与周边组织粘连，手术结构不易分辨，也不好去除。

膨体聚四氟乙烯 ［Polytetrafluoroethylene（PTFE，Gore-Tex®）］

由Polytetrafluoroethylene制成的Gore-Tex®常应用在颜面整形手术中，从1986年起已用于额肌悬吊术。Gore-Tex®有多种尺寸及厚度，一般将1mm厚度的产品裁成宽2mm、长10cm的大小使用。

一般认为生物相容性较好的材料，且身体组织会延伸到材料并与之结合，悬吊效果才持久。关于复发率尚未提出长期观察结果，但有文献报道不少案例出现复发的状况。

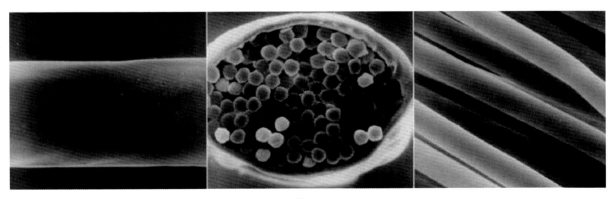

图13-3 电子显微镜下使用前的Supramid Extra®

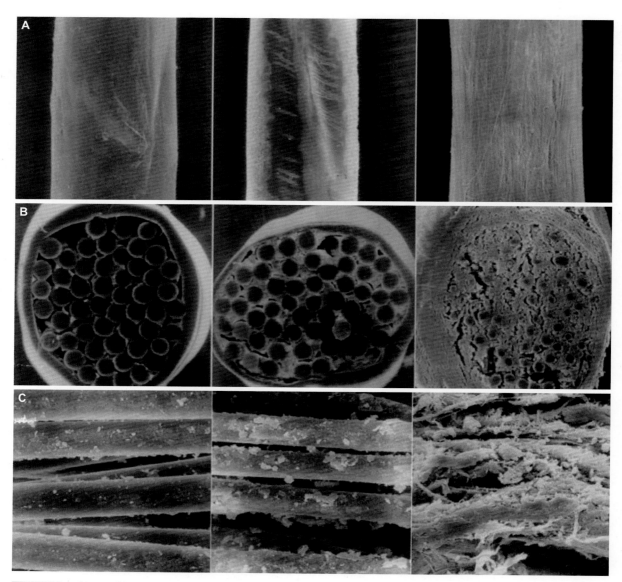

图13-4 电子显微镜下额肌悬吊术使用后的Supramid Extra®。A. 表面：粗糙且有裂开。B. 横断面：原本规则且一致的polyfilament消失。C. polyfilament：裂开且被吸收

额肌悬吊的切口

眼睑小切口法及上睑皱襞切口全切法

　　额肌悬吊术的切口方式：一种是在睑缘上方2~3mm处做2~4个小切口，由此切口将悬吊材料穿过并在额部拉出来的方式；另一种是沿着重睑线切开，去除眼轮匝肌，看到睑板后，将悬吊材料直接固定在睑板上的方式。

眼睑小切口

此法是在睑缘上方2～3mm处做2～4个小切口，在铲针或大的1/2圆的角针上穿上悬吊材料后，再将悬吊材料穿过小切口。铲针是专为额肌悬吊术而设计的，但比角针大，操作相对不易，也有戳破眼球的危险性。而角针的末端远离眼球的方向，戳破眼球的危险性较低，操作也比较容易。

五角形悬吊方式的眼睑小切口位置为上睑下垂矫正后眼睑轮廓比较好成形的方式。切口选择在上睑缘上方2～3mm的内侧及外侧两个位置。若两个切口的间距较宽，则眼睑中央会变平，若间距较窄，则眼睑中央会呈成角畸形的形状。

经小切口将带有悬吊材料的铲针，在睑板前通过，在额部做3个小切口。如果为了预防幼儿严重上睑下垂所致的弱视而早期进行手术，常选择眼睑结构变化相对少的五角形固定手术。成人由小切口进行额肌悬吊术时，后面的睑板层被悬吊上去，但前面的睑板前组织会往下垂，常导致眼睑出现看起来比较肿的Hooding现象。

若将悬吊材料折成三角形并做两个悬吊时，在眼睑内、外侧共做3～4个小切口后穿过悬吊材料（图13-5）。

上睑皱襞切口全切法是沿着上睑重睑线切开皮肤，暴露出睑板后，将悬吊材料直接缝合固定在睑板上的额肌悬吊术。此术式受到许多术者的青睐，又称为露天技术［open sky technique（Morax，1986）］或睑板-额肌直接缝合术（Spoor，1990）（图13-6）。

A
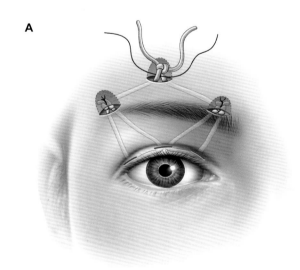

B
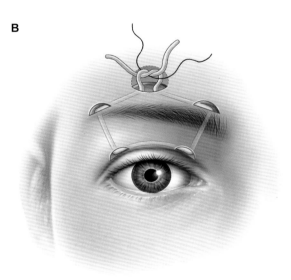

图13-5 小切口的额肌悬吊术

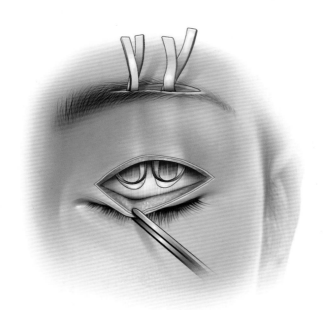

图13-6　额肌悬吊术——上睑皱襞切口全切法

此术式的优点如下：

· 使用铲针不易将悬吊材料固定在眼睑上、后方向，但若做大切口，则能让悬吊材料通过较为深层的结构。

· 比较容易调整悬吊材料的张力、睑板固定的位置，容易控制眼睑高度及外形，并易于预防成角畸形现象导致的轮廓异常。

· 睑板上的悬吊材料固定比较牢固，悬吊的上睑下垂矫正效果可以持续更久。

· 可以同时进行切除多余皮肤及眼轮匝肌的眼睑整形术，以减少皮肤下垂的现象，尤其对于成人可以降低与Hooding现象有关的眼型异常，所以在美观上较为优越。

· 可以做重睑，因而减少眼睑内翻或眼睫毛下垂的发生率。

但是全切口的手术方式比较复杂且需要花费较长时间。

悬吊材料的植入路径

连接睑板及额肌的悬吊材料，在眼睑下的通过位置对术后眼型及轮廓的影响很大。上睑提肌从眶内到眶缘，肌肉是前后的收缩运动，向前过了Whitnall韧带后，肌肉收缩方向则变成向上、向后。这种运动方向的改变是因为Whitnall韧带扮演着滑车的角色。

根据上睑提肌正常的收缩方向，悬吊材料的通过位置或方向对术后眼型有很大的影响。执行额肌悬吊术中，悬吊材料可经眶隔前侧浅层到额部切口，也可以从眶隔后侧深层贯通。

在通过浅层时，位置会比上、后方的生理性作用方向更往上或往前上，有可能会造成上睑的睑球分离现象。尤其是前额凸、眶窝深时，更易出现此现象。将悬吊材料拉到眼睑不会与眼球分离的位置，可预防此现象，但有造成矫正不足的风险。

经眶隔后侧的脂肪层，在弓状缘附近的眶隔从后往前通过，到达额部（septal pulley technique滑车技术），眼睑上提时，向后上移动，接近眼睑的生理性运动方向。优点是睑球分离现象较少，悬吊材料也不易显露。

手术方法

目前介绍的额肌悬吊术大部分为于1956年由Crawford发表的内侧、外侧两个底边在下的三角形悬吊术，或于1966年由Fox发表的五角形悬吊术，也有由两者改良的方式。

"双底向下三角形"额肌悬吊术为Crawford于1956年发表的术式，又称为double pentagon悬吊术。利用筋膜剥离器取得自体阔筋膜后做成长10～12cm、宽3mm的筋膜带，单侧眼做"双底向下三角形"额肌悬吊术（图13-7、图13-8）。

上睑及额部的切口

于睑缘上2～3mm处，在中央、内侧、外侧共3处，分别做3～4mm长的皮肤小切口。在眉毛上3～5mm处做内中外3处额部切口，内侧切口比眼睑内侧切口更靠内侧，外侧切口比眼睑外侧切口

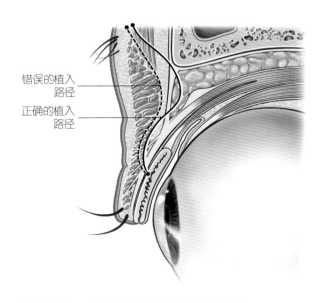

图13-7 额肌悬吊术中材料植入路径

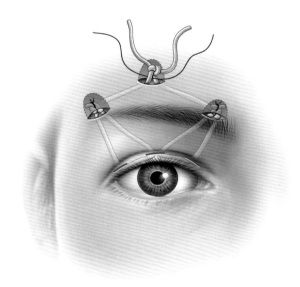

图13-8 "双底向下三角形"额肌悬吊术

更靠外侧，中央切口的位置则比内侧、外侧切口略高一点儿。

　　眼睑切口是选择最适合形成重睑的位置，做内、外侧的切口，并在两者之间做中央切口。也可以选择做4个小切口，内侧2个切口固定内侧三角形，外侧2个切口固定外侧三角形。额部切口要足够深，可以露出额肌，且沿着眉毛生长的方向做倾斜的切口，并注意不要伤到眉毛毛囊。如果前额的切口离眉毛太近，尤其是成长中的儿童，眉毛可能出现在瘢痕周围，此时瘢痕会变得更明显。

额肌悬吊术

- 将铲针从额部外侧切口进入，再从眼睑外侧切口出来，把阔筋膜穿到针孔后，把铲针往上拉出来。这时要放眼睑板保护眼球，预防铲针刺伤眼球。
- 铲针自眼睑中央切口，穿往外侧切口，针孔穿筋膜后，缝针牵引向内拉出。
- 再把铲针从额部外侧切口向眼睑中央切口穿出，将阔筋膜从针孔穿出并往上拉出来。
- 以同样的方式，使用另外一条筋膜，在内侧也做三角形的额肌悬吊。
- 将从额部内、外侧切口出来的筋膜拉紧，调整到适当的眼睑高度及轮廓后打结，把此结再用5-0微乔（vicryl）或6-0 prolene缝合线缝扎筋膜结。
- 将打结后的外侧、内侧筋膜残端，从额部中央切口拉出来后打结，用5-0 vicryl或6-0 prolene缝合线缝扎筋膜结，预防筋膜松脱。
- 缝合额部皮下组织及皮肤，期望瘢痕最小化。虽然眼睑切口部位可以不缝合，但有时也通常会用6-0快速吸收缝合线（fast absorbing suture）或6-0 prolene进行缝合。

　　因额肌悬吊术中的筋膜走行形状，又称为三重三角形额肌悬吊术。在额部内侧及外侧切口打结后，再由额部中央切口把筋膜拉出来并固定的方式，认为可以增加筋膜与额肌的接触面积，强化额肌上提上睑的效果。

Fox的五角形悬吊术

　　在眼睑的内、外侧做两个切口，前额的内、中、外3处分别做约3mm长的小切口。额部中央切口的位置要比内、外侧切口高，为了将固定的材料深埋，切口要深一点儿或往上做小口袋。

　　用铲针将悬吊材料通过眼睑切口，向额部内侧切口推送，后再从额部中央切口穿出。以同样的方式做外侧的悬吊，最后拉动悬吊材料，调整适当的眼裂后打结。然后再缝扎悬吊材料，预防松开。有时可以用双针4-0缝合线穿过悬吊材料的结，穿入切口上方的小口袋，在额部中央切口上1cm处穿出并固定在纱布钉上（图13-9）。

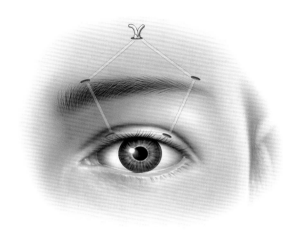

图13-9 五角形悬吊术

改良的手术方式

Crawford的手术方式效果良好，但有些术者希望能将术式简化，并对其进行改良以减少术后的问题。最常见的问题为矫正不足或过度，还有重睑线消失及眼睑内翻等。

无眉中切口的双三角技术

代替额部的3个切口，只做内、外侧2处切口，如Crawford术式，眼睑的内、外侧各做一个三角形悬吊。将悬吊材料从额部切口拉出来，以适当的张力拉动，调整为适合的眼型，最后固定缝合在眼睑、额肌上。由于不做额部中央切口，中央额部没有瘢痕为其优点。

硅胶带（silicone rod）的额肌悬吊术

硅胶带（silicone rod）的弹性好，发生"兔眼"的概率较低，如果眼睛保护机制差，建议选用此材料。如果术后发生严重角膜损伤，容易去除也是其优点之一。此材料也常用于2周岁以下有严重上睑下垂的患者，目的为预防弱视。小儿需要全身麻醉，成人只要局部麻醉即可，一般做五角形悬吊便可获得良好的效果。

硅胶带（silicone rod）为直径1mm的已商品化的产品，附带针，使用方便。

皮肤切口

在睑缘上3mm处附近的皱襞线上眼睑线上，选择最易形成眼裂形状的位置，在内、外侧做

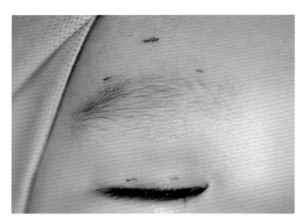

图13-10 画出5个切口

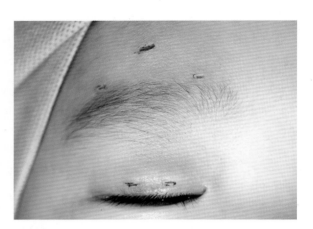

图13-11 在眼睑及额部做出切口

3mm长的小穿刺口。在眉毛上缘额部，内侧、外侧做约3mm的小切口，在中央做5mm长的套切口（图13-10、图13-11）。其中中央的切口要比内、外侧的切口高1cm左右。沿着上睑皱襞切口，为了预防silicone rod硅胶带移位、硅胶带张力作用在前层睑板会出现眼睑脱离眼球的现象，并且为了额肌悬吊效果持久，有时会直接把硅胶带缝合在睑板上。需要考虑切口位置及切口之间的间隔，不同患者之间略有差异。

硅胶带（silicone rod）的穿行及固定

带针硅胶带经眼睑皮肤切口，穿行眼轮匝肌与睑板之间，在睑板或睑板组织上用6-0不可吸收线缝合固定硅胶带（图13-12、图13-13）。将硅胶带两端上的针分别穿入眼睑皮肤的内外侧切口，经过上睑提肌腱膜前方的空间，分别从内侧和外侧额部切口拉出来，或者用铲针从切口部位把悬吊材料拉出来后，确认眼睑轮廓（图13-14、图13-15）。针头分别自额部内、外侧切口，至

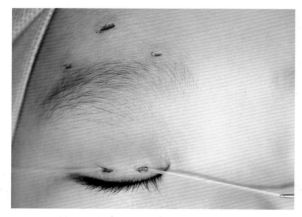

图13-12 利用硅胶带的针，穿过眼睑切口，眼轮匝肌及睑板之间的空间

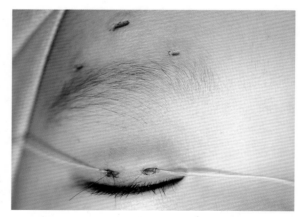

图13-13 在睑板或睑板组织上，用6-0不可吸收线缝合固定硅胶带

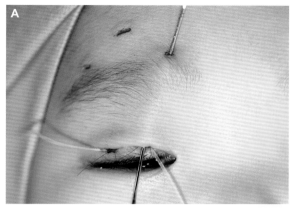

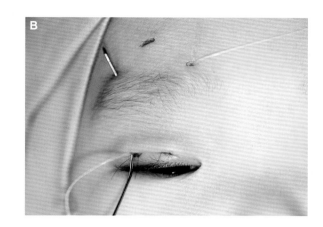

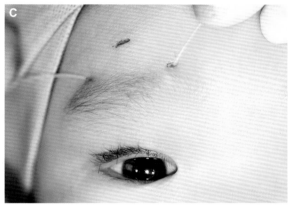

图13-14 应用硅胶带两端的针，往额部切口拉出硅胶带

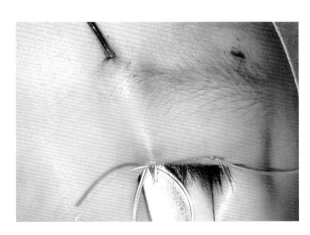

图13-15 也可选择用铲针将悬吊材料拉至额部切口

额部中央切口穿出，然后把硅胶带两端穿到袖套里，收紧硅胶调整适当的眼睑高度（图13-16、图13-17）。将袖套埋入中央额部中央切口，确认上提的眼睑高度，如果是局部麻醉手术，还可以在坐位确定眼睑高度。

为了防止硅胶带从袖套中移位，可以用6-0不可吸收线缝扎袖套。但近期的报道显示，几乎没有硅胶带从袖套中移位的案例。为防术后需要可预留5~7mm，随后切除多余的硅胶带，然后将残端往额部中央切口埋入（图13-18、图13-19）。

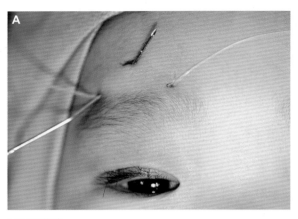

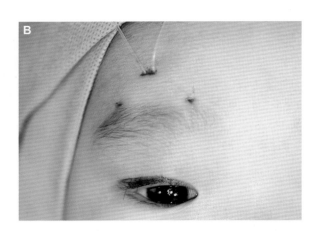

图13-16 内、外侧的针再向额部中央切口穿出

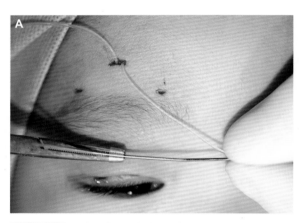

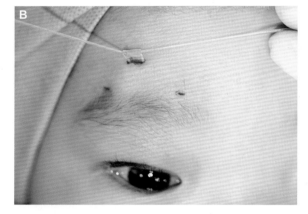

图13-17 硅胶带两端穿过袖套后，收紧调整适当的眼睑高度

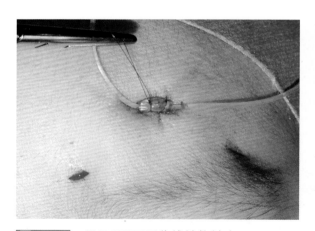

图13-18 用6-0不可吸收线缝扎袖套

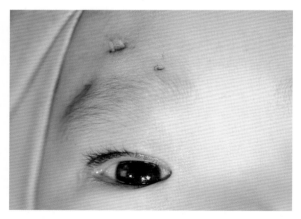

图13-19 预留5～7mm的硅胶带，以备重新调整

皮肤缝合

将眉毛上的额部切口缝起来（图13-20）。这时，将中央切口下的硅胶带的套推到深一点儿的地方，并把皮下组织及皮肤缝合。眼睑切口不必缝合。

自体阔筋膜的额肌悬吊术

自体阔筋膜的获取

虽然额肌悬吊术材料中自体阔筋膜为最理想的材料，但对于从大腿取自体阔筋膜的过程有些眼科医师会感到有一些负担。在熟悉此过程之前，建议向从已有经验的医师寻求帮助，自体阔筋膜位于相对表浅的位置，易辨识、易取且副作用少，对于一般医师操作也不会太难。

自体阔筋膜手术并发症包括术后血肿、感染及肌肉疝引起下肢呈现较凸出的外观，偶发于大量获取阔筋膜时。多数患者有可能会出现走路时感到疼痛或跛行，但一般术后几天内会消失。远期除了上述并发症之外，没有其他严重的并发症。约38%的患者会有轻微的下肢手术伤口瘢痕，有时会出现增生性瘢痕。

常在膝关节上大腿外侧，连接腓骨头与髂前上棘之间的连线上切开皮肤。如果将下肢内转并固定，可以更明确地看到切开部位，此时阔筋膜被拉伸，手术过程也比较方便。

皮肤切开的长度因所采用的额肌悬吊方式、患者年龄的不同、筋膜剥离器的使用与否而有所不同。五角形悬吊术需要7～9cm长的筋膜，通常需要6～8cm长的切口。若使用筋膜剥离器，则只需要3～4cm长的切口（图13-21）。另外一个方式为，以5cm间隔做上、下两处长度2～2.5cm的切口，此方法不需要筋膜剥离器也可获得足够长的自体阔筋膜。如果是将筋膜直接固定在眼睑，则

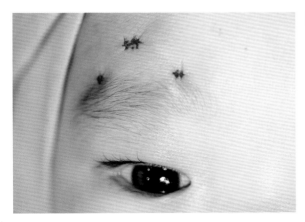

图13-20 将眉毛上的额部切口及额部中央切口缝合

3cm的切口就够了。五角形额肌悬吊需要的自体阔筋膜，一侧眼睛为宽3~4mm，若直接固定在睑板时需要8mm左右，但因手术者的习惯可能略有不同。

切开皮肤后，将皮下脂肪层剥离即可看到亮白色的阔筋膜（图13-22、图13-23）。用15号刀片，沿着阔筋膜纤维方向，切成需要的大小，之后与下层肌肉分离，取得自体阔筋膜（图13-24）。

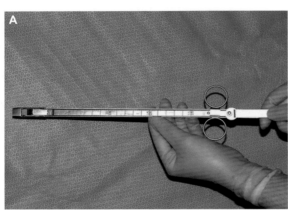

图13-21 A. 筋膜剥离器。B、C. 获取过程

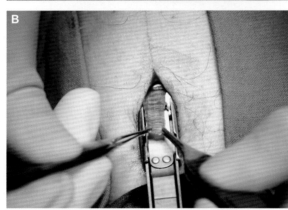

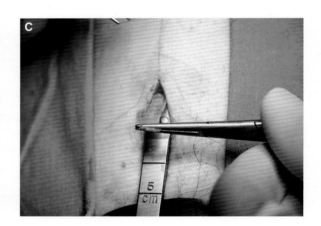

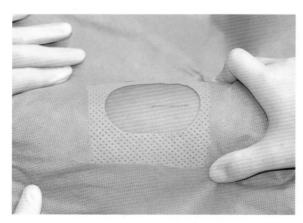

图13-22 取得自体阔筋膜的皮肤切口线

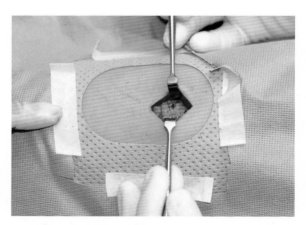

图13-23 显露阔筋膜

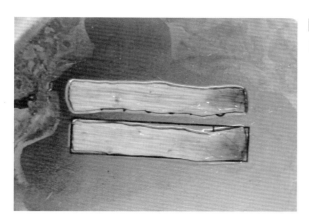

图13-24 将10mm×30mm大小的自体阔筋膜切成两条

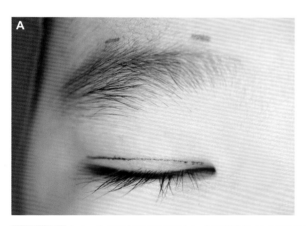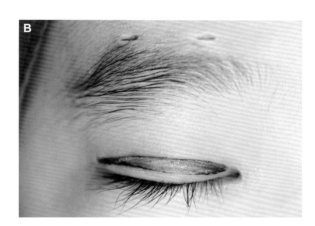

图13-25 A. 在眼睑及眉毛正上方两侧做的切口标记。B. 眼睑及眉毛上的切口

应用自体阔筋膜之眼睑和额肌固定术

此术式是指沿着重睑线切开皮肤，暴露睑板后将悬吊材料直接固定在睑板和额肌上的术式。手术时间长为其缺点之一，但可以同时切除多余的脂肪及皮肤，也可以形成更明显的重睑皱褶，容易调整眼形或轮廓，皆为此术式的优点。自体阔筋膜为悬吊材料的首选，也可使用保存阔筋膜。

皮肤切口

因考虑到要做重睑，故眼睑切口按一般重睑切口设计切开，再在眉上做2处约5mm长的皮肤切开线标志并切开。成人的切口设计时标注切除多余的皮肤，儿童的切口则只设计切开线或标注切除1~2mm的皮肤（图13-25）。

将悬吊材料固定于睑板

　　将眼睑皮肤切开线下方的眼轮匝肌切开，并露出睑板前表面（图13-26）。如果需要切除脂肪，先把眶隔切开，再去除脂肪。用6-0不可吸收线，将自体阔筋膜的一端固定缝合在睑板上（图13-27）。固定位置选在最易形成眼睑形状的位置，并视上睑下垂的形态或悬吊材料的形状不同而有差异。也可根据术者的偏好，以不同的方式固定悬吊材料（图13-28）。

固定于额肌

　　将已固定在睑板的自体阔筋膜的另外一端，用铲针或小止血钳穿过眶隔后侧和上眶缘前方，从眉上皮肤切口穿出（图13-29）。调整睑缘到适当的高度及眼形后，用6-0不可吸收线，将其固定缝合在额肌上（图13-30、图13-31）。

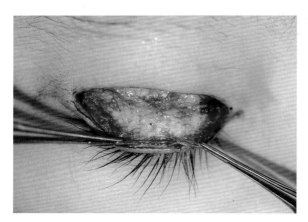

图13-26　去除睑板前组织后暴露出睑板

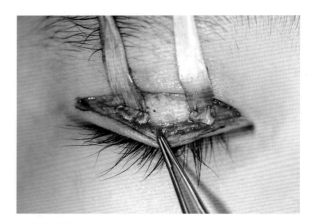

图13-27　将自体阔筋膜缝合在睑板上

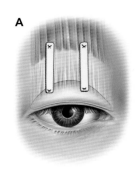 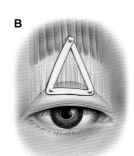 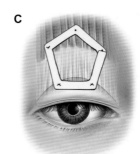 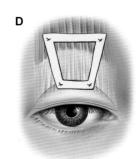

图13-28　将悬吊材料固定在睑板及额肌上的各种方式

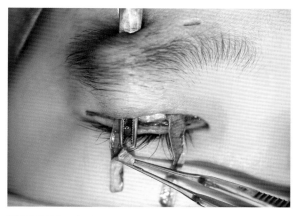

图 13-29　将自体阔筋膜从眉上皮肤切口拉出

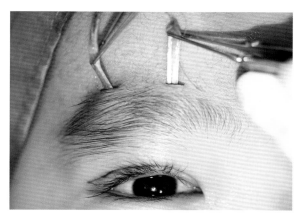

图 13-30　拉动自体阔筋膜，调整睑缘位置及眼形

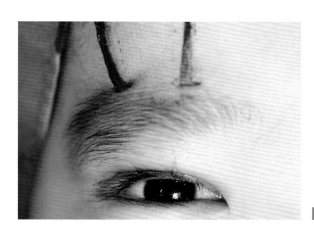

图 13-31　拉动阔筋膜后缝合固定于额肌

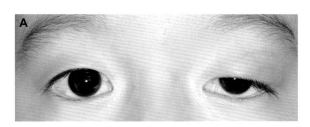
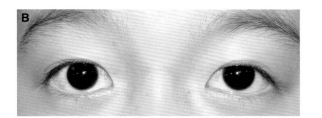

图 13-32　自体阔筋膜额肌悬吊。A. 术前。B. 术后

重睑与皮肤切口缝合

需要采用此术式的患者，其上睑提肌肌力通常较差，若按照一般患者，将皮肤及上睑提肌缝在一起，日后很容易松掉。对于不好进行拆线的儿童，先用6-0不可吸收线，带一点儿睑板前侧组织与切口下缘的皮下组织缝合，线结埋在下方。再用6-0快速吸收肠线连续缝合皮肤切口。建议将自体阔筋膜固定在额肌之前先完成此步骤（图13-32）。

全身麻醉下额肌悬吊术中睑缘高度的确定（图13-33）

有关额肌悬吊术中睑缘高度固定于哪个位置，有几篇报道建议，但还是不精确且难以判断。尤其是大部分的先天性上睑下垂手术需要进行全身麻醉，不像局部麻醉，术中可以请患者配合睁眼并调整睑缘高度，所以常有欠矫或过矫、轮廓异常等风险。

许多人建议的额肌悬吊手术中的睑缘高度，多为术者的个人经验，目前尚未建立统一原则。Putterman等建议，自体阔筋膜悬吊术中建议眼睑缘位置应比目标位置要高一些儿。Nerad建议睑缘位于角膜上缘。而Chen认为要根据上睑提肌肌力不同确定在不一样的位置，若上睑提肌肌力为3～4mm时，则上睑缘定在术后目标一致的位置；上睑提肌肌力0～2mm，则定在比目标高1mm的位置；上睑提肌肌力5mm，则定在比目标低1mm的位置。Leibovitch等表示，双眼上睑下垂时定在低于角膜上缘1mm处，单眼性上睑下垂建议考虑与正常眼的对称性。

但是在自体阔筋膜睑板和额肌固定术后，定量分析睑缘高度的研究结果发现，上睑下垂程度和全麻下产生的兔眼是最影响术后睑缘高度变化的因素，而上睑提肌肌力对睑缘高度影响不大。此研究发现术中眼裂矫正量与术后矫正量呈正比，所以下垂越严重需要矫正越多。术中矫正量少于3mm时术后变化较术中矫正量稍大，术中矫正量3～4mm时术后变化与术中矫正差不多，严重上睑下垂矫正量大于4mm时，术后变化较术中矫正量小。很多上睑下垂患者在全身麻醉手术后有"兔眼"，以此"兔眼"点为基准做的手术中术中与术后矫正的量差不多。在全身麻醉中出现"兔眼"时，则依照"兔眼"的大小程度进行矫正，可以帮助上睑下垂矫正。

因为上睑下垂的睑缘高度受到多种因素的影响，想简单概括还是有局限的。因此，以多种研究结果为基础，标准化不同材料或不同术式的效果差异，可以帮助获得更好的结果。另外术者个

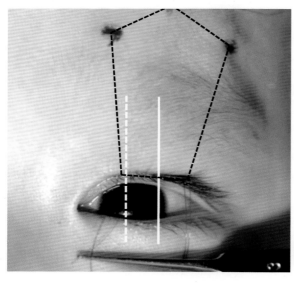

图13-33 眼睑上提功能中心点（实线）位于瞳孔外侧（虚线），使用五角形悬吊术可获得良好效果

人的经验也对手术结果影响很大，术者也可以制定出个人的手术标准。

眼睑上提功能中心

对于正常眼上睑缘最高处为瞳孔或瞳孔内侧，但曾有报道认为，提高上睑缘最主要的位置实际上在瞳孔外侧的位置。利用硅胶带进行五角形额肌悬吊术时，建议将眼睑中间切口设计在瞳孔外4.3mm处，在功能上或美观上会更具优势。此处称为眼睑上提功能中心点。

参考文献

[1]   김상덕,강필성,배진한,김재덕.안검하수교정을위한실리콘관전두근걸기술.대한안과학회지2000;41:2521−2526.
[2]   선덕영,지용훈,김윤덕. 2세미만의안검하수환자에서보존대퇴근막을이용한전두근걸기술.대한안과학회지2001;42:950−954.
[3]   오주연,김철,정호경,곽상인.선천눈꺼풀처짐환자에서보존대퇴근막의눈꺼풀판고정이이마근걸기술의결과에미치는영향.대한안과학회지2006;47:1−6.
[4]   윤진숙,김민,이상열.자가대퇴근막을이용한이마근걸기술후눈꺼풀틈새크기의변화에관한연구.대한안과학회지2007;48:193−204.
[5]   이동욱,장재우,이상열.선천성안검하수환자에서Supramid Extra2®를이용한전두근걸기의결과.대한안과학회지1999;40:3253−3257.
[6]   이상열,김윤덕,곽상인,김성주.눈꺼풀성형술.도서출판내외학술, 2009.
[7]   이상렬,변석호,장재우.선천성단안안검하수환자에서전두근걸기술의효과.대한안과학회지2001;42:1445−1451.
[8]   한의수,정연철,장광.수장근건을이용한안검하수교정술.대한안과학회지1990;31:1006−1010.
[9]   Bagheri A, Aletaha M, Saloor H, Yazdani S. A randomized trial of two methods of fascia lata suspension in congenital ptosis. OphthalPlastReconstr Surg 2007;23:217−221.
[10]   Baker RH, de Silva JD, Henderson HW, Kirkpatrick N, Joshi N. A novel technique of harvesting temopralis fascia autografts for correction of recurrent blepharoptosis. OphthalPlastReconstr Surg 2005;21:298−300.
[11]   Bartley GB. The enhanced frontalis sling for blepharoptosis repair. Am J Ophthalmol 2002;134:782−784.
[12]   Ben Simon GJ, Macedo AA, Schwarcz RM, Wang DY, McCann JD, Goldberg RA. Frontalis suspension for upper eyelid ptosis: evaluation of different surgical designs and suture material. Am J Ophthalmol 2005;140:877−885.
[13]   Bernardini FP, de Conciliis C, Devoto MH. Frontalis suspension sling using a silicone rod in patients affected by myogenic blepharoptosis. Orbit 2002;21:195−198.
[14]   Beyer CK, Albert DM. The use and fate of fascia lata and sclera in ophthalmic plastic and reconstructive surgery. Ophthalmology 1981;88:869−886.
[15]   Carter SR, Meecham WJ, Seiff SR. Silicone frontalis slings for the correction of blepharoptosis: indications and efficacy. Ophthalmology 1996;103:623−630.
[16]   Chen WP. Oculoplastic surgery: the essentials. New York: Thieme, 2001.
[17]   Crawford JS. Repair of ptosis using frontalis muscle and fascia lata. Trans Am Acad Ophthalmol Otolaryngol 1956;60:672−678.
[18]   DeMartelaere SL, Blaydon SM, Cruz AA, Amato MM, Shore JW. Broad fascia fixation enhances frontalis suspension. OphthalPlastReconstr Surg 2007;23:279−284.
[19]   El−Toukhy E, Salaem M, El−Shewy T, Abou−Steit M, Levine M. Mersilene mesh sling as an alternative to autogenous fascia lata in the management of ptosis. Eye (Lond) 2001;15:178−182.
[20]   Hersh D, Martin FJ, Rowe N. Comparison of silastic and banked fascia lata in pediatric frontalis suspension. J PediatrOphthalmol Strabismus 20006;43:212−218.
[21]   Ibrahim HA. Use of the levator muscle as frontalis sling. OphthalPlastReconstr Surg 2007;23:376−380.
[22]   Katowitz JA. Frontalis suspension in congenital ptosis using a polyfilament, cable−type suture. Arch Ophthalmol 1979;97:1659−1663.
[23]   Kemp EG, MacAndie K. Mersilene mesh as an alternative to autogenous fascia lata in brow suspension.

OphthalPlastReconstr Surg 2001;17:419-422.

[24] Kersten RC, Bernardini FP, Khouri L, Moin M, Roumeliotis AA, Kulwin DR. Unilateral frontalis sling for the surgical correction of unilateral poor-function ptosis. OphthalPlastReconstr Surg 2005;21:412-416; discussion 416-417.

[25] Kim CY, Son BJ, Lee SY. Functional centre of upper eyelid: the optimal point for eyelid lifting in ptosis surgery. Br J Ophthalmol 2015;99:346-349.

[26] Kim CY, Yoon JS, Bae JM, Lee SY. Prediction of postoperative eyelid height after frontalis suspension using autogenous fascia lata for pediatric congenital ptosis. Am J Ophthalmol 2012;153:334-342.

[27] Kook KH, Lew H, Chang JH, Kim HY, Ye J, Lee SY. Scanning electron microscopic studies of Supramid extra from the patients displaying recurrent ptosis after frontalis suspension. Am J Ophthalmol 2004;138:756-763.

[28] Lee MJ, Oh JY, Choung HK, Kim NJ, Sung MS, Khwarg SI. Frontalis sling operation using silicone rod compared with preserved fascia lata for congenital ptosis a three-year follwup study. Ophthalmology 2009;116:123-129.

[29] Leibovitch I, Leibovitch L, Dray JP. Long-term results of frontalis suspension using autogenous fascia lata for congenital ptosis in children under 3 years of age. Am J Ophthalmol 2003;136:866-871.

[30] Lelli GJ Jr, Musch DC, Frueh BR, Nelson CC. Outcomes in silicone rod frontalis suspension surgery for high-risk noncongenital blepharoptosis. OphthalPlastReconstr Surg 2009;25:361-365.

[31] Liu D. Blepharoptosis correction with frontalis suspension using a supramid sling: duration of effect. Am J Ophthalmol 1999;128:772-773.

[32] Malone TJ, Nerad JA. The surgical treatment of blepharoptosis in oculomotor nerve palsy. Am J Ophthalmol1988;105:57-64.

[33] Mehta P, Patel P, Olver JM. Functional results and complications of Mersilene mesh use for frontalis suspension ptosis surgery. Br J Ophthalmol 2004;88:361-364.

[34] Morris CL, Buckley EG, Enyedi LB, Stinnett S, Freedman SE. Safety and efficacy of silicone rod frontalis suspension surgery for childhood ptosis repair. J PediatrOphthalmol Strabismus 2008;45:280-288.

[35] Nerad JA. Oculoplastic surgery: The requisites in ophthalmology. St. Louis: Mosby, 2001.

[36] O' Reilly J, Lanigan B, Bowell R, O' Keefe M. Congenital ptosis: long term results using stored fascia lata. Acta OphthalmolScand 1998;76:346-348.

[37] Patrinely JR, Anderson RL. The septal pulley in frontalis suspension. Arch Ophthalmol 1986;104:1707-1710.

[38] Saunders RA, Grice CM. Early correction of severe congenital ptosis. J PediatrOphthalmol Strabismus 1991;28:271-273.

[39] Sharma TK, Willshaw H. Long-term follow-up of ptosis correction using Mersilene mesh. Eye (Lond) 2003;17:759-761.

[40] Spoor TC, Kwitko GM. Blepharoptosis repair by fascia lata suspension with direct tarsal and frontalis fixation. Am J Ophthalmol 1990;109:314-317.

[41] Steinkogler FJ, Kuchar A, Huber E, Arocker-Mettinger E. Gore-Tex soft-tissue patch frontalis suspension technique in congenital ptosis and in blepharophimosis-ptosis syndrome. PlastReconstr Surg 1993;92:1057-1060.

[42] Suh JY, Ahn HB. Ptosis repair using preserved fascia lata with the modified direct tarsal fixation technique. Korean J Ophthalmol 2013;27:311-315.

[43] Wagner RS, Mauriello JA Jr, Nelson LB, Calhoun JH, Flanagan JC, Harley RD. Treatment of congenital ptosis with frontalis suspension : a comparison of suspensory materials. Ophthalmology 1984;91:245-248.

[44] Wasserman BN, Sprunger DT, Helveston EM. Comparison of materials used in frontalis suspension. Arch Ophthalmol 2001;119:687-691.

[45] Wheatcroft SM, Vardy SJ, Tyers AG. Complications of fascia lata harvesting for ptosis surgery. Br J Ophthalmol 1997;81:581-583.

[46] Wilson ME, Johnson RW. Congenital ptosis. Long term results of treatment using lyophilized fascia for frontalis suspensions. Ophthalmology 1991;98:1234-1237.

[47] Wong CY, Fan DS, Ng JS, Goh TY, Lam DS. Long-term results of autogenous palmaris longus frontalis sling in children with congenital ptosis. Eye (Lond) 2005;19:546-548.

[48] Yagci A, Egrilmez S. Comparison of cosmetic results in frontalis sling operations: the eyelid crease incision versus the supralash stab incision. J PediatrOphthalmol Strabismus 2003;40:213-216.

[49] Yoon JS, Lee SY. Long-term functional and cosmetic outcomes after frontalis suspension using autogenous fascia lata for pediatric congenital ptosis. Ophthalmology 2009;116:1405-1414.

结膜 Müller 肌缩短术

Conjunctivomüllerectomy,
Müller's muscle–conjunctival
resection

第十四章

眼睑下垂整形外科学 Blepharoptosis

CONTENTS

术前检查

适应证

手术方法

与其他睑板后层手术的比较

睑板–结膜–Müller肌切除术（Fasanella–Servat术）

上睑下垂手术方式的选择可以按照上睑提肌肌力、下垂程度及眼睛保护机制而定。轻度上睑下垂患者且术前去氧肾上腺素检查反应良好，可以选择做睑板后层手术。

Putterman和Urist于1975年报道了结膜Müller肌缩短术，切除上睑的部分结膜及Müller肌并前徙的方法，是典型的后层手术。大部分上睑下垂手术是通过线入路到睑板前，将上睑提肌腱膜前徙的手术方式，但是这种方式需要患者的配合，且麻醉具有镇定作用、麻醉效果不全或水肿等多种因素在术中会发生变化。而结膜Müller肌缩短术不太需要患者配合，可以在连续静脉麻醉或全身麻醉下进行。此外，比起另一种睑板后层手术睑板–结膜–Müller肌切除术，可以保留上睑板、缝隙造成的角膜病变较少、较易预测术后结果。但是此术式只对去氧肾上腺素检查阳性的患者有效，术中难于确定矫正程度为其缺点。

术前检查

为了判断患者是否适合接受结膜Müller肌缩短术，首先需要做两项检查：测量MRD_1及去氧肾上腺素检查。

测量MRD_1

MRD_1的测量值可以作为评估上睑缘高度的依据。正常眼的MRD_1及下垂眼睑的MRD_1之间的差异可以代表上睑下垂的程度。正常眼的MRD_1为3.0 ~ 4.5mm，也是上睑下垂评估的基准值。

无论眼裂大小，MRD_1检查的优点是可以量化上睑下垂的程度。去氧肾上腺素检查前、检查时都需要测量MRD_1，因为下睑也有Müller肌会对去氧肾上腺素产生反应，所以MRD_1测量比眼裂大小准确。

去氧肾上腺素（phenylephrine）检查

滴入2.5%或10%的去氧肾上腺素眼药水后，测量MRD_1。患者维持仰卧位，头稍后仰，注视下方，在上睑及眼球之间滴去氧肾上腺素眼药水。间隔1min，重复2次，再过3 ~ 5min测量MRD_1（图14-1）。为了预防去氧肾上腺素流入鼻腔，吸收后导致心血管的副作用，用手指轻压泪小管约10s。点入去氧肾上腺素前可以先点入麻醉剂缓解眼药水的刺激。若没有去氧肾上腺素，可以用α激动剂类的阿普可乐定（iopidine®）眼药代替。

虽然罕见，还是仍有使用去氧肾上腺素后出现心肌梗死、高血压等副作用的报道，所以检查前

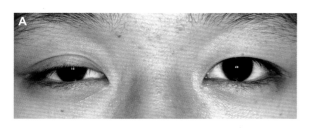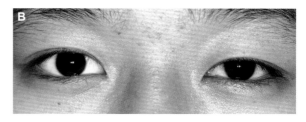

图14-1 去氧肾上腺素检查。点入去氧肾上腺素眼药水后，上睑下垂有所改善

需确定患者有无心血管疾病的危险因素。Glatt和Putterman比较了2.5%与10%的去氧肾上腺素眼药水之间的效果，两者皆可有效筛选出适合结膜Müller肌缩短术的患者，但2.5%组出现心血管系统副作用的概率较低。点用10%的去氧肾上腺素检查时，必须向患者解释因药物散瞳作用，会有暂时畏光及视力下降的可能性。若患者有青光眼的病史，建议检查前先与患者的眼科主治医师讨论。

适应证

去氧肾上腺素检查呈阳性（上睑下垂改善）且上睑提肌肌力良好的患者适合此手术；Horner综合征的上睑下垂患者也适合。除了保留睑板之外，此法与睑板–结膜–Müller肌切除术类似，缺点也相似。与上睑提肌腱膜异常有关的上睑下垂，应慎选此手术方式；10%的去氧肾上腺素检查呈阴性（上睑下垂无改善）的患者，不适合选择此术式。

后天性单眼或双眼上睑下垂、已接受经皮肤矫正手术但效果不佳、已做过上睑整形术但矫正失败，或手术时没有发现下垂或不宜再进行经皮手术的患者，可借助于此术式。

因老化而进行美容矫正的患者，大部分会伴随眼睑皮肤松弛及上睑下垂，在矫正手术方面，患者可以选择经皮手术联合结膜Müller肌缩短术的上睑整形术，代替上睑提肌腱膜折叠术或缩短术。

手术方法

麻醉

对于成人，建议做局部浸润麻醉。除了局部麻醉，此外也可以做额神经阻断滞麻醉预防上睑水肿或瘀青，否则会使手术变得困难或不精准。从眼眶上方进针，相当于在眶上切迹外侧正对眶上缘正下方，让针维持在眶上壁，注入含有2%肾上腺素的利多卡因1.5mL。也可以由用丁哌卡因代替，麻醉效果较持久。或是在结膜下及手术部位上直接注射，此时不建议加可能会刺激Müller肌的肾上腺素。

缩短量的确定及标记

在上睑中央，睫毛上2mm处，用4-0黑色丝线经皮肤、眼轮匝肌、睑板做牵引缝合。利用中型的Desmarres眼睑拉钩翻开上睑，暴露睑板上缘到结膜穹隆之间的结膜。如果没有使用镇静剂或用量较少，建议在结膜囊滴入含麻醉剂眼药水。

根据术前去氧肾上腺素检查的结果确定结膜及Müller肌的缩短量。一般来说，若去氧肾上腺素检查有2mm的反应，也就是上睑下垂量为2mm，需要缩短8mm左右。点入去氧肾上腺素后，睑缘提高至期望的高度，需缩短8mm；若提高的高度比目标值更高，则缩短6~7mm；若提上去的高度比目标值低，则缩短9~10mm。或者将缩短量定为：上睑下垂1mm，缩短6~6.5mm；上睑下垂2mm，缩短8mm；上睑下垂3mm，缩短9.5~10mm。有报道指出，韩国人的上睑比西方人厚实、沉重，且解剖结构不同，实际的矫正量比目标缩短量小。也有报道认为，缩短7mm时上提1.2mm，缩短8mm时上提1.4mm，缩短9mm时上提1.8mm。

用量尺从睑板上缘开始标记需要缩短的量，也可用6-0黑丝线或记号笔标记（图14-2）。这时只能缝到结膜，如果缝针穿过Müller肌，则会导致严重出血。

上睑提肌腱膜与Müller肌的剥离

用有齿镊抓住睑板上缘及用缝合线标记的部分之间的结膜与Müller肌，将松散附着于上睑提肌腱膜上的Müller肌分离（图14-3）。此步骤是利用Müller肌与结膜贴得较紧，但与上睑提肌腱膜贴得较松的特性来进行的。

使用钳子

此步骤可以使用止血钳或其他器械，但如果使用专用的工具，手术过程可以进行得更轻便又精准。结膜-Müller肌缩短术钳子（图14-4）是专为此手术设计的器械，将一侧的叶片放置于标记的缝合线处，另一侧放在上睑板缘附近的结膜及Müller肌，然后把Desmarres眼睑拉钩慢慢拿掉。把钳子关紧，将睑板上缘及标记缝线之间结膜与Müller肌抓在一起（图14-5）。

如果在此过程感觉到钳子紧密贴合于皮肤上，代表较多的上睑提肌腱膜被夹在钳子间，这时要把钳子松开，然后在正确的位置上重夹。因为上睑提肌腱膜延长到眼轮匝肌或皮肤而形成双眼皮线与此现象有关。

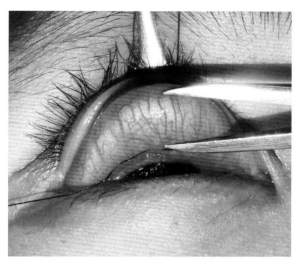

图14-2 从睑板上缘开始，将需要切除的量标记在结膜上

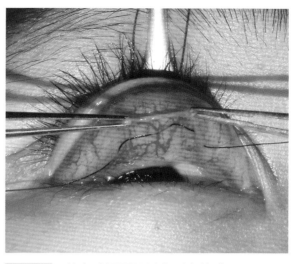

图14-3 从上睑提肌肌腱上剥离结膜及Müller肌

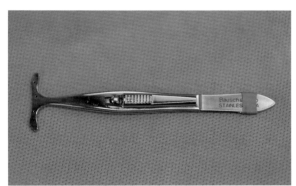

图14-4 特殊设计的Putterman钳

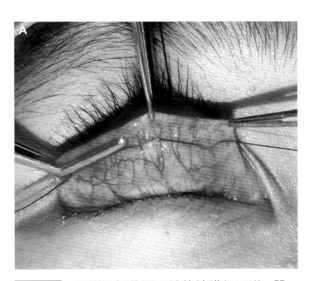

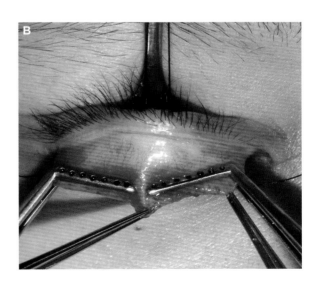

图14-5 用钳子抓住要切除的结膜与Müller肌

结膜、Müller肌的缩短及缝合

将钳子往垂直的方向拉，在钳子下1.5mm处，用5-0/6-0双针肠线或6-0 prolene缝合线从耳侧到鼻侧，一面穿过睑板上缘，另一面穿过Müller肌及结膜，做水平褥式缝合（图14-6）。缝合间距2~3mm。使用15号刀片，将标记缝合线与钳子间的部分切断，去除被钳子抓住的组织。此时要注意褥式缝线不要被剪切。可以把刀刃转向钳子，切割时可以感觉刀片碰到钳子（图14-7）。

切除组织后要确认缝线末端未被切到。切除组织时有可能会出血，待缝合结膜后大部分会停止出血。如果过度使用电凝，可能会让缝线断掉，所以要特别留意（图14-8）。

拉住4-0黑色牵引缝合丝线，用Desmarres眼睑拉钩再次翻开眼睑。缝线自鼻侧向耳侧连续缝合，要缝在距离睑板上缘切口、Müller肌与结膜切缘2mm处。连续缝合时注意不要让之前的褥式缝合断掉。将缝线两端通过结膜及Müller肌，并往耳侧拉出来（图14-9）。

同时进行重睑成形术

皮下注射麻醉剂后，切除皮肤、眼轮匝肌或脂肪后，做重睑成形术。

术后照护及追踪

如一般重睑成形术，术后要追踪可能造成视力减退的严重出血或眼球后出血。术后第一个24h要冰敷。术后使用抗生素眼药水或抗生素/类固醇复合眼药膏1~2周。如果矫正不足，一般会再做上睑提肌腱膜缩短术，也有做经结膜缩短术的。如果过度矫正造成上睑缘太高，可以将上睑往下

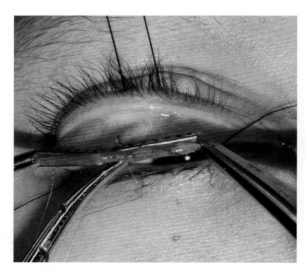

图14-6　在钳子下方进行水平褥式缝合

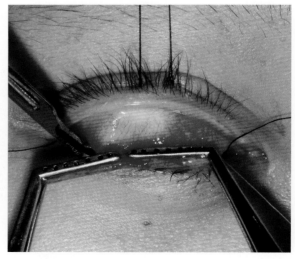

图14-7　用15号刀片切除钳子抓住的Müller肌及结膜

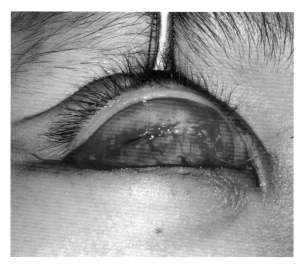

图14-8 结膜Müller肌切除后

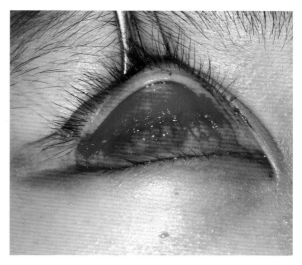

图14-9 往反方向连续缝合

按压按摩，每天2~4次持续1~4周。如果在术后初期出现过度矫正，可以尝试缩短缝线。如果按摩效果不佳或无法恢复到理想的位置，可以做经皮上睑提肌后徒术。

与其他睑板后层手术的比较

比起睑板–结膜–Müller肌切除术，结膜Müller肌缩短术具有可以保留睑板的优点。此外，睑板肌肉切除术的缝线离眼睑缘3~4mm相对较近，而结膜Müller肌缩短术的缝线位于睑板上缘，因此可以降低缝线造成的角膜损伤，不但预测术后结果较容易，美容效果也较佳（图14-10）。

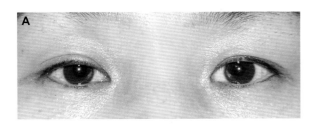

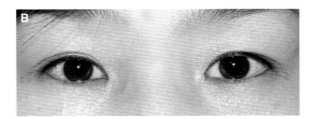

图14-10 右眼上睑下垂进行结膜Müller肌缩短术。A. 术前。B. 术后1个月

睑板–结膜–Müller肌切除术（Fasanella–Servat术）

此术式与结膜Müller肌缩短术相似，但需额外切除一部分睑板的后层手术，是由Fasanella和Servat于1961年介绍。睑板切除手术，可以用于矫正上睑提肌肌力良好的轻度上睑下垂。具有不必经皮肤矫正或强化上睑提肌腱膜的特征，缺点是需要切除一部分的结膜副泪腺、正常的睑板及睑板腺，故近来较少选用。而且缩短的上睑提肌量不一致，难以量化切除量，不易预测结果也是其缺点之一。

适应证与注意事项

对于3mm以下的上睑下垂及上睑提肌肌力10mm以上者有效。

如类天疱疮的瘢痕性结膜疾病、结膜瘢痕、淀粉样瘤、淋巴肿、结膜肉芽肿患者，不适合此手术。因为要切除正常的结膜及副泪腺，干眼症是相对禁忌证之一。不应去除3mm以上的睑板，再多会影响眼睑的稳定性，而且会导致眼睑内翻，不容易再矫正。

手术方法

用Desmarres眼睑拉钩翻开眼睑后，自睑板上缘往上进行结膜下麻醉。抓睑板及结膜时，让两个钳子可以相遇在瞳孔处或重睑线最高处。这时小心不要切除过多的中央处组织，以免出现成角畸形现象，而且看起来会较自然。用6-0 plain gut缝线，沿着钳子下1.5mm处从耳侧到鼻侧连续缝合后，松开钳子并沿着钳子夹过的痕迹切除结膜与睑板。将双针缝线的两端，从鼻侧到耳侧通过全层缝合，轻按压缝线处让张力均匀分配，之后在眼睑皮肤处打结。

并发症

睑板切除术最常见的并发症是钳子位置不适当而引起的。如果位置不对，眼睑轮廓会出现成角畸形。术后产生眼睑轮廓异常时，可能需要按摩手术部位。若钳子夹到过多耳侧的组织，导致耳侧组织切除的比鼻侧多时，眼睑会往耳侧上提出现眼裂的颞侧有局部突然增大的表现，后续可能需要进行上睑提肌腱膜切开术或上睑提肌后徙术来矫正。

术后有可能出现结膜炎，但大多会逐渐改善，用6-0 plain gut缝线可以减少缝线造成的刺激。缝线肉芽肿及术后出血较少见，但要留意可能手术后几天才会出现。

参考文献

[1]　이상열,김윤덕,곽상인,김성주.눈꺼풀성형술.도서출판내외학술, 2009.

[2]　Ben Simon GJ, Lee S, Schwarcz RM, McCann JD, Goldberg RA. External levator advancement vs Müller's muscle-conjunctival resection for correction of upper eyelid involutional ptosis. Am J Ophthalmol 2005;140:426-432.

[3]　Dresner SC. Further modifications of the Müller's muscle-conjunctival resection procedure for blepharoptosis. OphthalPlastReconstr Surg 1991;7:114-122.

[4]　Glatt HJ, Fett DR, Putterman AM. Comparison of 2.5% and 10% phenylephrine in the elevation of upper eyelids with ptosis. Ophthalmic Surg 1990;21:173-176.

[5]　Glatt HJ, Putterman AM, Fett DR. Müller's muscle-conjunctival resection procedure in the treatment of ptosis in Horner's syndrome. Ophthalmic Surg 1990;21:93-96.

[6]　Perry JD, Kadakia A, Foster JA. A new algorithm for ptosis repair using conjunctival Müllerectomy with or without tarsectomy. OphthalPlastReconstr Surg 2002;18:426-429.

[7]　Putterman AM, Fett DR. Müller muscle in the treatment of upper eyelid ptosis: a ten-year study. Ophthalmic Surg 1986;17:354-360.

[8]　Putterman AM, Urist MJ. Müller's muscle-conjunctival resection: Technique for treatment of blepharoptosis. Arch Ophthalmol 1975;93:619-623.

[9]　Putterman AM, Urist MJ. Müller's muscle-conjunctival resection ptosis procedure. Ophthalmic Surg 1978;9:27-32.

第十五章

眼形矫正术：Müller肌与结膜折叠术

Plication of Müller muscle and conjunctiva

近期以来的眼形矫正术，是指侵入程度最低、经由小切口矫正上睑下垂的手术，上睑下垂不严重的案例可选择此术式。迄今为止报道的手术方式，类似于使用间断、连续线缝合的Müller肌折叠术。但笔者认为眼形矫正非医学专用语，而是通用于眼整形的商业用语。

此术式可以不做切口或做小切口，下垂的眼睑可以通过睑板、部分上睑提肌及通过Müller肌的悬吊缝合来矫正。因为侵入性最小化，所以术后恢复期短、术式简单无伤口，上睑提肌肌力良好的轻度后天性上睑下垂患者可以考虑此术式。

目前对手术方式、适应证、术后结果及并发症的研究尚有不足，建议谨慎考虑此术式。

原理

Müller肌折叠术是一种经结膜将上睑上提来矫正上睑下垂的手术方式。根据近期的研究发现，结膜Müller肌截断术是通过上睑提肌的前徙及随着Müller肌的截断引起上睑后层短缩产生矫正下垂效果的。眼形矫正术的操作原理也与此相似。

手术方法

Müller肌折叠术——间断缝合

切口设计及切开

重睑线设计好后，标记好2~4个Müller肌悬吊缝合的位置（图15-1）。要注意悬吊缝合的位置会影响眼形及双眼皮的形状。局部麻醉后，在切口标记处切1mm长度的小切口。翻出上睑后在上睑板上缘中央处，用6-0尼龙线做牵引缝合，暴露出结膜穹隆部。

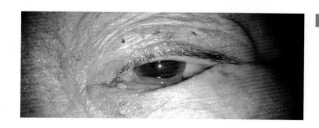

图15-1 Müller肌悬吊缝合位置的标记

Müller肌悬吊缝合

为使Müller肌悬吊缝合，用带大针的双针7-0尼龙线，从皮肤切口穿到结膜侧睑板上1/3处，反针后在出针点入针，穿过睑板后，经过结膜下组织从结膜上穹隆出针。用该针再插入旁开一点的结膜上穹隆处，经过结膜下，比原本通过睑板的位置再旁开一点儿的位置出来，再反针由原出口处进针，至皮肤面出针（图15-2）。此时嘱患者下看，便于进行手术。为了眼形矫正，将皮肤侧的7-0尼龙线收紧到适当的张力，达到期望的睑缘眼睑高度，即可结扎固定（图15-3）。悬吊缝合的针数可视情况调整，连续缝合可以代替多次间断缝合。获得期望的眼形后，切除牵引缝合。缝线的结要埋在小切口里，切口则不需缝合。

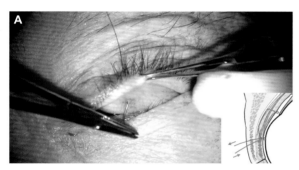
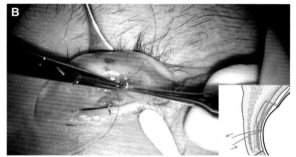
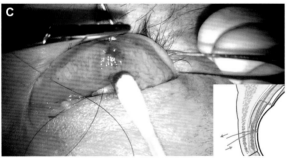
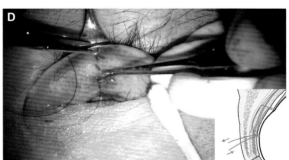

图15-2 Müller肌悬吊缝合

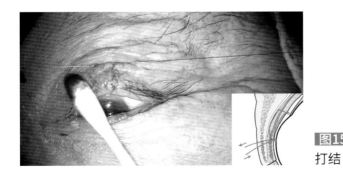

图15-3 Müller肌悬吊缝合后，边调整睑缘位置边打结

Müller肌折叠术——连续缝合

此术式为用连续缝合折叠Müller肌的手术，悬吊缝合会经过5个皮肤小切口，沿着重睑线标记，用11号刀片做2～3mm长度的小切口，需要时可经由小切口切除眼眶脂肪。翻开上眼睑后，在睑板上缘中央用6-0尼龙线做牵引缝合。

利用7-0尼龙线从上睑的最外侧皮肤切口到睑板上缘结膜，再回针进入，从最内侧的皮肤小切口出针，再回插经皮下组织潜行从第2个皮肤切口出针，再原路进针后从睑板上缘结膜出针。在原处入针，穿经结膜下组织往结膜上穹隆，包含Müller肌通过结膜下组织。从结膜上穹隆出针，旁开一点儿的位置再入针，从第2个皮肤小切口出针。在第3、4个皮肤小切口做一个连续悬吊缝合，最后从第5个皮肤小切口出针。再次从外侧到内侧，在已缝好的Müller肌悬吊缝合之间上重复上述步骤，最后从内侧的皮肤小切口出针，以适当的张力打结，去掉牵引缝合（图15-4）。

视上睑下垂的程度，从睑板上缘到7～13mm的高度施行Müller肌折叠术。

优点

不需皮肤或结膜切口即可折叠Müller肌，不但侵入性低、恢复期短、减少眼睑水肿，更可在相对短时间内回归到日常生活。因皮肤切口小，除了恢复快之外，瘢痕少也是其优点（图15-5）。

图15-4 Müller肌折叠术

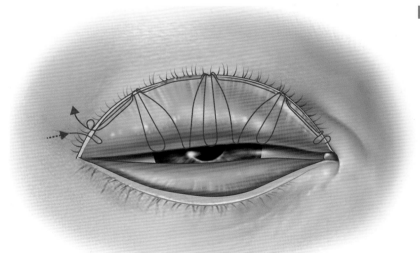

眼睑下垂整形外科学

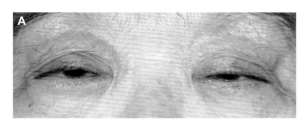 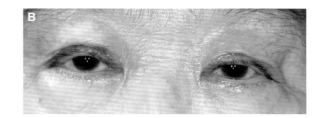

图15-5 Müller肌折叠术，术前及术后1个月

限制

复发

先前的缩短上睑提肌及Müller肌的方法，由于两个肌肉的粘连矫正效果可以持久，但用7-0尼龙线折叠Müller肌的效果相对较差，且缺乏长期效果的研究。实际上有30% ~ 40%的轻度患者术后复发下垂，而且复发大部分发生于术后2个月内。

并发症

目前缺乏术后结果及并发症的长期研究，所以难以评估术后结果。可预期的并发症包含矫正过多或过少、不对称、轮廓异常、眼睑往后退缩、角膜刺激及血肿。此外，患者抱怨感觉眼睑有往后拉扯的情况也不少见。

参考文献

[1] Lee EJ, Hwang K. Balanced plication of Müller muscle tendon through conjunctiva for blepharoptosis correction. J Craniofac Surg 2013;24:599−601.
[2] Shimizu Y, Nagasao T, Asou T. A new non−incisional correction method for blepharoptosis. J PlastReconstrAesthet Surg 2010;63:2004−2012.

第十六章

内眦赘皮矫正术

Medial epicanthoplasty

眼睑下垂整形外科学　Blepharoptosis

CONTENTS

内眦赘皮

内眦赘皮的分型

内眦赘皮的治疗原则

术式的种类

内眦赘皮矫正术的并发症

内眦赘皮

内眦赘皮是指覆盖内眦部的半月形皮肤皱襞。胚胎期时发生于所有人种，但出生时会因人种的不同发生率不同。白种人出生后约33%有内眦赘皮，但大部分在青春期前消失。韩国人的内眦赘皮发生率根据严重程度有所不同，占50%~80%，明显高于西方人。鉴于在东方人群中的高发生率，内眦赘皮可视为东方人独特的眼形而非疾病。

解剖学上，鼻背部的皮肤过度发育可致内眦赘皮。有些人解释颅骨与鼻骨的发育不全可致皮肤冗余形成内眦赘皮，但考虑到拥有正常骨结构的人也会出现内眦赘皮，上述观点不能成为确切的成因。解剖学研究指出，在内眦区域，眼轮匝肌及纤维脂肪性组织过多引起的内眦部皮肤异常张力可致内眦赘皮。

内眦赘皮的分型

Duke-Elder将内眦赘皮分为4型：眉弓型、睑型、睑板型及倒向型（图16-1）。韩国人以睑板型最为常见，其次为睑型。倒向型相当罕见，眉弓型几乎没有。很多时候很难对内眦赘皮明确分型，然而分型对于手术治疗指导意义不大，所以分型对临床没有太大意义。

- **眉弓型内眦赘皮**：起自眉弓下，延伸至内眦区域的皱襞。
- **睑型内眦赘皮**：起自上睑，跨过内眦延伸至下睑的皱襞。
- **睑板型内眦赘皮**：起自从上睑板前，融合至内眦区域的皱襞。
- **倒向型内眦赘皮**：起自下睑，向上延伸至内眦区域的皱襞。

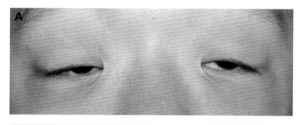
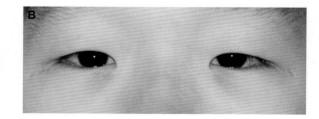
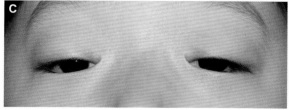

图16-1 内眦赘皮的形态。A. 睑型。B. 睑板型。C. 倒向型

内眦赘皮的治疗原则

内眦赘皮为东方人眼形的特征之一，手术与否取决于患者对美容的要求和赘皮的严重程度。如果赘皮不严重且患者也无矫正需求，则不需要手术。但经常发现重睑线始于内眦赘皮内侧致内侧重睑线被内眦赘皮遮盖，显得两眼间距宽，水平睑裂短小的情况（图16-2）。内眦赘皮矫正术可形成内双型或外双型的，可以让眼睛看起来更大。

内眦赘皮矫正术并不是缩短两眼内眦间距，而是通过缩短内眦赘皮间距从而达到眼睛变大的效果（图16-3）。因此，睑裂狭小综合征、外伤性内眦变形、先天性颅颌面畸形所致的内眦间距增宽，行内眦赘皮矫正术的同时需要行内眦韧带固定术或内眦韧带折叠术，才能够缩短内眦间距，尽管如此，术后结果仍可能不尽如人意。

理想的内眦间距平均为35mm，与水平眼裂及颜面大小有关，此外两性间的内眦间距也有差异。

内眦间距在30mm以下时，内眦赘皮矫正术后可出现两眼间距过短，不建议行此项手术。内眦以泪湖及泪半月皱襞为界，之间有凸出的泪阜（图16-4）。对于韩国人来说，不建议如西方人那样去除内眦赘皮后完全暴露出泪湖及泪阜，遮住一部分会比较自然（图16-5）。

内眦赘皮矫正术是通过皮肤重排延长垂直方向的皮肤长度。虽然目前已有许多矫正内眦赘皮的术式，但任何术式都有遗留内眦处瘢痕的可能。为了减少瘢痕，切口线要局限在眼睑，避免延伸至鼻部皮肤，切口设计则越简单越好。

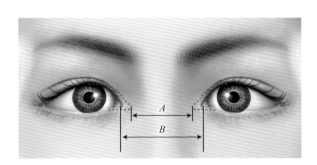

图16-3 内眦间距（*A*）和内眦赘皮间距（*B*）

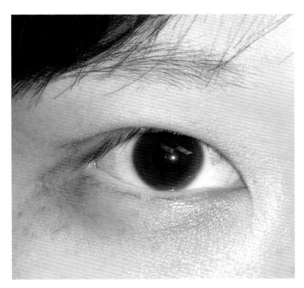

图16-2 内眦赘皮遮盖内侧重睑

术式的种类

术式包含皮肤切除术、Z成形术、Y–V推进皮瓣术、W成形术。皮肤切除术方法有Von Ammon法、Arlt法、Higara法、Watanabe法等。Z成形术可分为做1个、2个或多个Z成形的方法。应用单Z（1个Z）成形术的方法有Park法、Root Z法、Rogman法、Sheehan法、Lmre法等。做2个以上的Z成形的方法有Mustarde法、Blair法等。

Higara法适用于内眦赘皮较轻，或内眦赘皮矫正术后矫正不足等情况。Park法或Root Z法适用于内眦的变形少，轻度或中度内眦赘皮，不适用于重度内眦赘皮。皮肤重置法不受限于内眦赘皮的严重程度，将切口设计于较隐蔽的下睑缘，所形成的瘢痕不明显，因此较受欢迎。相反，内眦赘皮较重且伴有内眦间距增宽，则在行Mustarde法的同时行内眦韧带折叠术。

Higara 法

切口设计（图16-6）

- **A点**　泪湖最内侧点在内眦皮肤所对应的点。
- **B点**　遮住A点的内眦赘皮，A点的内眦赘皮后表面投影点。

切开

局部麻醉后应用11号或15号刀片沿设计线切开至合适深度。

缝合

将A点缝至B点，修剪"猫耳"后进行缝合。

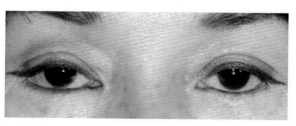

图16-5　过度的内眦赘皮矫正术使泪阜暴露得太多，显得不自然

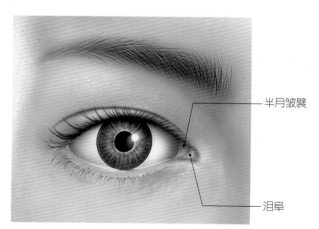

半月皱襞

泪阜

图16-4　内眦形状

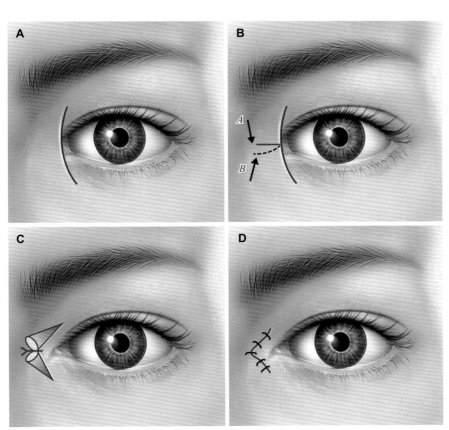

图16-6 Higara法

皮肤重置法

切口设计（图16-7）

先详细观察内眦赘皮的状况，标记出以下4点，画出连接线。

- **A点** 泪湖最内侧点在内眦赘皮前表面的投影点。
- **B点** 连接A～C点的虚线，与内眦赘皮缘的交会点。但实际切开线比此点高1～2mm。直线切开可因皮肤张力缝合后导致下眼睑外翻或瘢痕。
- **C点** 泪湖最内侧点，与A点相对应。
- **D点** 沿着下眼睑缘切开。根据A～C点的距离决定C～D点的距离。

切开

局部麻醉后，应用11号刀片沿设计线切开至合适深度。

剥离

因内眦皮肤与肌肉紧密相连，所以不易分离。剥离范围视内眦赘皮程度不同而不同，应用组织剪剥离至牵拉皮肤时无任何张力。剥离后切除部分与内眦赘皮相对应的眼轮匝肌，下睑处眼轮

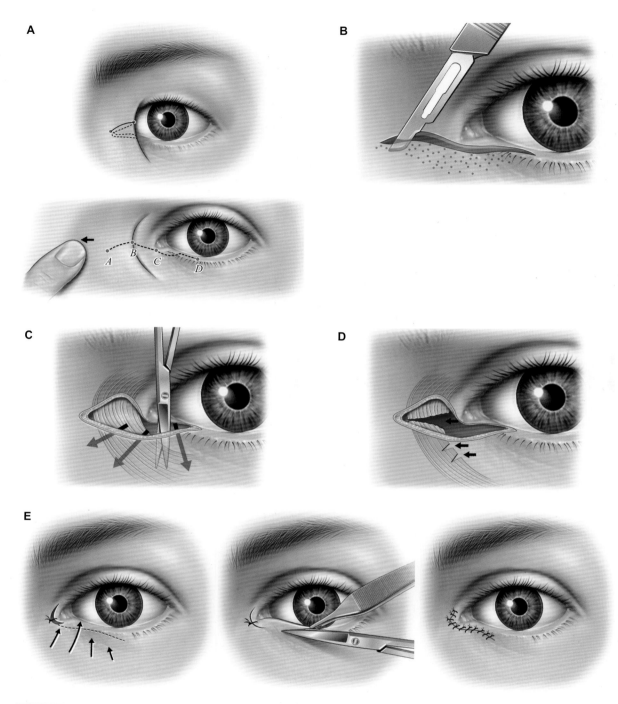

图16-7 皮肤重置法

匝肌不必切除，给予切断即可。

缝合

应用7-0尼龙线将A和C点缝合后，修剪多余皮肤并进行缝合。修剪上睑形成的"猫耳"后进行缝合。

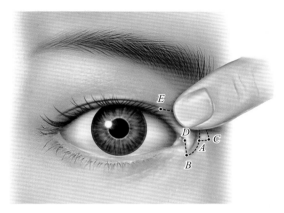 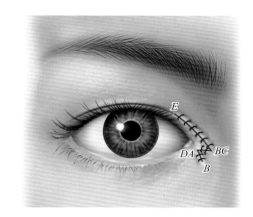

图16-8 Park法内眦赘皮矫正术

Park法内眦赘皮矫正术

切口设计（图16-8）

在内眦标记出以下的5点，画出连接线。

- **A点**：泪湖最内侧点在内眦赘皮前表面的投影点。
- **B点**：内眦赘皮与下睑内侧皮肤相交点。
- **C点**：A点的内侧，AB=AC。
- **D点**：泪湖最内侧点，与A点前后一致的赘皮后表面对应点。
- **E点**：内眦赘皮在上睑的起始点。

连接相应的点，AB与AC的距离要相等。

切开

局部麻醉后，应用11号刀片沿设计线切开至合适深度。

剥离

应用组织剪切除皮瓣CAE并制作ABD皮瓣，充分剥离皮瓣周围以便于皮瓣的移动。必要时可以应用电凝，但尽量少用。确定当皮瓣（ABD）的B点可以无张力移到至C点，修剪多余皮肤至无"猫耳"形成。

缝合

应用7-0尼龙线将B点与C点、A点与D点缝合，缝合其余切口。必要时可同时行内眦韧带缩短术。

225

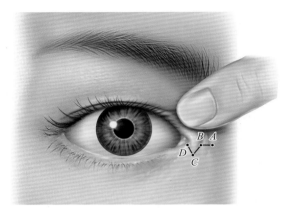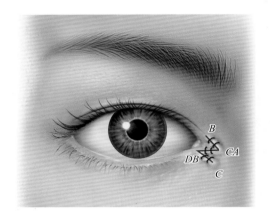

图16-9 Root Z法内眦赘皮矫正术

Root Z法内眦赘皮矫正术

切口设计（图16-9）

标记出以下的4点，画出连接线。

- *A*点：泪湖最内侧点在内眦赘皮前表面的投影点。
- *B*点：内眦赘皮的中央点。
- *C*点：内眦赘皮与下睑内侧皮肤相交点。
- *D*点：泪湖最内侧点，与*A*点前后一致的赘皮后对应点。

切开

局部麻醉后，应用11号或15号刀片，沿着设计线切开至合适深度。

剥离

应用组织剪制作皮瓣*ABC*与*BCD*，剥离附近的组织以便于皮瓣的移动。皮瓣下的纤维组织也要剪断。

缝合1

将皮瓣*ABC*的*B*点无张力下移位至*D*点，用7-0尼龙线间断缝合。

缝合2

将皮瓣*BCD*的*C*点移动至*A*点，修剪多余皮肤至无猫耳朵形成。用7-0尼龙线将*C*点与*A*点缝合，缝合其余切口。

Y-V 推进皮瓣术

Y-V推进皮瓣术为在内眦部设计"Y"形切口，切开并推进移位皮瓣，缝合形成"V"形。此术式具有形成"V"形瘢痕的缺点。然而，此术式切口设计简单，可与重睑切口线相连，术中调整矫正量较为方便，可同时行内眦韧带折叠术。

切口设计（图16-10）

一横向"Y"设计，首先标记内眦赘皮的中央点A点，目标内眦点B点，向内画出水平线（AB）。从A点设计向上睑与下睑的延长线，如果有双眼皮，可以自然延长重睑线，若无重睑，从A点斜向上45°角标记延长线点C点，下睑也画出与上睑一样角度及长度的D点，完成"Y"。此时，移动内眦位置的AB长度建议小于5mm。

切开

应用刀片沿着设计线切开。相比15号刀片，11号刀片尖端更为尖锐，切开更为精确。

缩短

找到内眦韧带后应用5-0不可吸收线，向内缩短至合适的距离。

缝合

修剪多余皮肤至无"猫耳"形成。用7-0尼龙线将C点与A点缝合在一起，缝合其余切口。

Uchida法

利用W成形术的方法，更方便切除内眦赘皮下方的肌肉及纤维组织，矫正效果更为确切，但术后瘢痕明显。

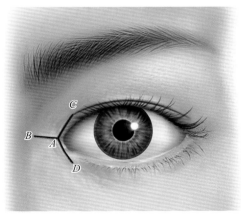
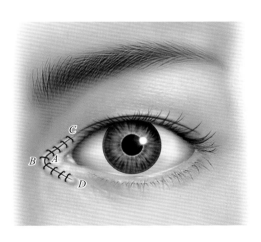

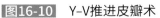
图16-10 Y-V推进皮瓣术

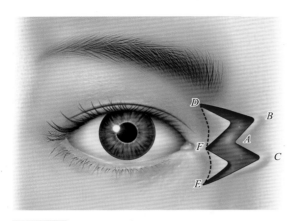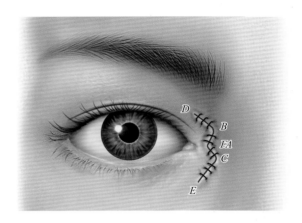

图16-11 Uchida法

切口设计（图16-11）

在内眦赘皮标记以下的5点，连接成"W"形。

· **A点**：泪湖最内侧点在内眦赘皮皮肤表面的投影点，B点，为距A点向上3mm的点。

· **C点**：距A点往下3mm的点。

· **D点**：内眦赘皮的上睑起始点。

· **E点**：内眦赘皮的下睑起始点。

· **F点**：泪湖最内侧点，与A点前后一致的赘皮后对应点。

切开

局部麻醉后，应用11号刀片沿设计线切开。先切F到A，接着按BA及CA的顺序切。垂直切开皮肤至合适深度。

剥离

应用精细组织剪制作皮瓣FABD与皮瓣，充分剥离周围组织。

缝合1

应用7-0尼龙线缝合A点与F点，展平皮瓣，修剪多余组织。

缝合2

将皮瓣尖端B点与C点分别与其相对应的皮肤进行缝合，之后缝合其余切口。

Mustarde法（图16-12）

在内眦部做4个皮瓣后，术中同时应用两个Z成形术和一个Y-V推进皮瓣术。此术式常用于严重的内眦赘皮，可同时行内眦韧带折叠术，术后可能会留下锯齿形瘢痕。

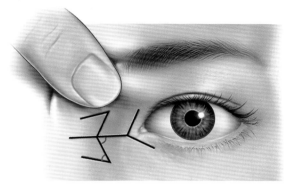
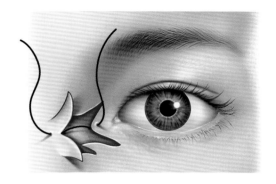
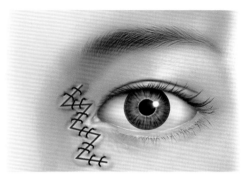

图16-12 Mustarde法

切口设计

标记以下的9点并连接各点。

- **P_1点**：目标内眦点。
- **P_2点**：原内眦点（泪湖最内侧点）。
- **O点**：P_1点及P_2点之间的中点。
- **B点、C点**：从O点斜向上下睑各做一个60° 斜角的直线，长度较P_1P_2线短2mm所对应的点。
- **A点、B点**：从B点及C点，向鼻侧做两条角度为45° 的直线，长度较P_1P_2线短2mm所对应的点。
- **E点、F点**：从P_2点，斜向上、下睑缘设计延长线，长度较P_1P_2线短2mm所对应的点。

切开

局部麻醉后，应用11号或15号刀片，沿着设计线切开至合适深度。

剥离

用组织剪制作4个皮瓣，剥离皮瓣周围组织至皮瓣无张力移动，剪断皮瓣下纤维组织暴露内眦韧带。

缝合1

应用5-0不可吸收线进行内眦韧带折叠术。

缝合2

缝合P_2点至P_1点，B点至E点，C点至F点。修剪多余组织，将相对应的皮肤间进行缝合。

内眦赘皮矫正术的并发症

· 矫正不足。

· 矫正过度。

· 泪小管损伤。

· 美容效果不满意。

· 瘢痕。

· 下睑外翻。

术后可出现矫正不足或矫正过度情况。出现不足时可根据患者情况再进行矫正手术。若矫正过度，可尝试内眦复原术，但术前就应预防出现矫正过度。

为减少内眦赘皮矫正术后瘢痕，术式应选择切口短、术式简单的，还有三角形皮瓣的尖端建议朝向眼侧。另外，进行内眦整形手术时，皱襞张力要充分松解至缝合时无张力。术后怀疑出现增生性瘢痕时，可外用激素软膏或局部注射激素抑制瘢痕增生。若重睑成形术的同时行内眦赘皮矫正术，尽量避免切口相连，术后才能更加自然、瘢痕不明显。大部分切口瘢痕在术后6个月左右变得不明显，但仍有印记，因此需要在术前与患者充分沟通。泪小管位于睑缘下1mm，眼睑皮肤下2mm深度，因此行内眦赘皮矫正术时要避免损伤泪小管。

参考文献

[1] 박대환,백봉수, F. Nahai.안성형외과학.군자출판사, 2009.

[2] 이상열,김윤덕,곽상인,김성주.눈꺼풀성형술.도서출판내외학술, 2009.

[3] 조인창.눈꺼풀수술술기.군자출판사, 2013.

[4] Kim CY, Lee SY. Structural and cosmetic outcomes of medial epicanthoplasty: an outcome study of three different techniques. J PlastReconstrAesthet Surg 2015;68:1346−1351.

[5] Oh YW, Seul CH, Yoo WM. Medial epicanthoplasty using the skin redraping method. PlastReconstr Surg 2007;119:703−710.

[6] Park JI. Modified Z−epicanthoplasty in the Asian eyelid. Arch Facial Plast Surg 2000;2:43−47.

[7] Park JI. Z−epicanthoplasty in Asian eyelids. PlastReconstr Surg 1996;98:602−609.

[8] Yoo WM, Park SH, Kwag DR. Root z−epicanthoplasty in asian eyelids. PlastReconstr Surg 2002;109:2067−71; discussion 2072−2073.

第十七章

上睑下垂手术并发症

Complications of blepharoptosis surgery

CONTENTS

对于上睑下垂不仅不易预测手术效果，而且术后也有许多不可避免的状况，因此经常需要进行修复手术。为了降低上述情况，术前需要详细评估上睑下垂的程度、上睑提肌肌力、高危因素等。术者也需要具有足够的手术经验及预防并发症的相关知识。

术前需要对患者或家属充分说明上睑下垂手术的特点与术后状态，也要让他们了解手术可以矫正与不能矫正的部分。更重要的是通过这些沟通，维持良好的医患关系。此外，通过照相记录患者眼睛的状况，利于比较术前、术后的变化，以应对可能会发生的纠纷。

上睑下垂术后可能会发生各种并发症，但根据术式不同会出现不同的并发症。此外，对于不管选择任何术式皆无法避免的状况，较适合被归类为副作用而不是并发症。

无法避免的副作用

眼睑闭合不全（睑裂闭合不全）

眼睑闭合不全或称"兔眼"，大多数上睑下垂术后都会出现。尤其是先天性上睑下垂矫正术后，即使没有矫正过度，也会出现一定程度的眼睑闭合不全，程度因人而异。儿童即使在睡觉时也无法闭紧，但因具有正常的泪液分泌功能及Bell现象，故患暴露性角膜炎的情况较少。术后初期因暂时性的眼轮匝肌肌力弱化或麻痹，出现得较多，数周后会逐渐减少。根据不同的术式都会不可避免地出现不同程度的眼睑闭合不全。

眼睑闭合不全的程度常因上睑下垂的程度选择不同的术式而不同。向下看时上睑迟滞现象较重患者眼睑闭合不全也较重。上睑下垂较重、上睑提肌肌力弱，需要切除大量的上睑提肌时相比额肌悬吊术更容易出现眼睑闭合不全。不同的额肌悬吊材料，出现眼睑闭合不全程度也会不同。比起会产生强的组织粘连的自体筋膜，弹性佳的硅胶带所致的眼睑闭合不全的发生率较低。

手术中，需要彻底剥离上睑提肌与周围的筋膜组织。如果不将与眼眶上缘相连的筋膜完全分离，向下牵拉上睑提肌会有阻力。如果将其完全分离，会发现上睑提肌可以向下自由运动，眼睑闭合不全出现概率小。此外，也认为分离上睑提肌时，将眶隔完全打开但不予缝合，也可以减少眼睑闭合不全的发生。

睡觉时若无法闭眼，会因角膜暴露造成暴露性角膜炎，尤其在夜里要做好角膜保护。比起平躺，侧躺也可以缓解眼睑闭合不全。轻微的眼睑闭合不全不必点入眼药水，大部分睡前需使用人工泪液和眼膏，严重时应用眼罩会有帮助，也可以使用胶带牵拉粘贴上、下睑。眼睑闭合不全的患者可按普通的暴露性角膜炎诊治，考虑到角膜适应时间，经过长时间观察后再进行手术干预。

严重的暴露性角膜炎，保守治疗无效时，后徙之前的上睑提肌或额肌悬吊，但要避免回退过度导致的上睑下垂。

上视时上睑下垂

正常情况下，上视时眼裂会变大，下视时眼裂会变小，而上睑下垂术后患者的情况正好相反。也就是上视时，因上直肌收缩眼球会快速上移，但上睑因上睑提肌较弱无法及时同步上移，即便是术后矫正良好的眼睛上视时眼裂看起来仍略小。这一现象在因上睑提肌肌力差、上睑下垂程度重患者中，以及另外接受额肌悬吊术的眼睑患者中更明显。

下视时上睑迟滞

下视时上睑的移动度降低，无法与眼球同步下移，导致暴露上方巩膜的现象。上睑提肌缩短术或额肌悬吊术后都有可能出现，上睑提肌缩短术中即使是很小的矫正量也可能会出现上睑迟滞，但矫正量越大时越为明显。行单侧的上睑提肌缩短术或额肌悬吊术的术后两眼不对称现象尤为明显，因此有些人主张即使是单侧的上睑下垂也要行双侧的额肌悬吊术，术后可获得更加好的美容效果。也有人认为完全打开眶隔可以预防此现象。

从美容的角度而言，上睑迟滞现象是上睑下垂手术患者感到相当严重的副作用。但因为是无法避免的情况，下视时特意低头，可让他人不易发现。

角膜炎

角膜炎可能因角膜的暴露、结膜的刺激或干眼症所致。暴露性角膜炎容易在上睑下垂术后矫正过度、眼睑闭合不全、Bell现象等防御机制不佳的患者中出现。尤其是角膜知觉减退的患者，更容易出现暴露性角膜炎（图17-1）。如同通过切除睑板矫正上睑下垂的睑板–结膜–Müller肌切除术的患者，睑结膜出现瘢痕或遗留缝线的状况容易造成角膜损伤。

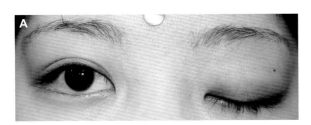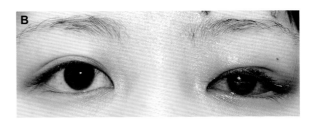

图17-1 左眼伴上视障碍患者硅胶额肌悬吊术后出现角膜炎

患有干燥性角膜结膜炎的患者，术后容易有干眼症状，术前必须进行泪液分泌检查，并提醒患者术后症状可能会加重。对于此类患者，术中小心分离上睑提肌外侧或穹隆结膜可避免损伤泪腺或泪管，特别是经结膜切开的手术更容易有干眼症。

术后，大部分患者在睡眠时无法完全闭眼，其程度会因术式、手术矫正量、睡眠习惯及患者个体差异的不同而不同。但若角膜暴露没有出现强的刺激症状、角膜炎或角膜溃疡，则不能视为并发症。如果眼睑闭合不全程度不严重，虽然可以在角膜中央下部观察到点染的糜烂病灶，但此时结膜充血或不适感可能并不明显。如果伴随轻微的角膜刺激症状，白天可以滴用人工泪液、睡前用人工泪液软膏以缓解症状。

如果眼睑闭合不全严重，则需要采用积极措施来保护角膜。除了使用人工泪液之外，可以配合上睑按摩和使用胶带牵拉粘贴上、下睑或应用眼罩等。持续性角膜损伤或刺激症状较重时可以考虑佩戴治疗用隐形眼镜。如果上述方式都没办法保护角膜，则要考虑以手术的方式降低上睑。矫正过度的情况需要降低上睑。矫正合适的情况下出现角膜损伤，也可适当降低上睑，减少眼睑闭合不全程度。先天性上睑下垂患者中因眼睑闭合不全而进展到严重角膜炎的情况不多见。

上睑提肌缩短术的并发症

虽然上睑提肌缩短术的操作并不复杂，考虑到个体之间的解剖结构、上睑提肌肌力或上睑下垂程度的差异，所以并非是简单的手术。经验越丰富的术者越能获得更佳的术后效果，但也不能保证不会出现任何并发症。需要意识到，术式的选择、术中矫正量的评估确定、对解剖的渊博知识，以及分离切除上睑提肌过程中保护周边组织的相关经验，可减少并发症的发生。

术中并发症

上睑提肌损伤

因为皮肤切口太深损伤到上睑提肌的情况不多见。为了预防上睑提肌损伤，切口可以设计在比睑板上缘稍低的位置。东方人的眼睑脂肪较多，因此发生此并发症的概率较低。但是用高频电刀切皮时可能会切得过深，所以要小心，且使用时必须使用眼睑板以保护眼球。此外，依次切开皮肤、眼轮匝肌、眶隔，可在避免损伤上睑提肌的情况下进行暴露。

脂肪浸润明显的上睑提肌，有时无法与眶脂分清，在与周围组织分离过程中容易损伤。

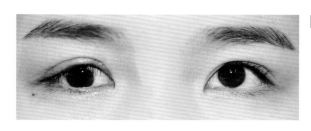

图17-2 上睑下垂术后因上直肌损伤导致右眼下斜视

睫毛损伤

皮肤及眼轮匝肌分离的位置太接近睑缘时会损伤睫毛根部。分离组织时，建议保留距睫毛毛囊周围2mm组织，睫毛根部周围尽量减少使用电凝止血。上睑比下睑、上睑提肌缩短术后比额肌悬吊术后，更容易发生睫毛脱落现象。如果睫毛根损伤，除了睫毛脱落之外还可能会伴随倒睫。

睫毛受损脱落后很难再长出来，若有美观上的问题，可以考虑做半永久性文睫毛或粘贴人造睫毛。如果睫毛缺损范围不大，可以尝试楔形切除术。

上直肌损伤

若将上睑提肌分离至穹隆结膜上方，可能会损伤上直肌（图17-2）。这种情况可能发生在上睑提肌切除量较大时，如采用最大量上睑提肌缩短术时。手术时通过牵拉上直肌缝合牵引线，可以预防此并发症的出现。

上斜肌与泪腺损伤

上睑提肌肌力弱的眼睑需分离切除较多的上睑提肌时，需要垂直切开内角与外角，此时要避免损伤周围组织器官。上睑提肌内角向上过于延长切口有损伤上斜肌的风险，而外角向上过于延长切口有损伤泪腺的风险。损伤上斜肌可能会出现眼球内转时不能上视的Brown综合征。

术后并发症

矫正不足

矫正不足为上睑提肌缩短术后最为常见的并发症，不论是先天性的还是后天性的，上睑提肌肌力弱的情况下更容易出现。矫正不足最常见的原因为上睑提肌缩短量不足（图17-3）。上睑提肌发育不全，肌肉较薄或纤维化时更容易出现矫正不足，因此建议缩短更多的上睑提肌。也有可能是手术中固定在睑板的缝线松脱所致，但并不常见。不可吸收线比可吸收线较少发生松脱现象，此外再次手术时更容易找到，进而有助于区别解剖结构。

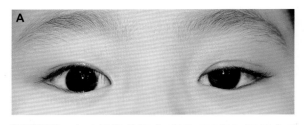
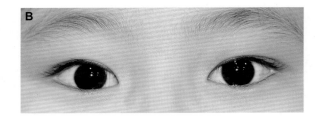

图17-3 上睑提肌缩短术后矫正不足与再手术后

如果上睑提肌肌力良好，在术后1~2个月逐渐出现矫正效果；但如果肌力差，也许更久时间之后还是维持现状，甚至矫正效果越变越差。如果上睑提肌肌力非常差，即使缩短了大量的上睑提肌，也常会出现矫正不足现象。

待术后出血及水肿充分改善后再评估是否需要再手术修复。一般需要等到术后2~3周，但即便是术后早期有明显的矫正不足，也需要在上睑提肌与周围组织形成纤维化之前尽早手术治疗。术后数月，上睑下垂程度不明显的话，不手术可能会是更好的选择；但如果患者在美观上无法接受，也可以进行再手术。这时必须与患者充分沟通，让患者了解手术可以矫正的部分与可能无法满足的可能性。

手术方式与首次手术一样，根据上睑提肌的肌力与下垂的程度确定。上睑提肌肌力良好，或第一次手术时上睑提肌缩短量不足可再次进行缩短术。但若已行最大量上睑提肌缩短术或上睑提肌有严重的脂肪浸润时，改做额肌悬吊术会比较好。矫正不足患者再手术时，偶尔会因缩短过多的上睑提肌出现矫正过度情况，所以术中要慎重确定缩短量。考虑到经皮肤切口术后形成较多的瘢痕组织，增加修复难度，可选择经结膜切口，但如果操作不熟悉，则还是选择皮肤切口。

矫正过度

矫正过度在上睑提肌肌力不佳的先天性上睑下垂术后较少见，然而在肌力良好的后天性上睑下垂术后并不少见（图17-4）。原因有上睑提肌缩短过量或睑板上上睑提肌固定的位置过低等。机械性或退行性上睑下垂其下垂程度轻的患者，不建议过度缩短上睑提肌。再手术或外伤性上睑下垂的患者，因瘢痕组织的过度收缩也会导致矫正过度。

上睑提肌肌力不佳的患者，即使矫正过度，术后仍有可能会再次逐渐下垂，因此不要急着进行再手术，应长时间追踪观察并预防与干眼症有关的角膜损伤。术后早期出现矫正过度，可用力闭眼或向下按摩上睑5~10min，每日2~3次。以上方法在术后早期可以尝试，但早期因有水肿和疼痛，对于儿童患者或许不容易施行。此外按摩的效果尚不确切，有可能造成重睑缝线的松脱以及角膜损伤。

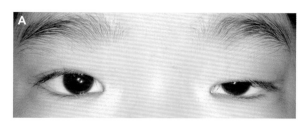 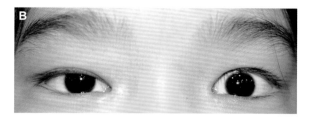

图17-4　A. 手术前。B. 左眼上睑提肌缩短术后矫正过度

上睑提肌肌力在中度以上者，出现明显的矫正过度时，即使是消肿后很大可能无法完全缓解，需要早期就进行手术干预。术后早期出血及水肿已有所改善，此时评估仍有明显的矫正过度现象的话，建议在出现纤维化之前将上睑提肌后徙。术后1~2周仅用手术镊即可分开缝合的切口，上睑提肌也容易分离，后徙上睑提肌相对容易。如果术后早期经结膜后徙上睑提肌，避免弄断之前固定在睑板上的缝线，导致上睑提肌过度收缩，使得后徙的幅度比预期的更多。

上睑提肌肌力差的患者，保守治疗3个月以上，仍有矫正过度时，可以考虑进行手术治疗。如果矫正过度不严重，又想保留原重睑，可通过结膜切口行固定在睑板的上睑提肌的提肌腱膜部分切断术。用Desmarres眼睑拉钩牵引器翻转上睑，在睑板上缘1mm处横向切开结膜，切断部分的上睑提肌。依照矫正过度的程度，决定上睑提肌剥离的范围并调整切断程度。手术时考虑到瘢痕组织及术后水肿导致的收缩现象，矫正量要比矫正过度的量略微减少。切开的结膜可不需缝合，但也可以从皮肤进针至结膜，连续缝合后再由皮肤出针，减少角膜刺激。

如果需要调整重睑形状或3mm以上的退缩，建议切开皮肤后将上睑提肌充分剥离退后，可能还需要用连接体（spacer）将上睑提肌与睑板连接缝合。常使用的spacer为保存或冷冻巩膜，大小最好比退缩量多2mm。降低矫正过度后，在睫毛上皮肤上做反向Frost缝合固定在眼睛下方。

轮廓异常

上睑提肌缩短术后发生轮廓异常的原因为固定在睑板上的上睑提肌拉力不均匀，容易发生在因上睑提肌肌力差而缩短量较大时。一般会将上睑提肌固定在睑板上缘下3mm处，在睑板横向长度中心的50%以内固定3针即可。但为了有较美观的轮廓不得不调整固定位置，有时甚至需要缝合4~5针。有时退行性上睑下垂患者特别要留意内侧发生矫正不足的情况（图17-5）。主要因为上睑提肌腱膜厚度从外至内逐渐变薄，与睑板之间结合也变弱。有人认为，上睑提肌的内角比外角薄弱，因此外侧会被拉得比较紧。

如果睑板上固定缝合太低，可能会导致睑缘不平整或睑外翻，若缝线太靠近上缘会导致睑内翻。从睑板中心，固定缝合之间的间距太近会产生中央成角畸形现象，太远则会出现眼睑中央位置变平现象。

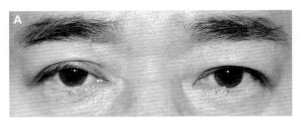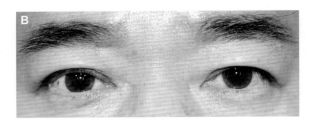

图17-5 A.上睑提肌缩短术后内侧矫正不足导致轮廓异常（右眼）。B.再手术后

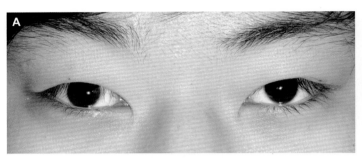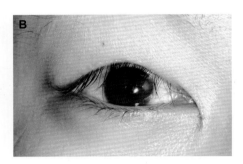

图17-6 A.右眼上睑提肌缩短术后似乎没有出现异常。B.上提眼睑皮肤后可以发现矫正过度引起的睑内翻

术后1~2周，可以相对容易松解上睑提肌的缝合，调整固定位置，术后则需要将上睑提肌从睑板分离并再固定。

睑内翻

眼睑后层过度缩短为主要原因，上睑提肌肌力差的患者可因缩短大量上睑提肌后眼睑后层受过度的牵拉而引起，尤其是上睑提肌大量缩短后，将其固定在睑板上缘容易产生睑内翻。如果缩短的同时切除部分睑板，后层不仅变窄，而且睑板的稳定性也会变差，更容易出现睑内翻。

由于上睑提肌缩短术后出现的睑内翻可引起眼部刺激症状、角膜炎及角膜溃疡，因此需要及时进行矫正。因眼睑后层受过度牵拉出现睑内翻的同时伴有矫正过度的话，需要将上睑提肌后徙（图17-6）。如果术中发现睑内翻，将固定位置向下调整并观察。一般来说，当固定位置相对靠上并出现睑板牵拉现象时表现为睑内翻，当固定位置靠近睑缘时可出现睑外翻（图17-7）。

轻度的睑内翻可参考瘢痕性睑内翻的术式进行矫正。建议切除多余的皮肤或眼轮匝肌，应用眼睑前层固定在睑板上缘的改良型Hotz术（改良睑板楔形切除术），具有加深重睑且眼睑缘外翻的效果。如果内翻更严重，可以考虑横向上睑全层切除术。如果后层严重收缩且变短，需要后徙上睑提肌，并利用连接体增加宽度，材料的选择有硬腭、耳软骨或鼻软骨黏膜等自体组织、同种异体巩膜等。

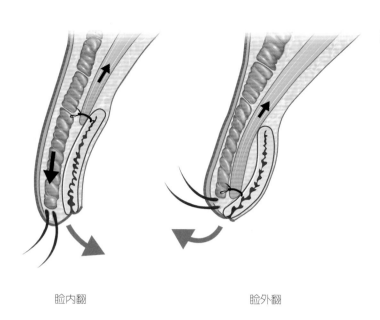

图17-7 根据上睑提肌的缝合位置可出现的睑内翻、睑外翻

睑内翻   睑外翻

睑外翻

术后较少出现睑外翻。上睑提肌缩短量大且睑板固定位置较低时可出现，如果同时伴有因皮肤切口接近睑缘而导致的皮肤挛缩，睑缘可离开眼球。观察一段时间后，若眼睑外翻仍持续则需进行手术矫正，将上睑提肌固定位置调整到睑板上缘附近，而不是睑板中央。

另外，也可能为重睑成形过程中将皮肤固定在上睑提肌腱膜或睑板过高的位置后过度牵拉睑缘前层所致，可通过降低睑板固定位置或降低重睑线的方式矫正。

重睑线形态异常

由于东方人和西方人对重睑的认知不同，应在术前与患者充分沟通是否做重睑及调整重睑高度等细节。重睑有助于预防术后可能出现的睑内翻。

上睑提肌肌力弱的上睑下垂患者所做出的重睑与自然形成的重睑有较大的差异，手术过程也不同。上睑提肌肌力越弱，重睑越不易形成，也容易松脱或变浅。尤其是上睑下垂矫正不佳时，不易形成重睑或重睑位置过高（图17-8）。因此，比起正常眼，上睑下垂患者重睑成形过程中，要加强上睑提肌与重睑皮肤或皮下组织间的粘连，必要时加强与睑板之间的粘连。此外，重睑线下唇皮肤与睑板之间的粘连也可以帮助形成重睑，建议适当切除睑板前的眼轮匝肌。

重睑线高度不仅受皮肤切口位置的影响，也受上睑提肌固定位置的影响。余下的皮肤或眼轮匝肌的量越多，会因为Hooding现象（皮肤或眼轮匝肌下垂致眼睑显臃肿），重睑显得松垂、变低，因此切除部分切开线上方皮肤或眼轮匝肌，可以使重睑更为明显、自然（图17-9）。上睑提肌缩短越多，上睑下垂的矫正效果也会变得越明显，相应地需要切除更多的多余皮肤。

重睑的对称性非常重要，若出现不对称则需要进行手术矫正。要记得降低重睑高度比调高困难，此时评估是否通过调整对侧眼睛来调整对称性。降低重睑高度，需在更低的位置设计皮肤切

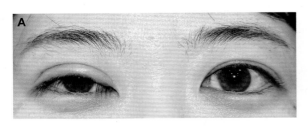
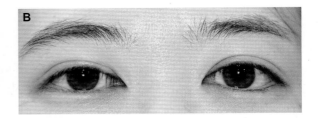

图17-8　A.右眼上睑下垂矫正不足，右眼的重睑显得较高。B.右眼矫正不足术后

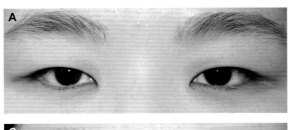
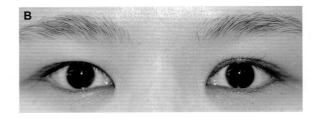
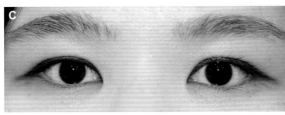

图17-9　A.双眼上睑下垂手术前。B.双眼上睑下垂矫正术后，因皮肤切除量不同，导致重睑不对称。C.右眼皮肤切除矫正术后

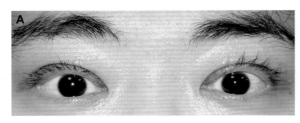
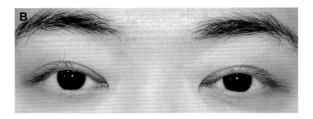

图17-10　A.上睑下垂矫正的同时行重睑成形术后，睫毛过度外翻上翘的现象。B.3个月后有所好转

口，暴露出上睑提肌后进行固定。如有矫正不足情况，需要及时进行矫正，皮肤切除要尽量少。为了调高重睑，在适当高度切开皮肤及眼轮匝肌，暴露上睑提肌。切除多余的皮肤与眼轮匝肌后，缝合皮肤与上睑提肌形成新的重睑。

重睑术后可出现睫毛过度外翻上翘情况，大部分会随着时间的延长而改善，但如果没有改善则需要进行手术矫正（图17-10）。

结膜脱垂

是指伴有水肿充血的穹隆结膜与睑结膜下垂暴露至上睑缘下的现象，缩短大量的上睑提肌后

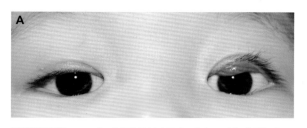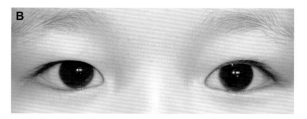

图17-11 A. 上睑提肌缩短术后出现结膜脱垂。B. 术后

常出现的并发症（图17-11）。在Müller肌及结膜之间向上剥离至较高位置时，可能损伤到上穹隆悬韧带，此外结膜与变短的上睑提肌的长度不均衡，在此间隙容易出现水肿、出血淤积，红肿的结膜会向下脱垂。大多数于术后数日内出现。

术中如果能预判可能会发生此现象，应采取适当的预防措施。使用可吸收线缝合穹隆结膜与全层上睑提肌可以去除可发生水肿的间隙，也可以切除部分附着在睑板上的结膜，解除长度不均衡问题。

在术后几天出现此现象时，先尝试使用人工泪液、激素类眼药水以及压迫性眼罩。如果没有帮助，在上穹隆结膜与及切口线之间做3～4个全层缝合，或再打开切口切除松弛的结膜。如果伴随重睑轮廓异常或退缩，这时要一同矫正。可通过切除脱垂的结膜后再进行缝合，但要留意结膜Müller肌切除术后出现的矫正过度。一旦出现脱垂，很少会自然消退，因此多数要通过手术来矫正。

结膜损伤

经皮肤切口的上睑提肌缩短术的其中一个优势为不需要切开或损伤结膜的状况下，将上睑提肌与结膜分离。但是Müller肌与结膜附着较紧，将上睑提肌与Müller肌从结膜中分离的过程中容易导致结膜损伤穿孔。经由损伤的结膜穿孔处，结膜上皮细胞会向睑板前方生长，导致睑缘外翻，因此术中注意不要损伤到结膜，且对于操作过程中发生的损伤建议进行缝合（图17-12）。此外，有可能会出现睑球粘连与肉芽肿。

额肌悬吊术的并发症

复发

矫正程度因使用的各种悬吊材料而异，经过长期随访，矫正不足或复发率也不同。比起术

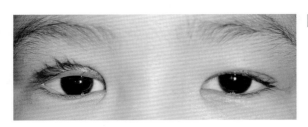

图17-12 右眼睑外翻

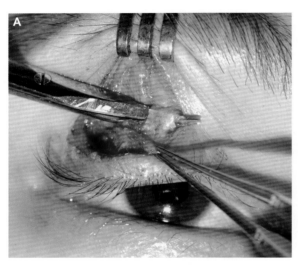
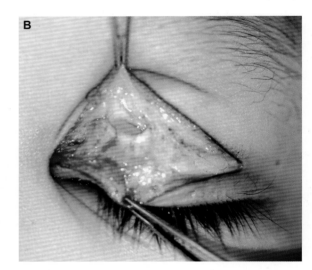

图17-13 A. 术后20年，自体阔筋膜仍维持良好，形成良好的粘连。B. 保存阔筋膜术后，与附近组织没有形成粘连

式，悬吊材料对复发率的影响更大。自体阔筋膜作为最理想的悬吊材料，它会与周围组织产生紧密的粘连，并会随着时间的延长以活组织形态维持与自体组织一样的形态（图17-13A）。文献报道的复发率虽有所差异，但一般认为约为5%。

保存阔筋膜术后早期的复发率较低，但长期随访发现有较高的复发率。有报道应用冻干阔筋膜后随访7.2年，发现约有43%的复发率。Tutoplast®为保存阔筋膜的一种，经约33个月的随访研究显示，有63%的高复发率，而是否将筋膜固定于睑板上并不影响其复发率。复发原因主要为保存阔筋膜不能像自体阔筋膜那样与周围组织形成粘连，此外保存阔筋膜被吸收也可能是复发原因之一（图17-13B）。

根据文献报道，合成材料因cheese-wiring现象（不断陷入组织并进行切割）及材料本身的变性而复发率较高。随着随访时间的延长复发率会变高，所以研究者之间的随访时间不同，结论也有差异。有报道称，硅胶带的复发率为7%~44%，国内研究经过3年的随访报道显示，双眼的复发率约为29%，单眼约11%，预计若随访时间越久，预计复发率也会越高。因悬吊材料断裂而出现复发的案例也偶尔会出现（图17-14）。

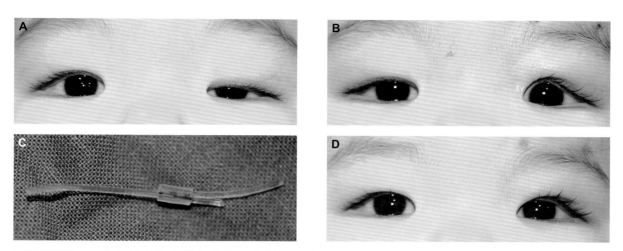

图17-14 A. 左眼进行硅胶带额肌悬吊术前。B. 左眼术后外侧复发下垂。C. 矫正时去除断裂的硅胶带。D. 再矫正术后

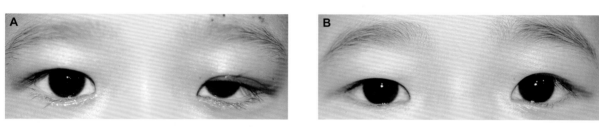

图17-15 A. 左眼进行自体阔筋膜额肌悬吊术后矫正不足。B. 再矫正后

多纤维缝线Supramid Extra®复发率更高。约31个月的随访研究发现，有28%的复发率，41个月随访研究发现复发率约为52%。

虽有报道称，膨体聚四氟乙烯（PTFE，Gore-Tex）的复发率较合成材料低，但差异不大。此外，可以诱导纤维血管组织长入的Mersilene网，虽有报道称具有良好的结果，但因随访时间短，暂无法做出准确的评价。

矫正不足

矫正不足为额肌悬吊术后最常见的并发症。原因有很多，但术中矫正不充分为主要的原因（图17-15）。术前有过度抬额习惯的上睑下垂患者，术前评估的程度会比实际状况轻，手术后容易出现矫正不足。为预防矫正不足，有报道建议矫正至较目标高度高1mm。但考虑到矫正高度与术式、所选择的悬吊材料有关，术者应有自己的预测术后效果的标准。尤其是在全身麻醉下，术后结果更难预测，术前应充分交代矫正不足或矫正过度相关风险。

术中因水肿或出血可能会影响将睑缘提高到足够的高度，甚至会导致缝线的结松脱。悬吊材料与睑板的缝合固定或自体阔筋膜在额部切口打结时都建议使用不可吸收的缝线。将硅胶带固定

在套上后，套周围可以用不可吸收缝线结扎，防止硅胶带脱落，但实际上硅胶带从套里脱落的现象不多见。

对于严重的上睑下垂患者，单眼执行自体阔筋膜额肌悬吊术后，可能会产生功能性矫正不足。术前正常眼足以保证良好的视野，矫正术后也无须过多利用下垂侧的额肌来抬高下垂的上睑，所以术后也会出现矫正不足现象。为了解决由此引起的不对称，有人建议正常眼也需要分离上睑提肌，弱化其功能后进行双侧额肌悬吊术。

将自体阔筋膜固定在睑板后出现矫正不足时，手术早期可以打开额部切口，收紧自体阔筋膜至合适的睑裂高度并进行固定，如果是术后后期，可以沿着重睑线切开，找到自体阔筋膜后，将固定点向下调整或缩短部分筋膜并重新固定（图17-16）。如果上述方法均无效，需要利用新的自体阔筋膜重新做额肌悬吊术。

矫正过度

额肌悬吊术后矫正过度的发生率比矫正不足低，相比下垂程度过度调高可能会导致矫正过度（图17-17）。例如，外眼肌障碍、CPEO或动眼神经麻痹以及Bell现象不良，即使眼裂不大，但因眼睑闭合不全导致角膜损伤，也可说是相对的矫正过度。

应用硅胶带或Supramid Extra®时，术后睑缘高度随着时间的延长往往有较早期降低的趋势，因此矫正过度不常见。使用硅胶带后出现引起角膜损伤的矫正过度时，可以打开额部切口，可以松解固定在套上的硅胶带至合适高度。为应对上述情况，第一次手术时硅胶带结扎固定后至少要预留10mm。因为这种合成材料再次手术时容易出现感染，一旦感染很有可能需要去除，所以术后要

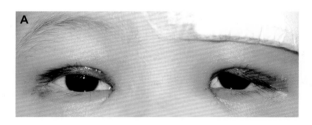 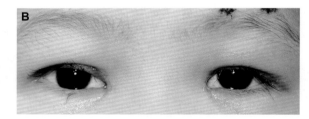

图17-16 A. 左眼术后即刻，自体阔筋膜固定松脱出现下垂。B. 再矫正后

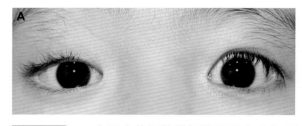 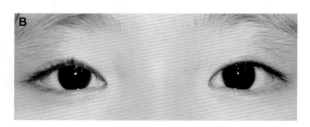

图17-17 A. 左眼自体阔筋膜额肌悬吊术后出现矫正过度。B. 再矫正后

足量使用抗生素。

　　自体阔筋膜会与附近组织形成强的粘连，所以要注意术中不必刻意调高眼睑位置。如果出现矫正过度，术后2周以内，与周围组织粘连不重，可通过额部切口松解部分筋膜并向下调整固定。手术后期可沿重睑线切开，将固定在睑板上的自体阔筋膜后徙调整高度。如未将筋膜固定在睑板上，寻找自体阔筋膜较为困难。

轮廓异常

　　悬吊材料的位置不佳或睑板的固定位置不当会导致轮廓异常（图17-18）。当一个特定部位被矫正过度时称为成角畸形，术中发现此现象，需要调整悬吊材料的固定位置。术后调整悬吊材料时，尤其是使用硅胶带等异物时必须保持在无菌状态下进行。

　　在测量上睑中央点的报道中，位置最佳的上睑轮廓的位点在瞳孔外4mm处，此处称为功能中心。如果上提此点内侧可出现上睑内侧矫正过度的鼻侧成角，上提此点外侧可出现外侧睑裂变大、内侧下垂。

　　如同矫正过度，术后成角畸形的矫正并不容易。如严重需要进行手术矫正，轻微的轮廓异常有可能随时间的推移而有略微改善。

睑内翻

　　额肌悬吊术后睑内翻主要是因眼睑后层的过度收缩所致，常伴矫正过度（图17-19）。后层的过度收缩，让皮肤眼轮匝肌的前层向下移，使得眼裂大小看起来相对正常，但上提隆起的前层

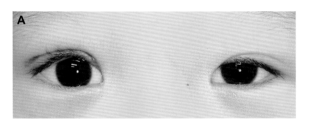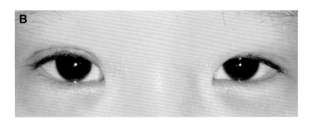

图17-18　A. 右眼自体阔筋膜额肌悬吊术后，中央有成角畸形（peaking）现象。B. 再矫正后

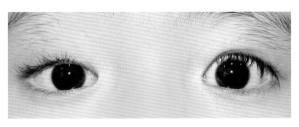

图17-19　左眼自体阔筋膜额肌悬吊术后出现矫正过度及睑内翻

后，可以看到睑内翻及矫正过度。此外，悬吊材料的植入路径过于靠后，或者没有切除多余的皮肤、眼轮匝肌时，也可出现此现象。

术中发现睑内翻时，要调整悬吊材料在睑板的固定位置。固定位置越靠下越容易让眼睫毛外翻，固定越靠上越容易内翻。若术后后期，需要沿重睑线切开后进行矫正，降低悬吊材料在睑板的固定位置后睑裂大小合适，可以应用此方法。但如果眼睑后层的收缩同时伴有矫正过度，降低固定位置，有进一步增大睑裂的风险。所以如果伴有矫正过度需要后徙引起后层过度收缩的悬吊材料。逐渐后徙固定在睑板上的悬吊材料时可以观察到睑内翻矫正的同时矫正过度也能得到改善。通过改变自体阔筋膜在睑板上的固定位置也可以同时矫正轮廓异常。建议去除前层组织并将重睑固定在睑板上缘。

轻度的睑内翻可参照处理瘢痕性眼睑内翻的原则进行治疗。

睑外翻

睑外翻为较不常见的并发症，通常为额肌悬吊术中悬吊材料在睑板固定位置较低，导致下端过度牵拉所致，尤其上视时更容易出现。术中需要向上调整固定位置进行矫正。

重睑成形时皮肤固定在睑板或上睑提肌过高的位置时，给予睑缘过度的牵拉，引起睑缘分离。术中如出现，需要调整固定位置进行矫正。

此外，在穿悬吊材料时，需要保证张力朝向生理性方向的后方，如果过浅会引起睑缘离开眼球。解剖学上额部突出、眶组织内陷时更容易出现。从弓状缘附近的眶隔后方向额部穿悬吊材料，使上睑运动方向更接近生理性运动方向，降低眼睑外翻的发生率。

重睑异常

进行额肌悬吊术或大量缩短上睑提肌时，有必要切除多余的皮肤或眼轮匝肌。经重睑线切口的额肌悬吊术，具有可以行切除多余的组织的重睑成形术的优点。如果不做重睑成形术，可能会出现因皮肤或眼轮匝肌下垂致眼睑显臃肿的Hooding现象与眼睑内翻。尤其是老年人，建议选择经重睑线切口的额肌悬吊术。

重睑不但可预防睑内翻，还有美容效果，因此保证重睑的对称性也很重要。有时，为了对称，必要时健侧也可以行重睑成形术。行额肌悬吊术的眼眼上睑提肌力量弱，不容易通过常规的术式形成重睑，随着时间的延长也容易导致重睑变浅或消失。因此，为了形成重睑，需要沿重睑线切口切开并将切口皮肤或皮下组织与睑板直接固定（图17-20）。

感染或肉芽肿的形成

眼睑有丰富的血供，上睑下垂术后较少发生感染。虽有报道指出，自体阔筋膜手术后肉芽肿的发生率约为8%，但实际上几乎没有。应用合成材料时肉芽肿发生率较高，膨体（Gore-Tex®）

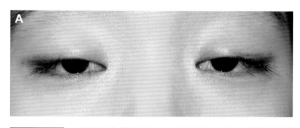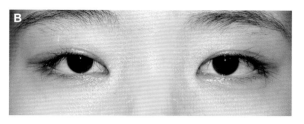

图17-20　经重睑线切口，同时行自体阔筋膜额肌悬吊术与重睑成形术后

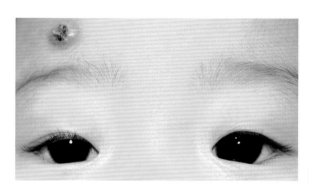

图17-21　利用硅胶带进行额肌悬吊术后产生肉芽肿

的发生率约为45%，Supramid Extra®约为12%，硅胶带为3%~5%（图17-21）。有报道称，保存阔筋膜肉芽肿的发生率约为6%。

　　因外伤导致切口裂开可导致细菌感染。因此，手术时必须将包括合成材料的悬吊材料埋至切口深层预防感染。应用合成材料时，一旦出现感染，大部分情况下需要将材料取出。所以，注意术中的无菌操作，可将悬吊材料用抗生素浸泡，术后使用合适的抗生素有助于预防感染。感染后炎症反应的同时可形成肉芽肿，这时尽量不切开切口，建议去除肉芽肿的同时应用抗生素，等待数周至炎症好转。但是大部分情况下这种治疗效果不佳，常需要去除悬吊材料与肉芽肿。

　　应用保存阔筋膜时可出现炎症，额部切口出现肿胀与发红，此时尽可能不切开切口，等待数周至炎症好转。

出血

　　上睑下垂手术后因出血出现血肿，可引起眼睑变形、切口裂开，也会影响术后效果，所以如出现大的血肿需要及时去除。为避免发生上述情况，术前需要检查有无出血倾向，停用诱发出血的药物，术中需要彻底止血。

切取自体阔筋膜后可发生于下肢的并发症

　　与眼睑手术一样，下肢手术后也可能会出现出血导致的血肿。预防出血的术前和术中处置与眼睑手术相同。术后1~2天可以用弹性绷带压迫包扎切口，但要记得定期检查足部血管搏动，评

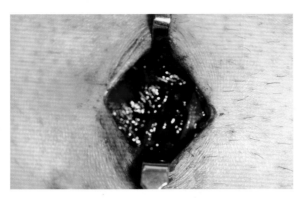

图17-22 切取自体阔筋膜后，出血导致的血肿

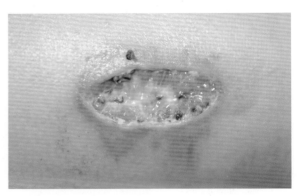

图17-23 自体阔筋膜获取后切口感染致切口裂开

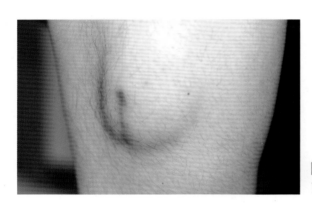

图17-24 切取自体阔筋膜后出现肌肉疝出，表面隆起

估下肢血供情况。

　　大的血肿需要切开清除血肿，出血血管可以电凝或结扎（图17-22）。

　　切口裂开较为少见，下肢脂肪层、皮下组织及皮肤层需要逐层缝合（图17-23）。

　　肌肉从切取自体阔筋膜后缺损部位疝出，切口处出现隆起现象（图17-24），一般少见，主要发生于肌肉发达的成年人。一般因无功能障碍所以进行保守治疗，如严重时，缺损部位可应用合成材料填补。

参考文献

[1]　김명희,김희수.과교정된안검하수환자에서의수술적치료.대한안과학회지1991;32:255-261.

[2]　대한성형안과학회.성형안과학.도서출판내외학술, 2015.

[3]　Barutca SA, Bilgic MI, Askeroglu U, Aksan T, Akan M. An unusual complication following eyelid ptosis surgery: superior rectus paralysis. J PlastReconstrAesthet Surg 2011;64:e201-e204.

[4]　Bernardini FP, Cetinkaya A, Zambelli A. Treatment of unilateral congenital ptosis: putting the debate to rest. CurrOpinOphthalmol 2013;24:484-487.

[5]　Buckman G, Levine MR. Treatment of prolapsed conjunctiva. OphthalPlastReconstr Surg 1986;2:33-39.

[6]　Dortzbach RK. Ophthalmic plastic surgery: prevention and management of complications. New York: Raven

Press, 1994.

[7] Fox SA. Surgery of ptosis. Baltimore: Williams&Wilkins, 1986.

[8] Jeong S, Lemke BN, Dortzbach RK. Reoperation in acquired involutional ptosis. Korean J Ophthalmol 1999;13:125-127.

[9] Kakizaki H, Zako M, Ide A, Mito H, Nakano T, Iwaki M. Causes of undercorrection of medial palpebral fissures in blepharoptosis surgery. OphthalPlastReconstr Surg 2004;20:198-201.

[10] Kim CY, Oh E, Wu CZ, Yoon JS, Lee SY. Marginal ectropion induced by conjunctival ingrowth after levator resection surgery. Aesthetic Plast Surg 2014;38:749-754.

[11] Kim CY, Son BJ, Lee SY. Functional centre of upper eyelid: the optimal point for eyelid lifting in ptosis surgery. Br J Ophthalmol 2015;99:346-349.

[12] Kim CY, Son BJ, Son J, Hong J, Lee SY. Analysis of the causes of recurrence after frontalis suspension using silicone rods for congenital ptosis. PLoS One 2017;12:e0171769.

[13] McCord CD Jr, Tanenbaum M, Nunery WR. Oculoplastic surgery. New York: Raven Press, 1995.

[14] Mehta P, Patel P, Olver JM. Functional results and complications of Mersilene mesh use for frontalis suspension ptosis surgery. Br J Ophthalmol 2004;88:361-364.

[15] Shore JW, Bergin DJ, Garrett SN. Results of blepharoptosis surgery with early postoperative adjustment. Ophthalmology 1990;97:1502-1511.

眉部整形术

Browplasty

CONTENTS

眉毛与额部位于面部中心部位，会影响人的整体形象。上面部的老化较下面部出现得早，其中外侧眉下垂为最早出现的衰老变化之一。因老化与紫外线的影响导致眉下垂可引起上睑臃肿、松垂，不但影响视野，看起来又老、又没精神，因此为了拥有更年轻、更健康的形象，眉整形为必然的选译。熟练掌握眉部、额部的解剖和额部、眉毛、眼睑以及颧骨上方区域之间相连的动力性结构，对眼眉整形术具有重要意义。任何一种术式无法解决所有问题，所以需要掌握不同的术式。

因为许多上睑下垂求美者同时伴有眉下垂，必要时眼整形医师可将眉部及眼睑整形手术一同进行（图18-1）。眼睑皮肤松垂患者长期利用额肌最大限度地上提眉毛，切除眼睑松弛皮肤后，因无须再利用额肌上提，从而导致眉下垂加重。因此，在术前应充分解释术后眉毛的变化，也要讨论是否需要进行眉整形术。如果只通过眼睑手术处理伴有眉下垂的眼睑，有可能因过度切除上睑皮肤而导致眼睑的垂直距离缩短，致眉下垂加重、上睑臃肿，此外也会导致明显的瘢痕或眼睑闭合不全（睑裂关闭不全）等并发症。即使是轻度的眉下垂，也会因影响眼周美学而同时行眉部及眼睑整形手术，这样可以获得更好的效果。

眉毛的形状与位置

额部是指眉间到发际线之间的位置，与眉毛共同构成上面部。额部的高度因人而异，一般距眉毛5～6cm。眉毛呈弓形，眉最高点位于外侧1/3处，此点相当于角膜外侧缘。关于眉部的位置和形状有很多不同的意见，但一般认为，最高点在外眦侧时的眉形既不会太尖，也不会给人惊讶的印象，相对来说较为自然。

男性的眉毛位于眶上缘且眉型较平；女性的眉毛位于眶上缘上方3～5mm，呈弓形。若眉最高点与瞳孔中央之间的距离小于26mm，应怀疑是否存在眉下垂（图18-2）。眉内侧粗圆，始于鼻翼与内眦相连的垂直线，外侧逐渐变细，位于鼻翼与外眦连线的延长线上，略高于眉内侧（图18-3）。

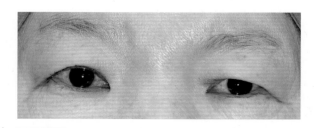

图18-1 眉下垂患者

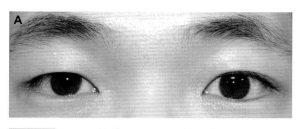
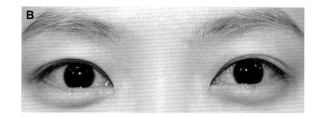

图18-2 A. 男性的眉形。B. 女性的眉形

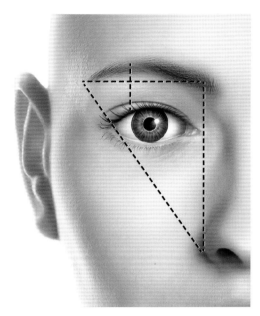

图18-3 眉部的位置

眉周解剖学

　　男性与女性的额部和眉毛形状不同。眉弓以眼窝为边界，男性的比较平而女性的接近弓形。男性额部下方的眶上缘外侧1/3处前凸明显，额中部较为平坦，上额部较鼓，额窦的气化导致额部隆起、额骨凸出，女性额部从眶上缘至上额部呈现柔和连续曲线，较少凸出。

　　眉毛软组织依靠纤维脂肪组织固定在眶上缘。眉部肌肉主要由额肌组成，在内侧与眼轮匝肌、皱眉肌相互交织。最内侧有降眉间肌附着在鼻骨，外侧无额肌。帽状腱膜包裹额肌并形成前、后鞘。后鞘在眶上缘附近与骨膜相接，并延续到眶膈。

　　眉脂肪垫在额肌下方，因能增加眉外侧部分的活动度，故又称为外侧脂肪。在多数状况下，眉脂肪垫延伸到眼轮匝肌后脂肪（ROOF），构成眶膈前脂肪。

　　额部皮肤由内颈动脉的分支眶上动脉和滑车上动脉，以及颈外动脉的分支颞浅动脉供血，前后血管广泛吻合，保证有丰富的血液循环。额部神经由三叉神经的眼分支之眶上神经及滑车上神经支配。

眉部与额部的退行性变化

随着年龄的增长，眉部和额部与骨膜结合的相关韧带退变，眼轮匝肌及降眉肌反复的收缩导致眉下垂。因颞侧没有额肌，外侧眉部容易下垂。此外，眉部的皮肤、脂肪垫及眼轮匝肌后脂肪构成的皮下组织层与骨膜的连接不紧密，容易导致下垂。

患者的选择

术前仔细观察眼睑及眉毛形态，并根据每位患者的特性，进行个性化的切除设计。要仔细观察是否有双侧眉毛的不对称或是否伴有上睑下垂。眉下垂伴有上睑下垂时，可分阶段先行眉整形术，再行切除多余皮肤的眼睑整形术，考虑到眉毛及眼睑结构彼此相关，同时处理可提高患者满意度。同时进行眉下垂手术及上睑整形术的老年人，眉整形术后测量上睑皮肤切除量时，眉下缘到眼睑缘的垂直距离至少要保证20mm，才会有自然的眼型，不会影响闭眼和降低眼睑闭合不全的发生率。注射到额部的麻醉剂可能会导致眼睑水肿，有时会先做眼睑整形术再做眉整形术。换句话说，如果能考虑到同性时行眉整形术能达到更好的眼睑手术效果，可避免多次手术，还能提高患者满意度。

提眉术的种类

提眉术的种类有冠状切口提眉术、发际线切口提眉术、额部中央切口提眉术、颞部切口提眉术、直接提眉术、经眼睑切口提眉术、内镜提眉术等（图18-4）。

冠状切口提眉术对眉下垂、眉形矫正及额部皱纹的改善比较有效，曾经在西方是一项提升额部及眉毛的主要术式。此术式有暴露眶上缘、眉间及颞部较为容易以及瘢痕会被头发遮住等优势。将切口往颞侧延伸，可不必另行颞部切口提眉术。缺点包括因恢复时间长、术式复杂以及矫正过度、脱发、发际线后移、头皮感觉减退等。因此，近期被内镜提眉术或冠状切口提眉术与内镜提眉术相结合的双平面提升术所替代。冠状切口提眉术的主要适应证为严重的眉下垂、眉间及额部有深的皱纹、内镜提眉术效果不佳、要求有较大提升效果的患者。

发际线切口提眉术因沿发际线设计切口，具有术后额部不变宽、发际线无后移、可保留颞侧发际线等优点。此术式在发际线后移、额部较长（高）、额部隆起患者中可取得更好的效果。

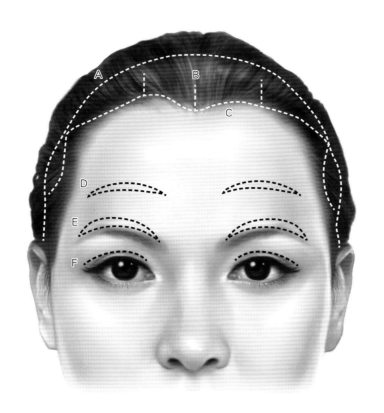

图18-4 各种提眉术的切口及方法。A. 冠状切口提眉术。B. 内镜提眉术。C. 发际线切口提眉术。D. 额部中央切口提眉术。E. 直接提眉术。F. 经眼睑切口提眉术

额部中央切口提眉术在额中部设计切口，比较适合于额部皱纹较深的患者。

颞部切口提眉术可以矫正眉尾及外侧区域的下垂，可以单独进行，也可以与内镜提眉术并行。可提升眉尾、矫正外侧额部皱纹，也可以增加内镜提眉术矫正不足部分的提升效果。颞部切口提眉术可单独用于上睑术后额部中央切口提眉术后留下的外侧皱纹或皮肤下垂的患者。

直接提眉术适用于发际线后移不宜行冠状切口提眉术或额部隆起不愿意行额部提升术的患者。眉上会留下瘢痕，不适用于对美观要求较高的女性患者，但此术式可有效矫正严重的眉下垂。

经眼睑切口提眉术虽然可同时行眼睑成形术，眉提升效率不高，但是可以有效提升外侧眉部。尤其是临界性眉松垂、术后可能会出现眉下垂的患者，可以选择此术式。

内镜提眉术是可以替代冠状切口提眉术的有效方法，伤口小、副作用少，因此患者容易接受。如果发际线过度后移、额部隆起明显使得操作距离较长、弧度较大，则可导致内镜技术操作困难。为了提拉额部及头皮，切口避免设计在过于靠后的位置，也建议应用于额部较短且平坦的案例。行内镜提眉术有需要较长时间来熟悉解剖结构及操作技术、需要熟悉内镜技术的专业团队、需要购买昂贵的内镜器材等局限。但只需要2cm的切口，既可获得等同于冠状切口提眉术的效果，又可避免冠状切口提眉术的缺点。患者更容易接受此术式。

第十八章　眉部整形术

255

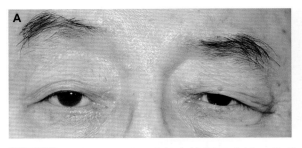
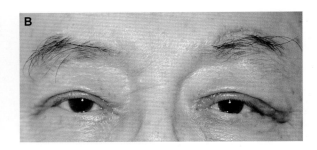

图18-5 左眼眉下垂，进行直接提眉术前、术后

直接提眉术

直接提眉术适用于面神经麻痹患者等严重的眉下垂，尤其对眉内侧或眉中间部位的眉下垂效果更佳。此术式更为接近眉毛，相对更容易矫正两侧不对称。因术后瘢痕可能会明显，适用于男性或额纹较重的老年人（图18-5）。眉毛浓厚的患者术后瘢痕相对不明显。一般沿着眉上缘切开，也可选择性切开额部附近较深的皱纹。

手术操作

沿眉上缘标记下切口线，上切口线的设计方式如下：患者以坐姿，上提眉上方的额部皮肤至将眉毛上提到合适位置，将标记笔固定在下切口线位置，松开额部皮肤使上提眉毛降至原位，此时用标记笔在所对应的额部皮肤上标记出切口点，重复几次后，将各点连接，画出上切口线（图18-6）。将内侧上、下切口线设计成尖端下弯，外侧设计尖端向上30°的S形设计，此设计可以降

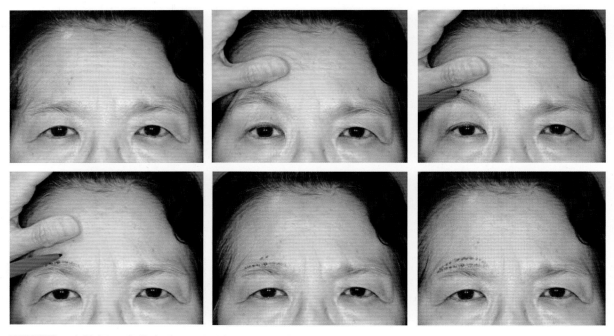

图18-6 直接提眉术的皮肤切口设计

低瘢痕形成。为了预防面神经损伤，且切口不要超过眉尾1cm。

因面神经麻痹造成的眉下垂，建议切除计划上提量的1.5倍。考虑到术后恢复过程中收缩的及坐着时因重力往下垂的因素，可以比计划上提量多切2mm左右。

用15号刀片，切开包含皮肤、皮下组织、额肌的下切口线。眉毛在内侧向上生长，在外侧，上半部分向下、下半部分向上生长。所以，切开组织时避免垂直切开，应顺着毛发生长方向切开，预防损伤毛囊。眶上神经出眶部位避免切开过深导致神经损伤。接着沿设计的上切口线逐层切开。

逐层精细缝合可减少明显的瘢痕形成。首先将上切口下脂肪垫经过额肌与下切口下脂肪垫间断缝合3~4针。面神经麻痹造成的眉毛下垂患者需要用4-0尼龙或4-0可吸收缝线与骨膜固定，这样可以调整眉上提程度，也可以长期维持效果，但是会因为无法活动，手术后显得不自然，较少应用。

用4-0尼龙线或4-0可吸收缝线以褥式外翻缝合法缝合真皮层，用6-0尼龙线或普理灵线以锁边缝合或垂直褥式缝合方向缝合皮肤层（图18-7）。

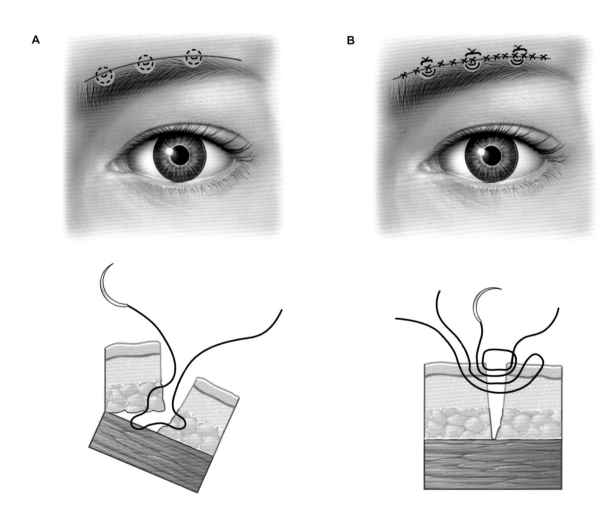

图18-7 直接提眉术的缝合方法

副作用

直接提眉术后约81％的患者出现瘢痕，此外还有额部感觉减退、上眼内陷以及复发等并发症。

经眼睑切口提眉术

是指在眼睑整形术的同时做提眉手术，经由眼睑成形术的切口，将额部的眉毛皮下组织缝合固定至眶上缘上方骨膜。比较适合于轻、中度眉下垂或外2/3眉下垂患者。因颞侧的剥离困难，向内侧只能剥离至眶上神经外侧，整体眉下垂的患者应用此术式，有较多限制。因没有切除额部软组织，只是把额部的眉毛皮下组织缝合固定在骨膜上，严谨地说可以称为眉固定术。

不同于额部剥离上提，间接提眉的术式可应用缝线直接提升眉毛，但无法切除额部皮肤或头皮。

手术操作

切开眼睑成形切口，从眼轮匝肌及眶膈之间向上剥离至眉脂肪垫。保留眉脂肪垫，剥离至眶上缘上1cm，暴露骨膜。若想要在帽状腱膜底下剥离，到达眶上缘后沿着额肌下的筋膜层剥离。确定是否充分剥离至眶上缘1cm范围，要注意保留眉脂肪垫，避免出现凹陷。剥离外侧眉脂肪垫时，注意避免损伤到泪腺血管或面神经颞支。

剥离或切除眉脂肪垫时，避开附近肌肉，有助于预防不必要的出血、不规则瘢痕以及挛缩或脱发等现象出现。此外，保护骨膜也可以帮助减少患者术后不适与瘢痕形成。用电刀或组织剪切开内侧皱眉肌或降眉间肌，可以改善眉间垂直皱纹，还可以达到提眉的效果。

将眉下缘皮下组织与眶上缘上方1cm处的骨膜应用4-0不可吸收线缝合2~3针。必要时也可应用5-0不可吸收线，将外侧眼轮匝肌缝合固定在眶上缘适当位置的骨膜上。因缝合固定后，眉下方可能出现皮肤凹陷，术中必须让患者在坐姿确认是否出现皮肤凹陷，出现凹陷时可调整眉毛下方的缝合位置及深度或加大剥离范围。

副作用

因眉下垂矫正量少，可能会出现矫正不足或复发。因缝线的影响可能会出现皮肤凹陷，还可能发生眉位置不对称、眉毛牵拉现象及感觉神经损伤导致的感觉减退等。

要注意直接损伤神经或额部组织牵拉或电凝导致的面神经麻痹。要注意降眉间肌分离后可能会引起水肿及皮肤凹陷，肌肉功能恢复后会改善。此外，缝线周围可能会形成瘢痕及肉芽肿。

可吸收性植入物（Transbleph Endotine®device）

　　提眉术中难点之一是眉形的调整。眉提升术中固定剥离皮瓣中有Mitek锚、骨隧道装置、经皮固定桩、克氏针、纤维蛋白胶、微型板、缝线等多种产品被研发。

　　Endotine®为可吸收性材料，最初是由100％的聚乳酸制成，近期则以L-丙交酯和丙交酯以82：18的比例混合，约12个月后可完全吸收（图18-8）。缝线只能把皮瓣固定在一处，此植入物可将皮瓣同时固定在多处，平均分散皮瓣上的张力，进而易于调整眉的位置，也能减少脱毛现象。

　　将可吸收固定装置应用于经眼睑切口提眉术患者中，外侧眉下垂的矫正效果较好，但对于严重的眉下垂较难矫正。提眉术后效果与额肌的力量和眉的位置有关，最大可以提内侧约3mm，提中间部位约4mm，提外侧约6mm。

　　操作方法：切开眼睑成形切口，从眼轮匝肌下向上剥离至眶上缘，暴露1~2cm的额骨骨膜。沿眶上缘切开紧密相连的骨膜，使用骨膜剥离器向上剥离，使骨膜与额骨分离。翻出额部皮瓣后，用钻在额骨上钻孔并植入Endotine®柱部分，将额部皮瓣调整至适合的高度，将皮瓣固定在Endotine®的尖突上。不需缝合骨膜，然后进行眼睑成形术。由于眶上缘上3～4mm处的骨膜较薄，如果不易单纯用缝线固定，可以使用Endotine®。

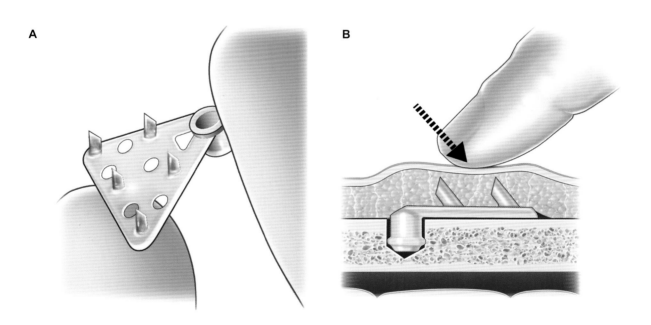

图18-8　可应用于眉提升术的可吸收固定装置（transbleph Endotine® device）

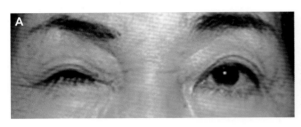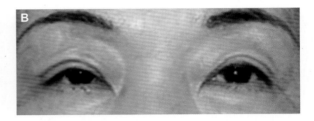

图18-9 A. 面神经减压术后产生右眼上睑下垂以及眉下垂。B. 使用Endotine®固定植入物行经眼睑切口提眉术，术后3个月

使用可吸收性植入物除了美容效果外，有报道称其对外伤、肿瘤手术、面神经麻痹相关的颜面部软组织下垂的患者也会产生不错的术后效果，但目前缺乏长期的追踪报道（图18-9）。

禁忌证

额骨薄、严重的眉下垂、严重的眉间皱纹、内侧眉下垂相对更重、既往眼周外伤或眼眶周围手术致可能的额骨脆弱、眼睑闭合不全严重时，都要避免使用植入物。

并发症

有眼睑水肿、眉下水肿、额部感觉减退、神经痛、皮下组织退化、眉下垂复发等副作用。植入物无法牢固固定额部全层，导致眼轮匝肌后脂肪或眉脂肪垫下滑为导致复发的原因。

发际线切口提眉术

与冠状切口提眉术不同，发际线切口提眉术适用于发际线后移、额部皱纹不深、发际前缘毛发茂密的患者。因沿发际线设计切口，不会出现冠状切口提眉术后出现的发际线后移、额部变高等情况，此外还有较好保留颞侧发际线的优点。一般来说，低的额部相比高的额部给人较年轻的印象，考虑到此因素，发际线切口提眉术有相对重要的价值。因可暴露眉骨整体，将瘢痕藏在头皮内，术后美观方面较有优势。冠状切口提眉术患者再手术时可应用此术式。手术切口可沿着额部发际线延伸至两侧颞部。额部切口应垂直毛囊斜面切开，这样切口瘢痕更容易长出毛发，达到更好的美容效果（图18-10）。

剥离额部中央时，容易因切断眶上神经导致头皮麻痹，如果应用内镜可以降低神经损伤，弥补发际线切口提眉术的不足。

操作方法

修剪最前面的毛发，沿发际线设计较为隐蔽的沿发际线的波浪形弯曲切口。电刀逐层切开

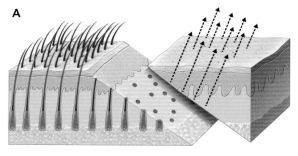

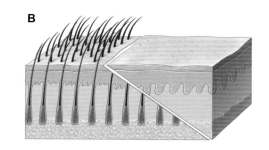

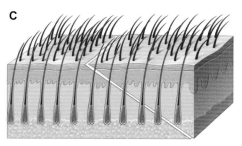

图18-10 发际线切口提眉术的斜切提拉切口，左侧皮瓣包含有毛囊，右侧皮瓣可充当为覆盖组织，使毛发在瘢痕内、瘢痕前生长

至帽状腱膜，同时注意保护毛囊。不管切口大小，头皮要在帽状腱膜底下向尾侧充分剥离至眶上缘，向上提拉头皮，切除多余的头皮，电凝止血。

冠状切口提眉术或发际线切口提眉术，在帽状腱膜下剥离的优点为向尾侧剥离后很容易到达降眉间肌，同样的提升量所需要化解的张力较骨膜下剥离小。也可以应用皮下剥离，虽然可简单快速做出头皮皮瓣，但不适合并行激光磨削术。

牵拉头皮皮瓣评估切除量时，要考虑因重力的影响，切口后侧发部的头皮有往后移动的现象，因此要在前推切口后侧头皮的情况下确定切除量。沿切口垂直方向试探切开到上切口缘对应部位，评估后再切除多余的皮瓣。

颞侧头皮要在发际线稍后侧切开，在颞深筋膜上层次剥离，避免损伤面神经的。向上、向外提拉头皮皮瓣来提升额部。

为避免出现切口周围凹陷，可用3/0至5/0可吸收线缝合皮下组织，用5−0至6−0不可吸收线缝合皮肤。术后轻微压迫包扎术区24h，2天后可以洗脸，10天后拆线。3~4周后开始长头发，约12周后可恢复美观。

内镜提眉术

20世纪90年代，Gregory Keller介绍的内镜技术方法被推广应用，因内镜提眉术可以最小的切口充分暴露术区结构，还具有术后恢复期短、疼痛轻、并发症少等优势。此术式对额部隆起或有不规则的轮廓畸形的患者、秃发或发际线后移患者不适用，此外因无法切除多余皮肤，中度以上的眉下垂不适合采用此手术。

解剖

头皮从表层到深层由SCALP 5层构成，SCALP中的S为皮肤，C为皮下组织，A为帽状腱膜，L为疏松结缔组织，P为骨膜。

在帽状腱膜向前延伸分为前后两层包裹额肌，在顶部处融合为为一层，向后又分为两层包裹枕肌。额肌在冠状缝处，始于帽状腱膜，向下延伸与皱眉肌和降眉肌相交织，肌肉收缩可上提眉毛，由面神经的额支支配。皱眉肌、眼轮匝肌及降眉间肌左右对称，可以降眉毛，皱眉肌收缩可形成垂直的眉间皱纹，降眉肌收缩可形成横向皱纹。面神经的颞支支配额肌、皱眉肌及眼轮匝肌，颧支支配皱眉肌及眼轮匝肌。

手术器械

内镜一般选用直径为4～5mm、30°的内镜。如果没有提眉术专用的内镜，也可以用泪囊鼻腔吻合术专用内镜。另需光源、相机及显示屏等，还需要不同宽度与锋利程度的剥离器械。尖的剥离器可以剥离颞上线的联合腱，钝的可以剥离额部中央区域的骨膜，而头端弯、锐的剥离器，可以剥离眶上缘（图18-11）。如果无法备齐以上所有剥离器，灵活应用两种以上的剥离器也可保证手术完成。切断眉间肌肉也可以用长组织剪或针状电极。

术前评估

检查时要注意，许多患者因额肌的作用，习惯性抬眉，使眉持续位于相对高位。为了去除额肌的影响，嘱患者闭眼20s，待额肌充分放松后，缓慢睁眼，在无额肌影响下评估眉毛及上睑下垂的程度。经过此检查，可以发现很多患者有反应性提眉。如果忽略此点，可能把眉下垂引起的问题误认为是单纯的眼睑皮肤松垂，只进行上睑整形术。这样可能会导致眉眼距离更近，眼形变得不自然，再次矫正更为困难。重睑线与眉的距离至少要维持1.5cm。也可以在手术2周前，在额部中央及眉间肌肉注射肉毒素。

手术操作

为了手术顺利进行：首先，在眼眶附近充分剥离骨膜以便于皮瓣往上移动；其次，松解限制眉运动的降眉肌；然后，为充分支撑头皮皮瓣，要进行牢靠的固定；最后，避免损伤面神经。

切口设计

术前在坐位评估眉部位置并标记切口线（图18-12）。在额部及颞侧标记眉提升量以及方向。女性要往垂直方向提，男性要往上外方向提。接下来要标记示出眶上切迹、眉间皱纹及面神经额支走行等主要解剖标志。

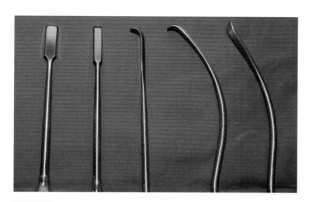

图18-11 可用于内镜提眉术的各式剥离器

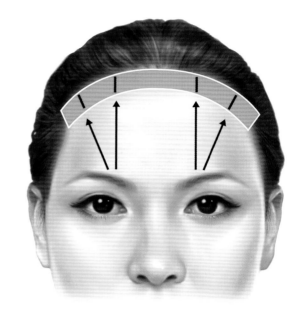

图18-12 内镜提眉术的切口位置

麻醉及切口

一般通过全身或静脉麻醉，术区可应用xylocain局部浸润麻醉，等待15min血管收缩后。用15号刀片，延发际线后1.5~2.0cm在额部中央、两侧旁正中及双侧颞侧做4~6个切口线，长度1~2cm，深度要达到骨膜下，以利于内镜的进出。为保护毛囊，切口线要与毛囊方向平行（图18-13、图18-14）。

额部与头顶部的剥离

内镜通过额部3个切口之一进入，手术器械通过另外切口进入并进行剥离。两侧的切口线根据向上的方向进行定位，并在切口线周围骨膜下剥离。固定皮瓣时骨膜的完整度很重要，因此剥离过程中要注意保护骨膜。然后利用剥离器盲剥离，向尾侧剥离至眶上缘上1.5cm、外侧至颞线，以及向后3~4cm的范围。

接着用带有鞘的30°内镜，直视下剥离眶上神经血管束的周围。此处，皱眉肌和降眉肌的肌纤维之间分布着神经和血管，要用小的剥离器以平行于肌纤维的方向剥离，必要时切断肌肉（图18-15、图18-16）。完成眉内侧区域的剥离，从弓状缘外侧向内侧剥离，避免损伤神经、血管（图18-17）。此处需要充分剥离，使皮瓣的移动顺畅，可提至理想的位置。

颞侧的剥离

下一步通过颞侧的切口进行剥离。在颞肌附近的头皮设计切口，长度1.5~2.0cm，切开皮肤、皮下组织至颞顶筋膜，剥离颞顶筋膜下与颞深筋膜间隙。因面神经的额支走行于皮瓣内颞筋膜浅

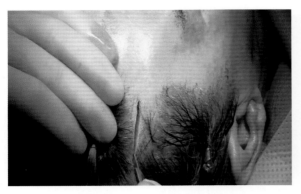

图18-13 颞线内1cm垂直切开长约2.5cm的旁正中切口线

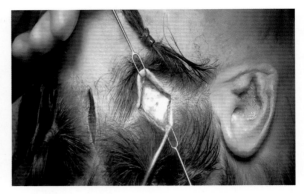

图18-14 从颞部切口设计在发际线后2cm处，长约2cm的切口。垂直方向切开头皮，在深层颞筋膜与浅层颞筋膜间进行剥离

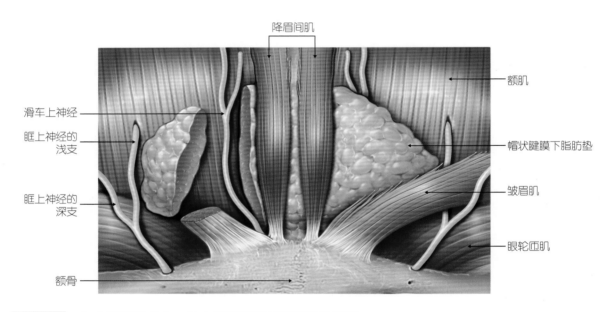

降眉间肌

滑车上神经

眶上神经的浅支

眶上神经的深支

额骨

额肌

帽状腱膜下脂肪垫

皱眉肌

眼轮匝肌

图18-15 在内镜提眉术中，从内侧观察到前额部位的解剖

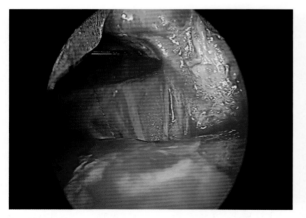

图18-16 在内镜手术中，分离眶上神经与滑车上神经

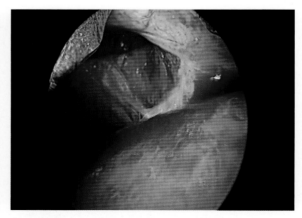

图18-17 在内镜手术中，分离弓状缘

层，若在浅层将皮瓣剥离，术后可出现额肌麻痹与同侧上方眼轮匝肌损伤。沿着颞深筋膜表面剥离可避免面神经的受损。

如果只做提眉术，剥离范围向下至外眦、向前至颞线。剥离过程中会遇到前哨静脉，提示面神经额支在上方，在此处使用电凝时要特别小心。将双侧的颞侧皮瓣，从外侧向内侧剥离并与中央皮瓣相通成为一个大皮瓣。皮瓣相通后，用内镜剥离器，从上向下的方向剥离颞侧附着处（图18-18）。

肌肉切断

切除部分眼轮匝肌，为了减少眉间皱纹，需将降眉肌群分层切断、弱化其力量。在滑车上神经血管束内侧及外侧切除皱眉肌。若过度切除眉间肌肉，会导致内侧眉毛异常升高、眉间变宽或眉间产生凹陷，所以要小心。

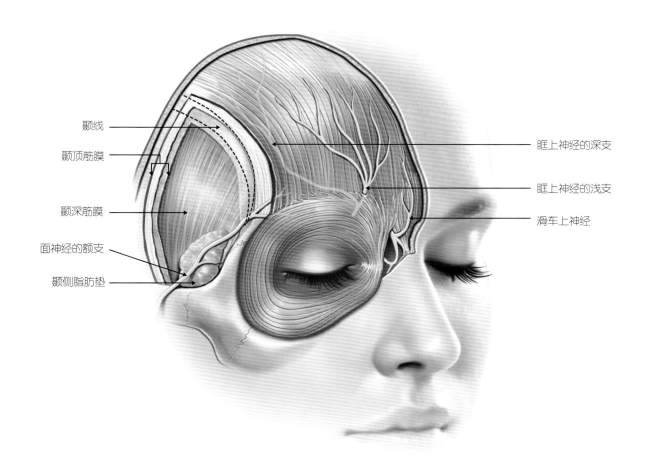

颞线
颞顶筋膜
颞深筋膜
面神经的额支
颞侧脂肪垫

眶上神经的深支
眶上神经的浅支
滑车上神经

图18-18　贯通颞侧及额部时，为了避免损伤面神经，要从颞侧到额部的方向进行剥离。通过联合腱上方后，用分离器的锋利侧向下剥离

固定及皮肤缝合

使用3-0 PDS等粗的可吸收线，将双侧颞顶筋膜固定在下方颞深筋膜。应用骨桥系统做骨隧道后，用不可吸收线贯穿固定中央皮瓣，也可以用骨锚系统或endotine®固定骨膜（图18-19）。

术后并发症

以下介绍的是较为常见的并发症，此外还有眉不对称、切口色素脱失、切口瘘、瘙痒、感觉异常等并发症。

神经损伤

可损伤运动神经——面神经的颞支、感觉神经——滑车上神经和眶上神经。当中央或颞侧皮瓣的后层剥离延伸至眶上神经走行区域，会导致额部的感觉异常。术中在神经分布区域过度应用电凝也是可能的原因。

眼睑闭合不全（睑裂闭合不全）

可出现于既往曾行提眉术或同时行眼睑成形术的患者。预防暴露性角膜炎，人工泪液是必要的。如无法自愈，必要时行手术治疗。

瘢痕

出现于眉部及额部为较显眼的部位。藏在眉毛上缘、眼睫毛上方、眉间皱纹、额部皱纹处的瘢痕都有可能很明显。为了改善瘢痕，可以尝试磨削术、激光换肤、玻尿酸注射等的方法，也可

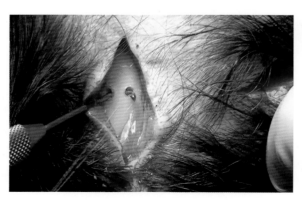

图18-19 应用骨桥系统在头骨做骨隧道后，再用2-0 PDS固定最后缝合切口，在面部及额部轻压包扎

以考虑文绣或植发。发际线切口提眉术或内镜提眉术可以尽可能降低瘢痕外观。

血肿

如果术中止血不仔细，可能会造成颞侧或冠状切口皮瓣下形成血肿，进而出现皮瓣坏死。出现头皮血肿并逐渐加重时，需要拆除缝线，寻找出血点并进行止血。

脱发

当缝合不佳、切口处张力太大、毛囊周围过度使用电凝时，可能会导致脱发。剥离部位太表浅，也可能导致毛囊损伤。

参考文献

[1] Berkowitz RL, Jacobs DI, and Gorman PJ. Brow fixation with the Endotine Forehead device in endoscopic brow lift. PlastReconstr Surg 2005;116:1761－1767.
[2] Boehmler JH 4th, Judson BL, Davison SP. Reconstructive application of the endotine suspension devices. Arch Facial Plast Surg 2007;9:328－332.
[3] Booth AJ, Murray A, Tyers AG. The direct brow lift: efficacy, complications, and patient satisfaction Br J Ophthalmol 2004;88:688－691.
[4] Cilento BW, Johnson CM Jr. The case for open forehead rejuvenation: a review of 1004 procedures. Arch Facial Plast Surg 2009;11:13－17.
[5] Core GB, Vasconez LO, Graham HD 3rd. Endoscopic browlift. Clin Plast Surg 1995;22:619－631.
[6] Dailey RA, Saulny SM. Current treatments for brow ptosis. CurrOpinOphthalmol 2003;14:260－266.
[7] Fagien S. Putterman's cosmetic oculoplastic surgery. Elsevier Health Sciences, 2007.
[8] Fodor PB. Endoscopic plastic surgery, a new milestone in plastic surgery. Aesthetic Plast Surg 1994;18:31－32.
[9] Holcomb JD, McCollough EG. Trichophytic incisional approaches to upper facial rejuvenation. Arch Facial Plast Surg 2001;3:48－53.
[10] Langsdon PR, Metzinger SE, Glickstein JS, Armstrong DL. Transblepharoplasty brow suspension: an expanded role. Ann Plast Surg 2008;60:2－5.
[11] Lewis JR Jr. A method of direct eyebrow lift. Ann Plast Surg 1983;10:115－119.
[12] McCord CD, Doxanas MT. Browplasty and browpexy: an adjunct to blepharoplasty. PlastReconstr Surg 1990;86:248－254.
[13] Morgan JM, Gentile RD, Farrior E. Rejuvenation of the forehead and eyelid complex. Facial Plast Surg 2005;21:271－278.
[14] Niamtu J 3rd. The subcutaneous brow- and foreheadlift: a face-lift for the forehead and brow. Dermatol Surg 2008;34:1350－1361; discussion 1362.
[15] Paul MD. Subperiosteal transblepharoplasty forehead lift. Aesthetic Plast Surg 1996;20:129－134.
[16] Ramirez OM. Endoscopic full facelift. Aesthetic Plast Surg 1994;18:363－371.
[17] Ramirez OM. Endoscopic techniques in facial rejuvenation: an overview. Aesthetic Plast Surg 1994;18:141－147.
[18] Sasaki GH. Questionnaire analysis for endoscopic forehead lift procedure. In Endoscopic, aesthetic, and reconstructive surgery. Philadelphia: Lippincott-Raven, 1996.
[19] Sclafani AP. Comprehensive periorbital rejuvenation with resorbable endotine implants for trans-lid brow and midface elevation. Facial Plast Surg Clin North Am 2007;15:255－264.
[20] Toledo LS. Video-endoscopic facelift. Aesthetic Plast Surg 1994;18:149－152.

[21] Tower RN, Dailey RA. Endoscopic pretrichial brow lift: surgical indications, technique and outcomes. OphthalPlastReconstr Surg 2004;20:268−273.

[22] Tyers AG. Brow lift via the direct and trans−blepharoplasty approaches. Orbit 2006;25:261−265.

第十九章

假性上睑下垂

Pseudoptosis

假性上睑下垂是指非因眼睑异常导致的"上睑下垂"外观。若将假性上睑下垂诊断为一般上睑下垂而进行手术，因为没有解决病因，术后不能获得满意的结果。因此，必须了解导致假性上睑下垂的原因，并与上睑下垂进行鉴别。

导致假性上睑下垂的原因有很多（表19-1）。因甲状腺相关性眼病出现一侧眼睑退缩时，正常的对侧眼表现出"上睑下垂"外观，也可因一侧突眼引起的上睑相对上提，正常的对侧眼表现"上睑下垂"外观。相反，眼眶骨折或其他眶内原因所致的眼球内陷引起的"上睑下垂"，也可以诊断为假性上睑下垂（图19-1~图19-3）。

垂直斜视，即下斜视时，眼睑会随着眼球往下垂，从而出现上睑下垂的假象，因此需要通过交替遮盖试验，维持在正常眼位后观察眼睑的高度。双侧上睑提肌麻痹是下斜视伴真性上睑下垂最常见的原因。

眼睑水肿、过敏、炎症或眼睑皮肤松弛导致的机械性受压，也会使眼睑表现出下垂，需要将下垂的上睑上提后再确定眼睑缘的位置及眼裂大小（图19-4）。此现象在无重睑的东方人眼睛中出现较多，又称为东方人假性上睑下垂。这类假性上睑下垂，可通过上睑整形术矫正。常表现出

表19-1 导致假性上睑下垂的原因
• 对侧眼的眼睑退缩
• 眼球内陷或对侧眼球突出
• 下斜视
• 上睑机械性受压（水肿、过敏、炎症、肿瘤、皮肤松弛等）
• 眼睑皮肤松弛
• 眼球刺激、畏光、心理因素造成的闭眼或眼睑痉挛
• Duane眼球后退综合征

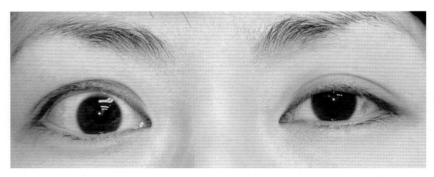

图19-1　甲状腺相关性眼病出现右眼眼睑退缩，左眼表现出"眼睑下垂"外观

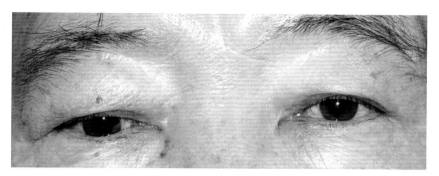

图19-2　甲状腺相关性眼病引起的下直肌受限所致的右眼下斜视患者表现出右眼"上睑下垂"外观

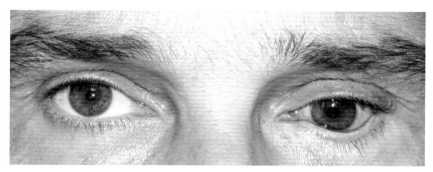

图19-3　左眼眶下壁骨折手术后出现眼球内陷及下斜视，表现出"上睑下垂"外观

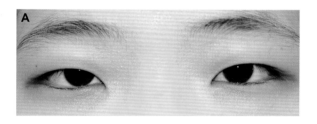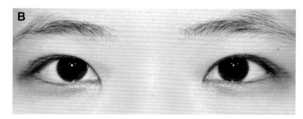

图19-4　双侧眼睑松弛导致的"上睑下垂"外观，以及重睑成形术后

眼轮匝肌厚及眼睑脂肪多，重睑成形的同时切除多余的皮肤及眼睑脂肪，可以有效解决假性上睑下垂问题。

　　眼球刺激、畏光或与心理因素有关的闭眼或眼睑痉挛，可视为是假性上睑下垂。先天性或其他原因所致的小眼球症、失明后的眼球萎缩，导致眼睑失去眼球的支撑，出现"上睑下垂"。眼球摘除手术后或眼球内容物去除术后患者，若义眼的体积不足，即使眼睑无异常，也会表现出"上睑下垂"，可通过调整义眼的方式矫正（图19-5）。Duane眼球后退综合征患者的眼球内转时出现上睑下垂（图19-6）。

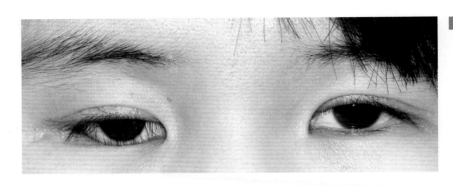

图19-5　义眼下移，表现出"上睑下垂"外观（右侧）

眼睑下垂整形外科学

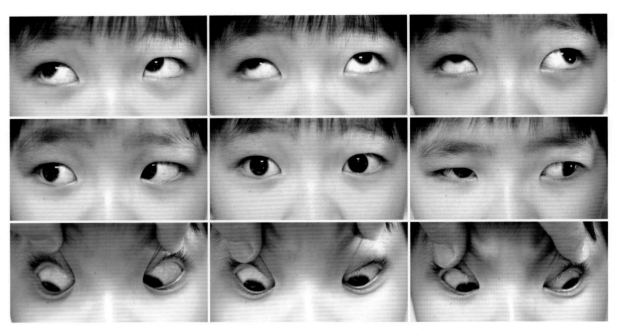

图19-6　Duane眼球后退综合征患者，眼球内转时可以观察到上睑下垂

参考文献

[1]　대한성형안과학회.성형안과학.도서출판내외학술, 2015.
[2]　Fox SA. Surgery of ptosis. Baltimore: Williams&Wilkins, 1986.
[3]　McCord CD Jr, Tanenbaum M, Nunery WR. Oculoplastic surgery. New York: Raven Press, 1995.
[4]　Nerad JA. Oculoplastic surgery: The requisites in ophthalmology. St. Louis: Mosby, 2001.